JN220114

失語症
臨床標準テキスト

種村 純 編著

前島 伸一郎　宇野 彰 著

医歯薬出版株式会社

執筆者一覧

■編集

種村　純　川崎医療福祉大学リハビリテーション学部言語聴覚療法学科
（たねむら　じゅん）

■執筆（執筆順）

前島 伸一郎　金城大学（第1章）
（まえしま　しんいちろう）

種村　純　川崎医療福祉大学リハビリテーション学部言語聴覚療法学科（第2〜4章）
（たねむら　じゅん）

宇野　彰　筑波大学人間系（第5章）
（うの　あきら）

This book was originally published in Japanese
under the title of :

SHITSUGOSHŌ RINSYŌHYŌJUNTEKISUTO

(Standard Textbook in Clinical Aphasia)

Editor :
TANEMURA, Jun
　Professor,
　Department of Speech-Language pathology and Audiology
　Kawasaki University of Medical Welfare

© 2019　1st ed.

ISHIYAKU PUBLISHERS, INC.
　7-10, Honkomagome 1 chome, Bunkyo-ku,
　Tokyo 113-8612, Japan

序　文

　本書は，『言語聴覚士国家試験出題基準　平成30年4月版』に従って失語症の臨床について概説した．現代の失語症の臨床に関する基本事項を網羅しており，臨床家にとって有用な情報を提供することを目指した．医学的基礎および小児失語の分野については，それぞれご専門である前島伸一郎先生と宇野彰先生にご執筆いただき，失語症の症状，評価・診断および訓練・援助については種村が担当した．

　わが国における失語症のリハビリテーションは，1961年長野県の鹿教湯温泉療養所（現在の鹿教湯三才山リハビリテーションセンター鹿教湯病院）に言語室が開設されたことに始まる．笹沼澄子先生が言語訓練担当職員を指導された．その後，1964年に九州労災病院（永江和久先生が言語訓練担当職員を指導）および伊豆韮山温泉病院に言語室が相次いで開設された．伊豆韮山温泉病院では院長の長谷川恒雄先生が失語症に関する研究会として韮山カンファレンスを始められ，年1回全国から失語症を専門とする先生方が集まって研究会を行った．さらに当時の言語室長であった竹田契一先生を中心に標準失語症検査の開発が行われた．当時「失語症は良くなるのか」というテーマが問題にされ，長時間にわたって強化訓練やコミュニケーション訓練などの研究が行われた．この会が日本失語症研究会，日本失語症学会，次いで日本高次脳機能障害学会へと発展していった．

　私自身は1977年に鹿教湯病院に就職し，言語室開設以来の言語療法の先生方にご指導を受け，その後，1982年に伊豆韮山温泉病院の言語室に移り，竹田契一先生の跡を継いだ柏木敏宏先生や，柏木あさ子先生，佐野洋子先生らから失語症臨床について学んだ．前島伸一郎先生と宇野彰先生は，その当時伊豆韮山温泉病院で一緒に言語モダリティ間の促進法など，失語症の臨床について研鑽した仲間である．伊豆韮山温泉病院言語室には日本失語症学会の事務局が置かれており，研究図書も豊富であった．その後，私たちは日本高次脳機能障害学会などで研究活動を展開してきた．

　本書はわが国の先駆的な失語症臨床の伝統に支えられて成ったものであることを感謝し，本書を元伊豆韮山温泉病院院長，元日本失語症学会理事長の長谷川恒雄先生に捧げる．

　最後に，医歯薬出版株式会社編集担当者には大変お世話になった．心から感謝を申し上げる．

2019年10月

種村　純

目 次

第**3**章　評価・診断　　　　　　　　　　　　　　　　　（種村　純）

第**4**章　訓練・援助　　　　　　　　　　　　　　　　　（種村　純）

第5章　小児失語

（宇野　彰）

失語症の定義

1 定義

　失語症は，いったん獲得された言語機能が，大脳の特定領域の損傷によって障害を受けた状態をいう．すなわち，言語能力を獲得する前に障害された発達性の言語障害は失語症とはいわない．また，大脳の言語領域の器質的病変によるものをいい，末梢性の受容器や表出器官の損傷，一般的な精神障害（意識，知能，情意などの障害），心因性によって生じる言語障害は失語症とはいわない．失語症は，言語機能のすべてにわたる領域（話す，聞く，読む，書く）で多少なりとも障害*を生じる．

　失語症は古典的に，ブローカ失語（運動性失語），ウェルニッケ失語（感覚性失語），超皮質性運動失語，超皮質性感覚失語，伝導失語，混合型超皮質性失語（言語野孤立症候群），健忘失語（失名辞失語），全失語の8つに分類される〔詳細は第2章（58頁）を参照〕．

---

* 「身体障害者福祉法」の施行規則別表第5号（身体障害者障害程度等級表）において，失語症は「音声機能，言語機能又はそしゃく機能の障害」として位置付けられ，障害の程度によって身体障害者手帳（機能喪失の場合は3級，著しい障害の場合は4級）の対象となる（18歳以上の者）．この身体障害者手帳をもつことによって，福祉サービスが受けられるようになるとともに，「障害者の雇用の促進等に関する法律」で定められた障害者雇用率の対象となり得る．

2 鑑別

1 意識障害

　意識とは，心が知覚を有している時の状態であり，自分が今おかれている立場や周囲の状況などを正確に認識できている状態のことである．意識障害は，周囲の状況を正しく理解することや，外界からの刺激に対する適切な反応が損なわれている状態をいう．

　脳幹にある上行性網様体賦活系と視床下部調節系からなる脳幹網様体調節系が覚醒に関与すると考えられている（図1）[1]．上行性網様体賦活系はあらゆる感覚刺激に対しての入力が存在する．すなわち，痛み刺激や呼びかけ刺激は上行性網様体賦活系を介して，覚醒度を上げると考えられている．認知に関しては，大脳皮質全体に存在するといわれているが，基本的に意識障害がある場合はこのどちらか，あるいは両方が障害されていると考えられる．一方，意識が「清明である」とは，「覚醒」し，加えて周囲を「認識」できる状態にあり，開眼，ことば，動作などで外界からの刺激や情報に「反応」できることが必要となる．

　意識障害は，その程度や経時的変化を客観的に評価することが重要であり，病状を誰でも把握できる指標が必要とされる．意識障害の評価として，Japan Coma Scale（表1）[2]や Glasgow Coma

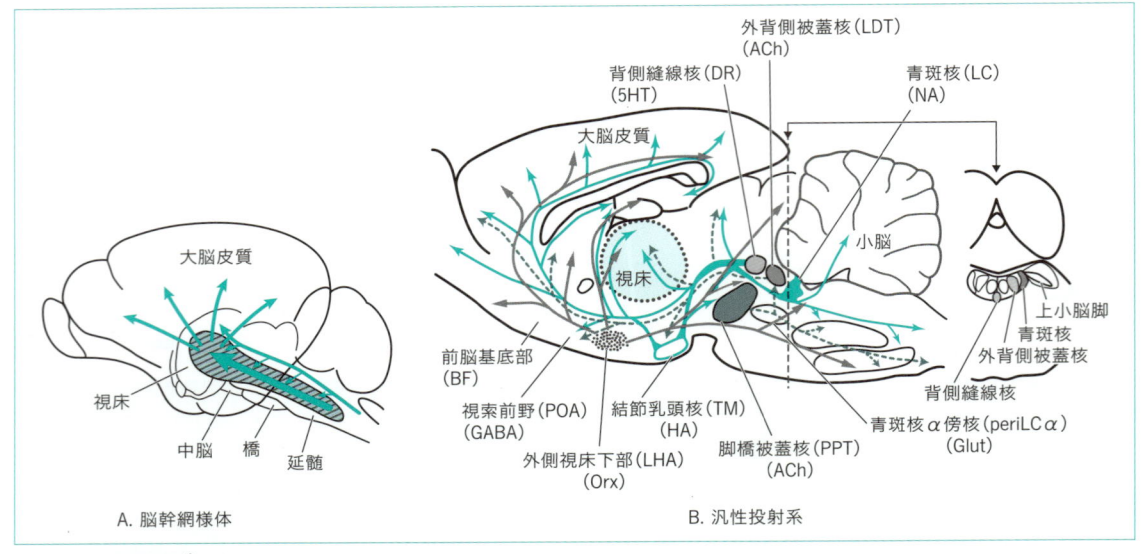

[図1]　意識障害 [1]

A. 斜線部分が脳幹網様体とその興奮を大脳全体に中継する視床非特殊核を示す. B. ラットの脳の傍正中断面図（左），冠状断面図（右）. 汎性投射系を構成するニューロン群を示す.

Scale（**表2**）[3] がしばしば使われる. 前者は，主に日本で使われ，分類の仕方から 3-3-9 度方式とも呼ばれる. 覚醒の程度によって分類したもので，数値が大きくなるほど意識障害が重い. 後者は，意識レベルを開眼やことばによる応答，運動による応答の具合で表現し，これら 3 つの要素をそれぞれ独立して観察し，記載するスケールであり，現在世界的に広く使用されている.

重度の意識障害であれば，臨床的に容易に意識障害であると判断できるが，ごく軽度の意識障害や意識が変容した状態であれば，動いたり話したりするため，意識障害に気付かず，行動や言動の異常があることから精神障害や認知症と間違えられることもある. また，後述するような特殊な意識障害はしばしば失語症との鑑別を要する.

1）無動性無言

自発的な運動や発語が全くない状態をいう. 開眼し，一見覚醒しているようにみえるが，ことばを発せず，眼球運動を除いて自発的な身体の動きは全くない. 原始反射は存在しているが，意思の疎通ができない. 追視，注視は可能である. 視床・視床下部のみならず，両側の前帯状回や脳梁

が広範に損傷された時にも，この状態がみられる. 睡眠・覚醒のリズムは保たれている.

2）失外套症候群

大脳皮質全般の広範な障害によって，大脳機能が不可逆的に失われた状態をいう. 眼球は動かせるが，ことばを発せず，身体の動きも全くない. 睡眠と覚醒のリズムは保たれている.

3）閉じ込め症候群

意識が保たれ，外界を認識できるが，眼球運動とまばたき以外のすべての随意運動が障害される. 橋腹側部が広範囲に障害されることによって起こる. 完全四肢麻痺と球麻痺のため，手足の動きや発話での意思表出能が失われるが，感覚は正常である. 動眼神経や滑車神経は中脳にあるため，まばたきや眼球の垂直運動を使って，意思疎通を図ることができる場合がある. 睡眠と覚醒のリズムは保たれている.

4）植物状態（遷延性意識障害）

呼吸や体温調節，血液循環などの生命維持に必要な脳幹機能は保たれているが，動物としての運

[表1] Japan Coma Scale (JCS)[2]

	III. 刺激を与えても覚醒しない状態（3桁の点数で表現）
300	痛み刺激に全く反応しない
200	痛み刺激で少し手足を動かしたり顔をしかめる
100	痛み刺激に対し，払いのけるような動作をする
	II. 刺激すると覚醒する状態（2桁の点数で表現）
30	痛み刺激を加えつつ呼びかけを繰り返すと辛うじて開眼する
20	大きな声または体を揺さぶることにより開眼する
10	普通の呼びかけで容易に開眼する
	I. 刺激しないでも覚醒している状態（1桁の点数で表現）
3	自分の名前，生年月日が言えない
2	見当識障害がある
1	意識清明とはいえない

R：Restlessness（不穏），I：Incontinence（失禁），A：Apallic state または Akinetic mutism
例えば，30 R または 30 不穏，20 I または 20 失禁として表す．

[表2] Glasgow Coma Scale (GCS)[3]

	E（開眼）		V（言語反応）		M（運動反応）
E4	自発的に開眼	V5	時，場所，人がわかる	M6	指示に従う
E3	呼びかけで開眼	V4	上記が曖昧	M5	疼痛部に手をもっていく
E2	痛み刺激で開眼	V3	不適当な単語	M4	逃避行動
E1	開眼なし	V2	理解不能な声	M3	異常屈曲反応
		V1	声なし（挿管中は VT）	M2	異常伸展反応
				M1	反応なし

正常では E，V，M の合計が 15 点，深昏睡では 3 点となる．
15 点：正常，14 ～ 13 点：軽症，12 ～ 9 点：中等症，8 点以下：重症

動や感覚系の障害のみならず，精神活動が欠如している．大脳が広範囲に損傷されることによって生じる．自発呼吸があり，脳波もみられる．日本脳神経外科学会（1976）は，「①自分では動けない，②自力摂取ができない，③糞尿失禁状態がある，④意味のあることばは話せない，⑤簡単な命令に応ずることはあるが，それ以上の意思疎通ができない，⑥目で物を追うこともあるが認識できないなどの状態が 3 か月以上続く状態」と定義している．

5) 脳死

呼吸・循環機能の調節や意識の伝達など，生命維持のために必要な働きを司る脳幹を含む，脳全体の機能が不可逆的に回復不可能な段階まで低下し，回復不能と認められた状態をいう．自発呼吸

はなく，脳波は平坦である．対光反射や咽頭反射など，脳幹反射の消失がみられる．

2 認知症

認知症は，特定の疾患を指すのではなく，種々の疾患により生じる症候群である．すなわち，①脳に器質性の異常があり，②一度獲得された記憶や言語などの複数の認知機能が，③後天的に障害された状態で，④それが慢性的に持続し，⑤その結果，社会生活活動の水準の低下をきたした状態をいう．言い換えれば，「知的機能の低下によってもたらされる生活障害」とも考えられる．認知症の診断基準としては，WHO による『精神および行動の障害　臨床記述と診断ガイドライン　第10 版（ICD-10）』や，米国精神医学会による『精

[表3] 認知症の診断基準（要約，ICD-10)[4]

G1. 以下の各項目を示す証拠が存在する．
　　1) 記憶力の低下
　　　　新しい事象に関する著しい記憶力の減退，重症の例では過去に学習した情報の想起も障害され，記憶力の低下は客観的に確認されるべきである．
　　2) 認知能力の低下
　　　　判断と思考に関する能力の低下や情報処理全般の悪化であり，従来の実行能力水準からの低下を確認する．
　　1)，2) により，日常生活動作や遂行機能に支障をきたす．
G2. 周囲に対する認識（すなわち，意識混濁がないこと）が基準 G1 の症例をはっきりと証明するのに十分な期間，保たれていること．せん妄のエピソードが重なっている場合は認知症の診断は保留．
G3. 次の 1 項目以上を認める．
　　1) 情緒易変性
　　2) 易刺激性
　　3) 無感情
　　4) 社会的行動の粗雑化
G4. 基準 G1 の症状が明らかに 6 か月以上存在していて確定診断される．

神疾患の診断と統計のためのマニュアル　改訂第5版（DSM-5)』がよく知られている．ICD-10では，「通常，慢性あるいは進行性の脳疾患によって生じ，記憶，思考，見当識，理解，計算，学習，言語，判断など多数の高次脳機能障害からなる症候群」とされている（表3)[4]．NIA-AAの診断基準では，記銘・記憶障害，論理的思考・遂行機能障害，視空間認知障害，言語障害，社会行動障害を同等に扱い，2 領域以上の認知機能や行動の障害を認め，仕事や日常生活に障害をきたすものとしている（表4)[5]．また，DSM-5 では，神経認知 6 領域（複雑性注意，実行機能，学習および記憶，言語，知覚−運動，社会的認知）の中から 1 つ以上の認知領域で，以前の行為水準から有意な低下が示され，日常生活が阻害される場合に認知症と診断される（表5)[6]．

　一方で，失語症はアルツハイマー型認知症の部分症状としても生じ得る．初期には物の名前が出てこないなどの喚語困難や語彙の減少を訴える．また，前頭側頭型認知症のように，失語症が先行して出現する場合もある．いずれにせよ，認知症では，重度になると言語の意味情報の処理が困難となり，言語をうまく活用できなくなる．

---

1) 原発性進行性失語 (primary progressive aphasia：PPA)

　発症早期より失語が主たる症状で，その他の全

[表4] 認知症の診断基準（要約，NIA-AA)[5]

1. 仕事や日常生活の障害
2. 以前の水準より遂行機能が低下
3. せん妄や精神疾患ではない
4. 病歴と検査による認知機能障害の存在
　　1) 患者あるいは情報提供者からの病歴
　　2) 精神機能評価あるいは精神心理検査
5. 以下の 2 領域以上の認知機能や行動の障害
　　a. 記銘記憶障害
　　b. 論理的思考，遂行機能，判断力の低下
　　c. 視空間認知障害
　　d. 言語機能障害
　　e. 人格，行動，態度の変化

般性の認知機能障害を呈することなく進行する神経変性疾患の総称をいう．この疾患は病理学的背景とは関係なく，あくまで臨床症候学的なものである．PPA の診断には，Mesulam が策定した診断基準が用いられている[7]．この基準では，「①進行性の失語症によるコミュニケーション障害が，②生活上での困難の主要な原因であり，③他の認知症の症状は少なくとも数年は影を潜めているという必須の包含条件（①〜③）と，④他の器質的疾患で説明できるような言語症状や運動障害，⑤精神疾患により説明可能な言語症状，⑥初期の明らかなエピソード記憶障害や，⑦行動障害などの除外基準（④〜⑦）が否定される」ことが求められる．なお，最新の分類では進行性非流暢性失語（progressive non-fluent aphasia：PNFA)，意味性認知症（semantic dementia：SD)，logopenic 型進行性失語（logopenic progressive aphasia：

[表5] 認知症の診断基準（DSM-5）[6]

A．1つ以上の認知領域（複雑性注意，実行機能，学習および記憶，言語，知覚－運動，社会的認知）において，以前の行為水準から有意な認知の低下があるという証拠が以下に基づいている．
 （1）本人，本人をよく知る情報提供者，または臨床家による，有意な認知機能の低下があったという懸念，および
 （2）可能であれば標準化された神経心理学的検査に記録された，それがなければ他の定量化された臨床的評価によって実証された認知行為の障害
B．毎日の活動において，認知欠損が自立を阻害する（すなわち，最低限，請求書を支払う，内服薬を管理するなどの，複雑な手段的日常生活動作に援助を必要とする）．
C．その認知欠損は，せん妄の状況でのみ起こるものではない．
D．その認知欠損は，他の精神疾患によってうまく説明されない（例：うつ病，統合失調症）．

日本精神神経学会（日本語版用語監修），高橋三郎・大野　裕（監訳）：DSM-5 精神疾患の診断・統計マニュアル．p594, 医学書院，2014.

[表6] 構音障害と発語失行の比較

	構音障害	発語失行
発声・発語器官の運動障害	あり	なし
構音の障害	発声・構音・共鳴・プロソディ	構音・プロソディ
構音の異常	歪みが主	歪みや置換
誤りの一貫性	あり	なし
語の探索	なし	あり

LPA）の3亜型に分けられている．

3 | 構音障害と発語失行 (表6)

構音障害は，言語障害のうち発声発語器官の筋力低下や協調運動障害によって，話しことばが不明瞭になったものである．言語の表出面のみに限定された障害である．球麻痺や仮性球麻痺では一貫性のある子音の歪みや省略，開鼻声や嗄声がみられ，抑揚がなくなる．小脳や脳幹の障害は不規則な母音や子音の歪み，置換，省略，声の大きさの変動，爆発性発話などがみられる．

これに対し，発語失行は，発声発語器官の麻痺や失調，不随意運動などの運動障害が伴わないにもかかわらず，みられる構音の障害をいう．純粋語唖，失構音，アナルトリーともいわれる．

発話に努力を要し，発話量が少なくなって，滑らかさが失われる．関連のない音素への置換と繰り返しが主で誤りには一貫性がない．ブローカ失語に伴うことが多いが，稀に単独でみられることもある．

4 | その他

1) 右半球損傷によるコミュニケーション障害

右半球損傷では，時にプロソディ（抑揚，強勢，音長，リズムなど）に乏しく，平板な話し方となる．多弁で多幸的で，自分の言いたいことをよく喋るが，話のポイントがずれるため，内容を系統的にまとめることができない．また，文脈から話し手の意図を推測し，理解することも障害されるため，コミュニケーション障害がみられる．音声言語のみならずジェスチャーに込められた意味の表出や受容にも障害を認めることがある．

2) non-aphasic misnaming（非失語性命名錯語）

non-aphasic misnaming は，Weistein らにより提唱された特殊な喚語障害で[8]，命名の障害が特徴的である．的外れ応答や新造語（語新作）がみられるが，反応は速やかで躊躇がない．訂正は

困難である．病態否認，見当識障害，作話，多幸などの全般的精神症状を伴う．意識障害の回復期にみられることが多く，両側性の広範障害でみられるとされているが，右半球損傷や左半球一側の病変でみられたという報告もある．

3) acquired stuttering（吃様症状）

幼児期に発症する発達性吃音の既往歴をもたず，成人になってから脳血管障害などの脳病変によって生じるものを acquired stuttering という．単音，音節，単語を頻繁に繰り返したり，長く伸ばしたりすることによって特徴付けられる話し方，あるいは，話のリズミカルな流れをさえぎる，頻繁な口ごもりや休止によって特徴付けられる話し方を吃と呼ぶ．これは，左半球損傷では構音操作や単音の選択障害，右半球損傷ではプロソディの障害，中脳・視床病変では補足運動野の投射系の障害，脳梁病変では左右半球の連絡路の障害によって認められる．一方，単語と句，文の繰り返しがみられる発話を反復言語（palilalia）という．

4) 外国語様アクセント症候群

母国語を話しているにもかかわらず，あたかも外国人が話すかのように聞こえる言語症状である．語彙や文法は正常に近い．構音を聞き取ることはできるが，イントネーションは不自然である．責任病巣は一定せず，脳梗塞や頭部外傷などの神経原性以外に，心因性などの原因が考えられている．

5) acute confusional state（急性錯乱状態）

注意の著しい障害によって，思考の正常な流れ，速さ，明瞭さが喪失した状態をいう．覚醒度は変動しやすく，傾眠傾向を示すことも多いが，十分に覚醒している時間もある．情動障害や失見当，疾病無関心，軽度の喚語困難，語性錯語，書字障害，記憶障害などがみられる．右中大脳動脈領域の梗塞や，中脳，視床下部，視床，海馬，帯状回などの病変でみられる．

6) 統合失調症

統合失調症は主要な精神疾患の1つで，10歳代後半〜30歳代に発症する．思考や行動，感情を1つの目的に沿ってまとめていく能力，すなわち統合する能力が長期間にわたって低下し，その経過中にある種の幻覚，妄想，ひどくまとまりのない行動がみられる．これらの症状により，しばしば仕事，社会的関係，セルフケアが著しく妨げられるため，対人関係の悪化や孤立，失業およびQOLの低下が共通する転帰となる．小児期や青年期での発症の場合には，期待される対人的，学業的，職業的水準にまで達しない．

これらは多くの場合，うつ病や引きこもり，適応障害などにみられるものと区別しにくいことがあり，確定診断は幻覚，妄想などの症状によって行われる．幻覚，妄想は抗精神病薬に反応するが，上記の能力低下を改善し，社会復帰を促すためには長期にわたる治療や支援が必要となる．

3 原因疾患

失語症は，脳血管障害や脳外傷，脳腫瘍，脳炎など種々の脳損傷が原因となることが知られている．失語症で最も多い原因疾患は，脳梗塞であり，次いで脳出血，くも膜下出血，脳外傷，脳腫瘍の順となっている（図2)[9]．

1 脳血管障害

脳血管の閉塞や破綻など，血管病変が原因で引き起こされる脳神経系の障害を総称して，脳血管疾患または脳血管障害という．多くは，手足の運動麻痺や感覚障害，言語障害，意識障害，頭痛など，発作性に症状を示す「脳卒中」として発症する．かつては日本人の死因の第1位を占めたが，食習慣や生活習慣の改善，診断技術や治療法の進歩によって，その死亡率は激減した．現在，日本

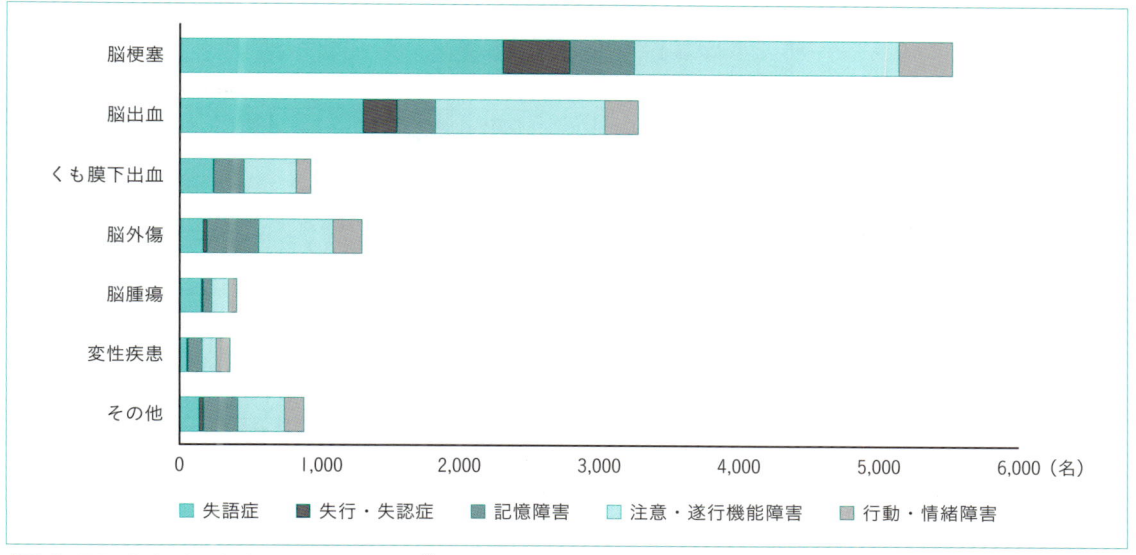

[図2] 原因疾患別の高次脳機能障害者数[9]

人の死亡率の第4位を占めている．年間死亡者数は約11万人と減少したが，発症する患者は年間約120万人とされている．最近は高齢・重症化傾向がみられており，重度の後遺症を残して寝たきりになる人が増えている．介護保険制度による要介護者の最多を占める疾患である．脳血管障害の中で，脳梗塞が最も多く，全体の75.9%を占める．次いで脳出血が18.5%，くも膜下出血が5.6%であった[10]．脳血管障害の主な危険因子として，加齢，男性，高血圧，脂質異常症，糖尿病，高尿酸血症，DIC（播種性血管内凝固症候群）などの血液系の異常，喫煙，大量飲酒，肥満，寒冷などがある．

1）脳梗塞

脳梗塞は，脳を栄養する動脈の閉塞または狭窄のため，脳に虚血をきたし，脳組織が壊死に陥ったものである．脳梗塞は，その発現機序と臨床病型によって病型診断が行われる．

（1）脳梗塞の発現機序

発現機序は，血栓性機序，塞栓性機序，血行力学性機序に分けられる．

①血栓性機序

動脈硬化による脳血管の狭窄が進行し，血栓がつまったものをいう．緩徐に進行することが多い

が，プラークの破綻により急に進行・増悪することもある．

②塞栓性機序

頭蓋内外で形成された塞栓子が脳動脈をつまらせるもので，症状は突発的に生じる．

③血行力学性機序

脳動脈主幹部に狭窄があり，末梢への血流不十分な時に，血圧低下や脱水などをきたし，灌流の乏しい領域が虚血に陥るものをいう．

（2）脳梗塞の臨床病型

臨床病型は，アテローム血栓性脳梗塞，心原性脳塞栓症，ラクナ梗塞，その他に分けられる（図3）[11]．

①アテローム血栓性脳梗塞

主幹脳動脈の狭窄もしくは閉塞による皮質枝領域梗塞が典型的である．頸動脈病変などからのプラークによる塞栓（artery to artery embolism）もこれに分類される．アテローム血栓性脳梗塞の患者では他のタイプに比べ，一過性脳虚血発作や頸部雑音の病歴がみられることが多い．

②心原性脳塞栓症

心臓内の壁在血栓や凝血塊が血液によって運ばれて，脳の細い血管を閉塞するものをいう．心房細動などの不整脈，心臓弁膜症，急性心筋梗塞，拡張型心筋症などの既往のある場合に起こりやす

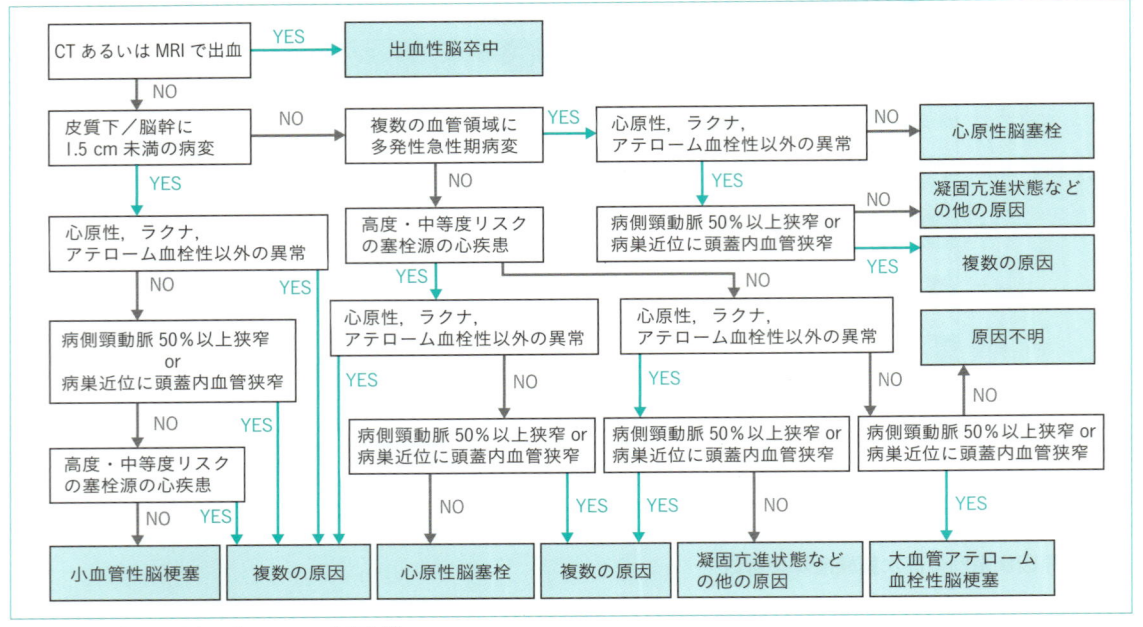

[図3] 脳梗塞の分類（TOAST分類）[11]

い．塞栓源に血栓が確認されなくても，上記の基礎疾患や発症様式，臨床症候，画像診断などで心原性脳塞栓が強く疑われる場合もこの分類に含まれる．稀に，骨折後に生じる脂肪塞栓，潜函病でみられる空気塞栓，卵円孔を通って血栓が心臓の右から左へ移動する奇異性脳塞栓などもこの分類に含まれる．

③ラクナ梗塞

　脳の深部の細い動脈（穿通枝）が変性や壊死を起こして生じたもので，画像検査上1.5 cm以下の穿通枝領域の小梗塞である．なお，梗塞の大きさが1.5 cm以下であっても病変側の主幹動脈の狭窄や閉塞が明らかな場合は，アテローム血栓性脳梗塞に分類する．また，Giant lacunaは，その塞栓源の種類により心原性脳塞栓，アテローム血栓性脳梗塞，その他の脳梗塞に分類する．

④その他の脳梗塞

　心原性の原因がみつからず，アテローム病変もなく，ラクナ梗塞でもないものは，「その他の原因」および「分類不能」に分類される．「その他の原因」に分類される脳梗塞とは，凝固異常，血管攣縮，血管炎，動脈解離，薬剤性など，特殊な原因による脳梗塞になる．「分類不能」の中には，

発作性心房細動や卵円孔開存による奇異性脳塞栓などが多く含まれていることがわかっており，二次予防の観点から，診断基準を設定し，必要最低限の検査によってESUS（embolic stroke of undetermined source：塞栓源を特定できない脳梗塞）[12]として診断されるようになった（表7）．

(3) 脳梗塞の病巣と症状

　脳梗塞の場合，脳血管の走行に応じた病変によって様々な脳機能の障害をきたす（図4, 5）．

①内頸動脈梗塞

　内頸動脈は，頭蓋内で最初に眼動脈を出し，さらに後交通動脈と前脈絡叢動脈を出す．その後，内頸動脈は前大脳動脈と中大脳動脈に分かれる．内頸動脈は中大脳動脈とともに最も閉塞性病変を生じやすい血管であり，臨床上，極めて重要である．頸動脈分岐部から前・中大脳動脈分岐部に至り，大脳全体の2/3以上を灌流している．

　内頸動脈系の虚血を生じる場合，症状は一側性にみられる．一側の失明，またはしばしば異常感覚を伴う反対側の片麻痺は古典的であるが，完全でない症状はもっと多い．

　前脈絡叢動脈は，内頸動脈の後交通動脈分岐部より末梢3〜5 mmの部位を起始部とする．こ

［表7］ ESUS の診断と塞栓源になり得る原因

ESUSの診断	
診断基準	画像上非ラクナ梗塞である 脳梗塞の近位部の動脈が開存（狭窄 50% 以下）している 主要な心内塞栓源がない
必要な検査	非ラクナ梗塞を証明するための頭部 CT または MRI 経胸壁心エコー 心電図および 24 時間以上の心臓モニター 脳虚血領域を供給する頭蓋内外動脈の画像検査
限界	経食道心エコーと大動脈弓の精査は要求しない

ESUSの塞栓源になり得るもの

①低リスクの心内塞栓源
　僧帽弁
　・逸脱を伴った粘液腫性弁膜症
　・僧帽弁輪石灰化
　非心房細動性心房性不整脈と鬱滞
　・心房性無収縮と洞不全症候群
　・心房性頻拍のエピソード
　・左心耳の流速低下を伴った鬱滞
　左室
　・中等度収縮期・拡張期機能異常
　・心室性コンパクション，心内膜線維化
　大動脈弁
　・大動脈弁狭窄
　・石灰化大動脈弁
　・心房構造異常
　・心房中隔瘤
　・キアリネットワーク

②潜在性発作性心房細動
③動脈原性塞栓症
　・大動脈弓粥腫
　・脳動脈非狭窄性粥腫＋潰瘍
④奇異性脳塞栓症
　・卵円孔開存
　・心房中隔欠損
　・肺 AVF
⑤悪性腫瘍関連

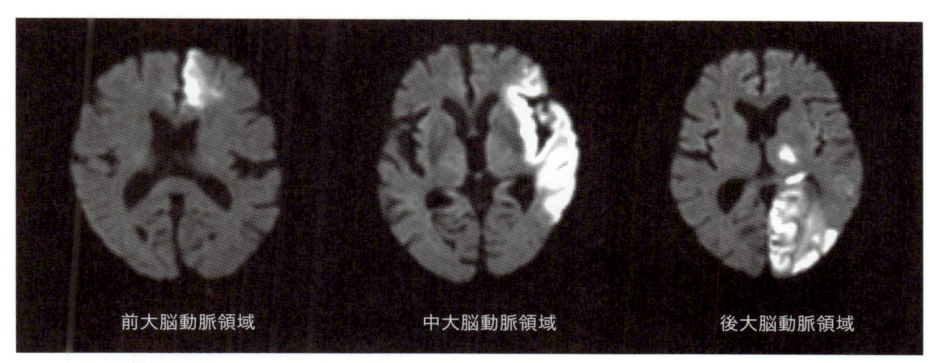

前大脳動脈領域　　　　　中大脳動脈領域　　　　　後大脳動脈領域

［図4］ 脳梗塞の病巣

の動脈が閉塞すると，内包後脚に棒状の梗塞が出現し，片麻痺，半身の感覚障害，半盲を3徴候とする Monakow 症候群を呈する．また，右半球では半側空間無視，左半球では流暢性を欠き，系統的な会話困難，語性錯語，保続などの言語症状や記銘力障害などを呈することが知られている．

　内頸動脈が閉塞すると，大脳半球が広範に障害された場合は，重篤な意識障害がみられ，生命予後に関する問題が生じることが多い．内頸動脈が閉塞性病変をきたした場合，前大脳動脈領域は前交通動脈からの側副血行路により灌流されるため，多くは中大脳動脈梗塞の症状を呈することが多い．

②前大脳動脈梗塞

　前大脳動脈は，内頸動脈から分岐して中心溝内を走行し，主に大脳半球の内側面を栄養する．前大脳動脈遠位部は脳梁周囲動脈となり，脳梁上を走行し，さらにその分岐である脳梁動脈は，後方

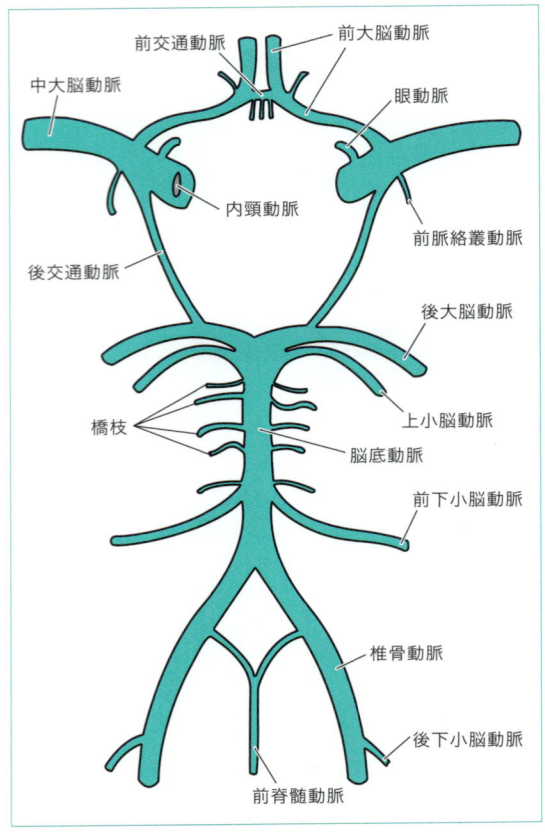

[図5] ウィリス動脈輪

ヒトの脳動脈では，内頸動脈系の前方循環と椎骨脳底動脈系の後方循環が脳底部で吻合し，どちらかの血流が妨げられても，バイパスとして脳虚血を防ぐようになっている．ウィリス動脈輪の輪状構造を構成する血管は，内頸動脈，前大脳動脈，前交通動脈，後交通動脈，後大脳動脈である．

は脳梁膨大部まで，広く脳梁を栄養する．

　前大脳動脈が閉塞すると，前頭葉と頭頂葉の内側面，脳梁，時に尾状核や内包の梗塞が生じる．そのため，病巣と反対側の片麻痺（下肢に重度），把握反射，尿失禁を生じる．また，意識障害や情動異常，言語障害（失語症や無言症など），半球離断症状，片側手の異常運動（拮抗性失行，道具の強制的使用，他人の手徴候，本能的把握反応，運動保続など）が生じる．

③中大脳動脈梗塞

　中大脳動脈は，内頸動脈から分岐する最も太い血管で，基底核に穿通枝であるレンズ核線条体動脈を出した後，皮質枝として分岐する．上行枝は前頭眼窩部，前頭前野などの前頭葉，中間枝は頭頂葉，下行枝は側頭葉外側面を栄養する．

　中大脳動脈が閉塞すると，大脳基底核，内包，大脳外側皮質，皮質下白質の広範な虚血を招く．その結果，病巣と反対側の片麻痺，感覚障害，同名半盲を引き起こす．また，左半球病変であれば，失語症，観念運動失行，観念失行，記憶障害，右半球病変であれば，半側空間無視，病態失認，運動維持困難（motor impersistence）など，多彩な高次脳機能障害を呈する．

④椎骨動脈梗塞

　両側の椎骨動脈は鎖骨下動脈から出て，頭蓋腔へ入り，延髄の上縁で合流して，脳底動脈となる．椎骨動脈から後下小脳動脈が分かれ，小脳の下面と第四脳室の脈絡叢を灌流する．脳底動脈は橋の腹側面を上行し，その上縁で2本の後大脳動脈に分かれる．脳底動脈からは前下小脳動脈が出て，小脳の下面や延髄と橋の外側部を灌流する．

　椎骨脳底動脈領域が閉塞すると，一側性あるいは両側性に運動麻痺や感覚障害を認めることがある．小脳失調，眼筋麻痺，瞳孔異常，構音障害，嚥下障害などの脳幹機能不全を生じる．視床・視床下部・脳幹の網様体賦活系を中心とした領域の障害によって無動性無言を生じることもある．

⑤後大脳動脈梗塞

　後大脳動脈は，大脳脚上を外側方向へ走り，後交通動脈と吻合した後，中脳の外側面に沿って迂回し，小脳テントの上面を通り，側頭葉と後頭葉の内側面と下面を灌流する．また，大脳半球の外側面上に広がり，下側頭回の領域，後頭葉，上頭頂小葉などを灌流する．さらに，脳幹，第三脳室と側脳室の脈絡叢を灌流する．

　後大脳動脈が閉塞すると，側頭葉，後頭葉，内包，海馬，視床，乳頭および膝状体，脈絡叢，上部脳幹などに障害をきたす．病巣と反対側の同名半盲，感覚障害などを認める．左半球病変では失読や失書，右半球病変では相貌失認，脳梁膨大部や側頭葉内側部の障害による健忘症候群などを呈することもある．

⑥分水嶺梗塞

　分水嶺ないし境界領域梗塞は，脳の動脈の分水嶺領域に出現する特異な梗塞である．異常な低血

圧，低酸素血症，一酸化炭素中毒などのように全般的な脳の血流や酸素供給が低下する場合や，内頸動脈や中大脳動脈などの閉塞性病変が原因となる場合がある．皮質型分水嶺梗塞と深部型分水嶺梗塞に大別される．一般に分水嶺梗塞は血行力学性機序によるものが多いとされているが，皮質型の場合は塞栓性機序によるものも多い．言語領野の前後で広範に障害されると，混合型超皮質性失語をきたすことがある．

（4）脳梗塞の治療

血栓溶解療法は，閉塞した血管を発症後直ちに再開通させ，脳梗塞後の後遺症を著明に少なくする治療法で，脳梗塞発症4.5時間以内に組織プラスミノーゲン活性化因子（rt-PA）の静脈内投与を実施する．その後，必要に応じて，脳血管造影検査でマイクロカテーテルを閉塞部まで進め，そこから血栓溶解剤を注入する方法や血管内にある血栓をデバイスで除去する治療（血管内治療）が行われる．

脳梗塞の再発を防ぐ（二次予防）ために，それぞれの危険因子を抑え，合併症の予防に努める（表8）．アテローム血栓性脳梗塞，ラクナ梗塞に

［表8］脳卒中7つの危険因子

● 高血圧
● 糖尿病
● 脂質異常症
● 心房細動
● 喫煙
● 飲酒
● 炎症マーカー

対しては抗血小板薬（アスピリンなど），心原性脳塞栓症に対しては抗凝固薬（ワルファリンなど）を用いる．頸動脈が高度に狭窄している場合は，頸動脈内膜剥離術（carotid endarterectomy：CEA）あるいは頸動脈ステント留置術（carotid artery stenting：CAS）が実施される．

2）脳出血

脳出血は，脳血管が破綻し，脳組織の中に出血したもので，その多くは高血圧を有する．50〜70歳に多い．長年にわたって高血圧に曝され，動脈硬化が進んで脆弱となった血管に，高い圧が加わることによって破綻する．高血圧がなくても，脳動脈瘤や脳動静脈奇形，もやもや病，アミロイドアンギオパチーなどに伴うものもある．脳内に出血した血液の塊（血腫）が，脳細胞や神経線維を圧迫あるいは破壊するために，様々な神経症状が出現する．これらの症状は血腫の部位や大きさによって，その程度が異なる．高血圧性脳出血では，大脳深部にある被殻や視床，橋，小脳に好発する（図6）．

①被殻出血

主にレンズ核線条体動脈の破綻によって生じる．被殻に限局した小出血では明らかな神経症状はみられないが，血腫が内包へ進展すると運動麻痺を生じ，さらに広範になると，感覚障害や視野障害，失語症，半側空間無視などの高次脳機能障害をきたす．

②視床出血

視床穿通動脈あるいは視床膝状体動脈などの破

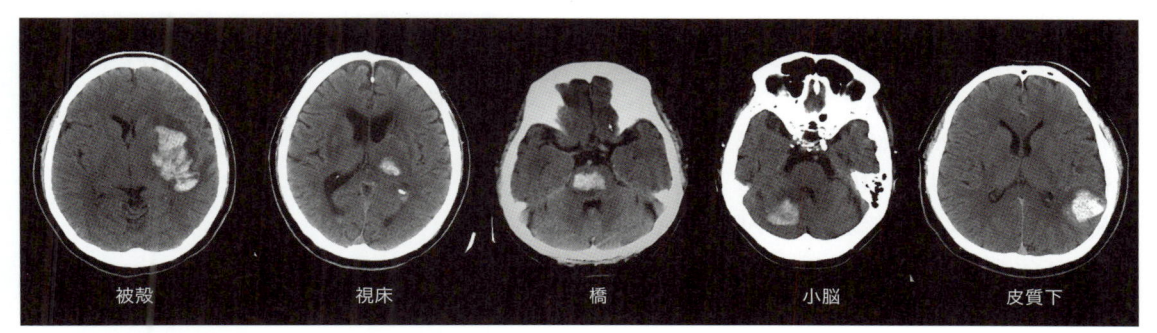

被殻	視床	橋	小脳	皮質下

［図6］脳出血の病巣

綻によって生じる．感覚障害や縮瞳，鼻尖凝視などを呈するが，血腫が広がると運動麻痺や視野障害をきたす．発病初期には少量の出血でも失語症や半側空間無視などの高次脳機能障害をきたすことが多い．

③橋出血

急激に発症し，昏睡状態となる．呼吸障害，眼球異常，片麻痺，四肢麻痺の他，様々な脳神経症状がみられる．短期間で死に至ることが多く，救命できても重篤な後遺症を残すため自立することは稀である．

④小脳出血

めまいや嘔吐，ふらつきで発症する．小脳に限局していれば運動麻痺は認めないが，起立障害や歩行障害，失調などをきたす．血腫が広がり，脳幹におよぶと，意識障害，呼吸障害などがみられる．

⑤皮質下出血

比較的血腫の大きいものが多い．若年者では脳血管奇形，高齢者では高血圧のないアミロイドアンギオパチーによるものが多い．それぞれの部位と大きさにより，大脳皮質症状がみられることが多い．

脳出血では，血腫や周囲の浮腫により，脳神経に損傷をきたして出現する症状だけでなく，皮質下の神経線維が途絶し，皮質機能が抑制されてみられる症状（diaschisis）もある．例えば，急性期の視床出血でみられる失語症（thalamic aphasia）や半側空間無視（thalamic neglect）などは，視床に限局した少量の出血でもみられることがある．また，小脳出血でも，遂行機能障害や注意障害，社会行動障害などの大脳皮質症状（cerebellar cognitive affective syndrome）がみられる．

脳出血では，発症早期より積極的な降圧治療を行い，血腫の増大や再発を予防する．止血剤の他，脳浮腫改善薬や脳循環代謝改善薬を用いることもある．血腫が少量（10 mL 以下）の場合は，手術療法は行わない．被殻出血や小脳出血では，救命のための開頭血腫除去術や，早期の機能改善を目的とした定位的血腫除去術が行われる．視床出血や橋出血は，手術療法の適応にならないが，

水頭症をきたした場合はドレナージ術が行われる．

3）くも膜下出血

くも膜下出血は，3 層からなる脳の髄膜のうち，軟膜とくも膜の間に出血し，脳脊髄液内に血液が混入したものをいう．突然の激しい頭痛と吐き気，嘔吐で発症し，症状が重ければ意識障害から昏睡状態となり，死に至ることも稀ではない．罹患率は 10 万人に 10 〜 18 人といわれ，50 〜 60 歳代に好発する．その原因として脳動脈瘤が大半を占めるが，脳動静脈奇形，高血圧性脳出血，もやもや病，外傷，脳動脈解離などでも生じ得る．

脳動脈瘤は，脳血管に筋層の発達不全などといった先天性の素因があり，加齢によって動脈硬化や血圧，血流の影響が加わり，瘤状に膨れ出して発症することが多い．稀に外傷性や細菌性による脳動脈瘤もある．通常は，ウィリス動脈輪の分枝に沿って生じるため，前大脳動脈や内頸動脈，中大脳動脈の分岐部に多い（表9）[10]．

脳動静脈奇形もくも膜下出血の原因となり得るが，これは動脈と静脈の間にある毛細血管が欠如しているために，高圧の動脈血が静脈に直接入り込み，壁の薄い静脈が膨らんで破綻する．

くも膜下出血は，出血の程度に応じて，「警告症状」と呼ばれる軽い頭痛から昏睡状態まで，様々な症状を引き起こす．破裂前の動脈瘤が大きくなり，脳神経を圧迫し，視野障害や複視，顔面痛などを引き起こすこともある．流入した血液と

[表9] 脳動脈瘤の破裂部位 [10]

破裂部位	計3,623
前交通動脈	1,192 （32.9%）
前大脳動脈	234 （6.5%）
内頸−後交通動脈周辺	1,049 （29.0%）
内頸動脈	20 （0.6%）
中大脳動脈	776 （21.4%）
脳底動脈先端部	160 （4.4%）
上小脳動脈	49 （1.4%）
後大脳動脈	27 （0.8%）
椎骨動脈−後下小脳動脈	116 （3.2%）

髄液が混ざって硬膜を刺激し，頭蓋内圧が亢進し，嘔気，嘔吐，めまい，意識障害，さらに脈拍や呼吸数の変化を生じる．また，けいれんをきたすこともある．

くも膜下出血の発症後にみられる合併症として，再出血，脳血管攣縮，水頭症がある．発症早期には，再出血の可能性が高く，死に至る可能性が高いので注意が必要である．また，発症後5～15日には脳血管攣縮が起こることがあり，脳虚血によって意識低下や運動麻痺が出現し，脳梗塞になることがあり，最悪の場合は死に至る．くも膜下出血の発症後，数時間～数日以内に出現する急性水頭症は，頭蓋内圧を亢進させ，意識障害を呈することがある．一方，数週～数か月後にみられる正常圧水頭症では，記銘力障害，歩行障害，尿失禁などを呈する．

くも膜下出血の原因が脳動脈瘤破裂の場合は，再破裂を防止するために，動脈瘤の頸部にクリッピング術を行うが，最近は動脈瘤の中にコイルを入れて閉塞させる血管内手術も普及してきた．一方，原因が脳動静脈奇形の場合には，血管塊の摘出術が施行されるが，直達手術が困難な場合は，血管内手術による塞栓術や定位的放射線療法が行われる．くも膜下出血後の急性水頭症に対しては，脳室ドレナージ術が行われる．根治手術後に出現した正常圧水頭症に対しては，脳室－腹腔シャント術あるいは腰椎－腹腔シャント術が行われる．

2 | 脳外傷

脳は頭蓋骨に囲まれ，強固に保護されているが，許容範囲を超える外力を受けると脳損傷をきたす．外傷の受傷機転によって，障害される部位や程度が若干異なる[13]．局所性脳損傷は，直線加速度による直達外力によって，直撃損傷（coup injury）や反対側に生じる反衝損傷（contrecoup injury）が前頭葉や側頭葉に生じやすい[14]．びまん性軸索損傷は，脳の回転に伴う剪力損傷が生じるため[15]，脳深部，とりわけ脳梁や中脳背側，基底

核などの白質に損傷を認める．そのため，局所性脳損傷では損傷部位に一致した神経脱落症状を呈することが多いが，びまん性軸索損傷では損傷部位を画像上とらえることが難しく，臨床症状との比較は困難である．また，これらの一時的な脳損傷によって周辺組織の虚血や浮腫が引き起こされ，頭蓋内圧亢進，血圧低下，低酸素状態などによって，さらに種々の二次的な脳損傷が引き起こされる．

1）局所性脳損傷

①急性硬膜外血腫

急性硬膜外血腫は頭蓋骨と硬膜の間に発生するもので，直撃損傷による頭蓋骨骨折により中硬膜動脈損傷をきたし，動脈性の出血が中頭蓋窩硬膜外に貯留する場合が多い．受傷から意識障害をきたすまでに数時間の意識清明期を認めることが特徴である．他の脳損傷を合併する場合は，受傷直後より意識障害がみられる．CTでは両凸レンズ型の高吸収域をみる．脳実質の障害は少なく，早期に開頭血腫除去術を行えば，予後は良好である．

②急性硬膜下血腫

急性硬膜下血腫は反衝損傷や剪力損傷によることが多く，硬膜の内側で出血した血液が，硬膜の直下で脳と硬膜の間にたまって脳を圧迫する．典型的には，外傷により脳表に脳挫傷が起こって，その領域の血管が損傷され，短時間で硬膜下にたまる場合と，橋静脈や脳表の動静脈が出血源となり硬膜下腔に血腫が形成される場合がある．前頭蓋窩や中頭蓋窩に好発する．受傷直後より意識障害を伴うことが多い．CTでは三日月状の高吸収域をみるが，脳腫脹，浮腫が強いのが特徴である．予後は不良で，死亡例も少なくない．外科的には血腫除去に加え，術後の脳圧排を軽減させるために，外減圧術を行うことが多い．

③脳挫傷

非可逆的な脳の挫滅創が限局性あるいはびまん性にみられる状態で，病理学的には脳実質内に壊死，出血，浮腫などが入り交じっている．直撃損傷や反衝損傷で生じる．挫滅と随伴する脳内血腫

や, 脳浮腫による頭蓋内圧亢進症状がみられるため, 減圧術を行うこともある.

④脳内血腫

　脳挫傷による出血や血管損傷などに伴い脳実質内にみられる血腫をいう. 前頭葉や側頭葉に多い. 受傷直後より発生するが, 数時間以上経ってから明らかになることもある. 受傷後数時間かけて徐々に血腫が増大するものは, 脳挫傷を伴う小さな出血が融合したもので, 受傷直後より大きな血腫を形成するものは, 剪力損傷によって脳実質内の血管が破綻したために生じるものと考えられる. 頭蓋内圧亢進症状が強く, 意識障害や不穏状態を示すことが多い. 救命のために開頭血腫除去術が行われる.

⑤慢性硬膜下血腫

　慢性硬膜下血腫は頭部外傷の数週～数か月後に発症する. 橋静脈の破綻などによって硬膜下で髄液と混ざって被膜を形成した血腫ができ, 頭部の硬膜と脳の間にたまって脳を圧迫する. 高齢者の男性に多くみられる. その他に大酒飲み, 脳萎縮, 出血傾向, 抗凝固薬の服用, 水頭症術後, 透析などがリスクになる. CT では三日月状の低吸収域をみるが, 新鮮な場合は等～高吸収域を伴う. 治療は穿頭血腫洗浄術が行われ, 予後は良好である.

2) びまん性脳損傷

　頭蓋内占拠性病変がないにもかかわらず, 広範な脳の損傷を伴うと考えられるものをいう. 損傷が極めて軽微であれば脳振盪になるが, 意識障害が持続し遷延すれば, 病理学的なびまん性軸索損傷がその主体をなす. 外傷後急速に進展する片側性または両側性の急性脳腫脹*もびまん性脳損傷の一型とみなされる.

---

*急性脳腫脹は, 頭部打撲などによって脳内の血液がうっ血状態になり, 脳組織の容量が増すことにより, 脳全体が腫れた状態になる. 頭部を打撲した時には, 症状が現れることは少ないが, 数分～数時間を経過した後に, 頭痛や嘔吐などの症状が発現する. けいれん発作や昏睡状態に陥ることもある. 乳幼児から中学生くらいまでの若年者に比較的多い.

　びまん性脳損傷は以下のように分類される. 脳振盪は, 脳深部に剪断力が加わり, 神経線維が伸展され一過性の機能不全となる軸索の可逆的障害である. これに対し, びまん性軸索損傷は頭蓋内に占拠性病変を伴わないが, 大脳白質を中心に広範かつびまん性に損傷をきたす. 脳の中心深部(脳梁, 脳幹背外側, 脳室近傍の白質, 大脳基底核部など)に小出血巣を認める.

①軽度脳振盪

　外傷時に意識消失はなく, 脳に器質的変化を認めないが, 一時的に記憶障害などの神経症状を認めることがある.

②古典的脳振盪

　一時的に神経症状を認め, 外傷直後より一過性(6 時間以内)の意識消失をきたす.

③びまん性軸索損傷

　受傷直後より重篤な意識障害が持続し, 除脳硬直などを伴うことが多い. 予後は不良で死亡するものや植物状態に移行するものが少なくない. 6 ～ 24 時間の昏睡と長期にわたる神経症状または認知機能障害を認めるものは軽度, 24 時間以上の昏睡を認めるが, 脳幹機能障害を認めないものは中等度, 24 時間以上の昏睡および脳幹機能障害を認めるものは重度とされている.

3 ｜ 脳腫瘍

　脳腫瘍は頭蓋内組織に発生するあらゆる新生物の総称であり, 発生母地が脳実質, 髄膜, 下垂体, 脳神経, 先天性遺残組織などの原発性腫瘍と, 頭蓋外の臓器の新生物が頭蓋内に転移して増殖する転移性腫瘍に大別される. 長年にわたって, 組織形態学的に分類されてきたが, 近年分子情報が膨大に蓄積されたため, これらに対応する形で, 組織形態学・WHO grading・分子情報を総合して脳腫瘍診断が行われるようになった[16]. 脳実質以外から発生する腫瘍は基本的には良性で, 脳を少しずつ圧排しながら増大する. これに対し, 神経膠腫と転移性腫瘍は悪性で, 脳実質内を浸潤性に増大する. 脳腫瘍の発生頻度は人口 1

[表10] 成人と小児の脳腫瘍の頻度 [17)]

成人	頻度	小児	頻度
髄膜腫	27%	神経膠腫	57%
神経膠腫	24%	星状細胞腫	19%
膠芽腫	9%	膠芽腫	12%
星状細胞腫	7%	未分化星状細胞腫	5%
未分化星状細胞腫	5%	上衣腫	5%
下垂体腺腫	22%	胚細胞腫	16%
神経鞘腫	12%	頭蓋咽頭腫	9%
頭蓋咽頭腫	3%	髄膜腫	2%
血管芽腫	2%		

万人に対し年間1～2人と推定されており，小児から高齢者まで全年齢で発生するが，年齢によってその頻度が異なる．脳腫瘍全国集計調査によると，成人では髄膜腫と神経膠腫が最も多く，両者を合わせると原発性腫瘍の約半数を占めている．一方，小児では神経膠腫が過半数を占めるが，髄膜腫は少ない（**表10**）[17)]．患者の生命予後を左右する大きな要因として，脳腫瘍の病理学的重症度が挙げられる．これは腫瘍の悪性度であり，浸潤性，成長の速さ，異形性に基づいて決定される．周囲脳実質との境界が明瞭なものほど良性であり，悪性度が低い．一方，異形性が強く，周囲組織との境界が不明瞭なものほど悪性度は高い．腫瘍の浸潤性については，low-grade, mid-grade, そして high-grade ということばが一般に使用される．一つの腫瘍組織の中でも様々な段階の組織像が得られるが，その際は最も悪性度の高いものが，その腫瘍の組織像となる．一方，病理学的に良性であっても，腫瘍の発生部位や浸潤部位によっては，直接生命予後を脅かす場合や機能障害をきたす場合も少なくない．すなわち，腫瘍の増大に伴って，視野欠損や難聴，運動麻痺，言語障害など，様々な局所神経症状や，頭痛，悪心，嘔吐などの頭蓋内圧亢進症状が出現する．意識障害や意欲低下，性格変化，注意障害，記銘力低下などの認知障害が問題となることもしばしばある．前頭葉や側頭葉の腫瘍では焦点性てんかんの原因となる．脳室内腫瘍や松果体部腫瘍，髄芽腫，上衣腫などで，髄液に通過障害を生じれば水頭症をきたす．下垂体腫瘍や頭蓋咽頭腫ではホル

モンの産生が低下し，月経不順や性機能障害，尿崩症，甲状腺機能低下などをきたすこともある．

(1) 脳腫瘍の治療

　良性腫瘍は摘出術が第一選択であるが，髄膜腫（meningioma）など一部の良性腫瘍を除けば，完全切除は困難である．脳腫瘍全国統計委員会報告[17)]においても，神経膠腫に対する全切除はおよそ13.0%で，25.3%は生検術（biopsy）にとどまっている．悪性腫瘍では神経膠腫を摘出することにより予後改善が望めるのに対し，悪性リンパ腫は手術摘出度が治療成績に影響しないなど，手術の役割にばらつきがある．転移性腫瘍では，原発巣の治療経過が良好で，全摘出が可能な場合に手術適応となる．近年，失語症などの後遺症を最小限にするために覚醒下手術が行われることもある．覚醒状態の患者に，言語課題を与えながら手術を行えば，術中言語野の確実な同定が可能である．患者や医療従事者のストレスを除けば，術後後遺症を最小限にとどめるためにも極めて有効な方法だといえる．

　補助療法として，術後に放射線治療，化学療法が選択される．治療に先立ち，CT誘導下に生検針を脳腫瘍部位まで進め，生検を行う定位的腫瘍生検術（stereotactic biopsy）や開頭生検術（craniotomy）を行い，病理学的診断を実施する．胚腫（germinoma）や悪性リンパ種（lymphoma），髄芽腫（medulloblastoma）は放射線感受性が高い．最近はエックス線照射だけでなく，ガンマナイフによるγ線照射が開発され，開頭術では到達不可能な腫瘍へのアプローチも可能となった．ガ

15

ンマナイフやサイバーナイフなどの定位的放射線治療は3.5 cm以下の良性腫瘍や転移性脳腫瘍などに用いられる．放射線療法の急性副作用には，易疲労性，悪心，嘔吐，意欲低下，白血球減少，血小板減少などがある．遅発性副作用には，関節拘縮，皮膚萎縮，潰瘍形成，骨壊死，脳症などがある．

中枢神経系は血液脳関門があり，抗癌剤は脳実質には到達しづらいが，脳腫瘍で血液脳関門が破壊されると，健常脳組織よりも抗癌剤が到達しやすいことがある．ニトロソウレア系アルキル化剤ニムスチン（ニドラン®）やラニムスチン（サイメリン®）などのアルキル化剤は，分子量が小さく血液脳関門を通過できるため，多くは第一選択薬となる．さらに，テモゾロミド（テモダール®）は副作用が比較的少ない抗癌剤として期待されている．また，ビンクリスチン（オンコビン®）などのアルカロイド剤や免疫強化薬としてインターフェロンなどが用いられる．サイトカイン療法や活性化リンパ球（lymphokine activated killer cell : LAK）療法とインターロイキンの併用療法なども行われている．

頭蓋内原発性腫瘍の5年生存率は，髄膜腫で95.9％，星状細胞腫で63.4％，膠芽腫で7.8％，原発性腫瘍全体では75.7％と不良である．良性腫瘍では治療成績が年々向上しているのに対し，悪性腫瘍ではそれほどの向上はみられない．転移性脳腫瘍では1年生存率がわずかに38.3％，5年生存率は9.8％であり，原発性腫瘍による死亡が大部分である．

4 ┃ 神経変性疾患

神経変性疾患とは，原因不明で，神経細胞が徐々に様々な退行性変化を呈する進行性疾患をいう．大脳皮質の変性が主体のアルツハイマー型認知症やレビー小体型認知症，大脳基底核の変性が主体のパーキンソン病や進行性核上性麻痺，小脳の変性が主体の多系統萎縮症，運動ニューロンの変性が主体の筋萎縮性側索硬化症などがある．

1）アルツハイマー型認知症

認知症をきたす代表的な疾患である．記憶障害，見当識障害，視空間認知・構成能力の障害，遂行機能障害，問題解決能力の障害などが，徐々に進行する．孤発例が多いが，稀に家族性アルツハイマー型認知症もみられる．病理学的には大脳の全般的萎縮，組織学的に老人斑や神経原線維変化が出現する．

アルツハイマー型認知症の診断として，DSM-5やNINCDS-ADRDAが用いられる．診断に際し，病前の生活歴や教育歴を聴取しておくことは大切である．記憶や言語，視空間認知などの高次脳機能の障害は「中核症状」と呼ばれる．一方，興奮や攻撃性，易怒性，抑うつなどの感情障害や，睡眠覚醒障害，徘徊などの行動異常は「周辺症状」あるいは「認知症の行動心理学的症候（behavioral and psychological signs and symptoms of dementia : BPSD）」と呼ばれる[23]．アルツハイマー型認知症は緩やかに発症し，徐々に進行する．問題となる症状の多くは日常生活を遂行するうえで支障となる．すなわち，初期には，記憶障害や遂行機能障害によって，仕事が続けられなくなる．中期には，場所や時間がわからなくなるため，徘徊や行動異常が始まり，日常生活が困難になる．また，妄想や幻覚，性格変化を呈する．そして，後期には，家族の名前や顔がわからず，会話も成り立たず，コミュニケーションが困難となってしまうことが多い．したがって，このような症状を障害としてとらえ，詳細な評価を行ったうえで，アプローチを行っていく．軽～中度のアルツハイマー型認知症に対して，進行予防の目的で塩酸ドネペジル（アリセプト®）やガランタミン（レミニール®）などのコリンエステラーゼ剤を使用し，中度以上に進行するとNMDA受容体拮抗薬メマンチン（メマリー®）を処方することが多い．また，BPSDに対して，抗精神病薬や三環系抗うつ薬などの抗うつ薬，ベンゾジアゼピン，抗けいれん薬などを対症療法として用いることもある．リハビリテーションの目

的は，いかに患者の生活の質（QOL）を向上させるか，いかに人間らしく尊厳をもって生きていけるようにするかにある．したがって治療の適用には，①認知機能，②行動障害・精神症状・感情障害，③日常生活活動といった評価項目からなる認知障害の重症度と BPSD を十分に考慮することに加え，④家族の負担，⑤介護資源の利用までも考慮した包括的なプログラムを提供する必要がある．

2) 前頭側頭型認知症

前頭葉や側頭葉に病変の主座をおく，非アルツハイマー型認知症の総称で，人格変化や社会行動障害（反社会的行為）などがみられる．

初期には，記憶や日常生活場面での障害は目立たないが，人格変化により，無感情や多幸的になる．また，語義失語や意味性認知症がみられることもある．さらに，脱抑制や立ち去り行動，常同行為などが目立ってくるが病識はない．後期には，無言・無動となる．CT/MRI では前頭葉と側頭葉に萎縮があり，SPECT/PET では同部位の血流・代謝の低下を示す．

3) レビー小体型認知症

レビー小体という神経細胞にできる特殊な蛋白質が大脳皮質に広く出現することにより，進行性の認知症とパーキンソニズムをきたす．高齢認知症の 20％ にみられ，男性に多い．初期には，記憶障害が目立たない場合も多く，進行性の認知障害に加え，幻視や認知機能の変動，パーキンソニズム，レム睡眠行動障害など特徴的な症状がみられる．CT/MRI では，脳全体の軽度の萎縮や，アルツハイマー型認知症と比べ軽度の海馬萎縮がみられる．SPECT/PET では，後頭葉の血流・代謝の低下を示す．ドパミントランスポーターイメージング（ダットスキャン®）では，線条体におけるドパミン神経の脱落がみられる．MIBG 心筋シンチでも集積が低下する．

4) パーキンソン病

中脳黒質緻密層ドパミン神経細胞の変性・脱落に基づく進行性の神経変性疾患である．わが国における有病率は 10 万人あたり 100 ～ 150 人で，多くは 50 ～ 60 歳代の中年期に発症し，慢性進行性に経過する．要介護の原因疾患としても比較的多い．安静時振戦，筋強剛（固縮），無動・寡動，姿勢保持障害などの錐体外路症状を主徴とする．自律神経症状や精神症状を伴うことが多い．

初発症状としては片側手足の振戦が最も多く，次いで動作緩慢，歩行障害などである．すくみ足や加速現象，立ち直り反射の消失がみられると，転倒しやすくなり，日常生活活動にも制限をきたす．仮面様顔貌で表情に乏しく，言語は小声で単調で低くなり，加速言語がみられることもある．認知機能障害や精神緩慢，幻視，妄想，抑うつなどの精神症状を伴うこともある．その他，起立性低血圧や発汗異常，便秘などの自律神経症状，レム睡眠行動障害*や日中の眠気などの睡眠障害を生じる．

パーキンソン病の重症度評価として，Hoehn-Yahr 重症度分類（改訂版）が用いられる（表11）．CT/MRI では特徴的な所見はないが，MIBG 心筋シンチで集積が低下し，ドパミントランスポーターイメージング（ダットスキャン®）で線条体のドパミン神経脱落がみられる．

根治療法はないが，不足するドパミンを補う L-dopa 補充療法とドパミン受容体に作用するドパミンアゴニストが中心となる．振戦や寡動に対して，定位的脳手術による脳深部刺激療法が行われることがある．

5) パーキンソン類縁疾患

パーキンソン様症状（パーキンソニズム）を呈

---

* レム睡眠行動障害（REM sleep behavior disorder：RBD）は，レム睡眠期に通常は消失する筋電図活動が何らかの理由により消失せず，夢の内容をそのまま行動化してしまい，夜間睡眠時に叫ぶ，暴れるなどの行動異常が出現する．

[表11] Hoehn-Yahr 重症度分類（改訂版）

0	パーキンソニズムなし
1	一側性パーキンソニズム
1.5	一側性パーキンソニズムおよび体幹障害
2	両側性パーキンソニズムだが平衡障害なし
2.5	軽度両側性パーキンソニズムおよび後方突進はあるが自分で立ち直れる
3	軽度〜中等度両側性パーキンソニズムおよび平衡障害，介助不要
4	高度パーキンソニズムおよび平衡障害，歩行は介助なしで何とか可能
5	介助なしでは車椅子またはベットに寝たきり，介助でも歩行困難

するパーキンソン病以外の疾患を，パーキンソン類縁疾患という．

①進行性核上性麻痺（progressive supranuclea palsy：PSP）

中年期以降に発症する．男性に多い．脳幹，基底核，小脳などの神経細胞が脱落し，異常リン酸化タウ蛋白が神経細胞内およびグリア細胞内に蓄積する．病理学的には，アストロサイト内の tuft of abnormal fibers（tufted astrocytes）が特異的な所見とされている．すくみ足や姿勢保持障害がみられるが，安静時振戦は稀である．初期からよく転び，次第に歩行不能，立位保持不能となる．記憶障害だけでなく，思考の緩慢や保続，把握反射などの前頭葉徴候も出現する．徐々に出現する垂直性の眼球運動障害が特徴的である．嚥下障害は中期以降に出現することが多い．

厚生労働省による診断基準は以下の通りである．

（1）40歳以降で発症することが多く，また緩徐進行性である．

（2）主要症候

①垂直性核上性眼球運動障害（初期には垂直性衝動性眼球運動の緩徐化であるが，進行するにつれ上下方向への注視麻痺が顕著になってくる）．

②発症早期（おおむね1〜2年以内）から姿勢の不安定さや易転倒性（すくみ足，立ち直り反射障害，突進現象）が目立つ．

③無動あるいは筋強剛があり，四肢末梢よりも体幹部や頸部に目立つ．

②大脳皮質基底核変性症（corticobasal degeneration：CBD）

大脳皮質と皮質下神経核（特に黒質と淡蒼球）の神経細胞が脱落し，神経細胞およびグリア細胞内に異常リン酸化タウ蛋白が蓄積する．中年期以降に発症する．神経学的には左右差のある錐体外路徴候と大脳皮質の症候を主徴とする．錐体外路徴候の中では筋強剛が最も頻度が高い．片側上肢の「ぎこちなさ」で発症し，非対称性に筋強剛と肢節運動失行，構成失行，失語などの認知機能障害，皮質性感覚障害がみられる．構音障害や嚥下障害も進行すると出現する．眼球運動障害や錐体路徴候がみられることもある．CT/MRI では，進行とともに非対称性の大脳萎縮（前頭葉，頭頂葉）が認められる．SPECT では同部位の血流低下，脳波では症候優位側と対側優位に徐波化がみられる．

③多系統萎縮症（multiple system atrophy：MSA）

孤発性（非遺伝性）の脊髄小脳変性症に対する総称で，中枢神経系（大脳，小脳，脳幹，脊髄）が広く障害され，緩徐に進行する神経変性疾患である．成年期（30歳以降，多くは40歳以降）に発症する．神経細胞とオリゴデンドログリアに不溶化したαシヌクレインが脳脊髄に蓄積し，進行性の細胞変性脱落をきたす．

病初期にみられる症候が，小脳性運動失調であるものをオリーブ橋小脳萎縮症，パーキンソニズムであるものを線条体黒質変性症，起立性低血圧など自律神経障害が顕著であるものをシャイ・ドレーガー症候群と呼び，これらは進行すると重複

し，画像診断でも病理組織でも共通していることから，まとめて多系統萎縮症と総称される．

オリーブ橋小脳萎縮症は，起立歩行時のふらつきなどの小脳性運動失調で初発する．線条体黒質変性症は，筋強剛，無動，姿勢反射障害などのパーキンソン様症候が初発時よりみられる．シャイ・ドレーガー症候群は，起立性低血圧や排尿障害，勃起障害（男性），呼吸障害，発汗障害などの自律神経症候で初発する．睡眠時の喘鳴や無呼吸などの呼吸障害が，早期から単独で認められることがある．

MRIでは，小脳，橋の萎縮を早期から認める．また，T2強調画像水平断にて，被殻の萎縮や橋の横走線維の変性像（hot cross bun sign，十字サイン）を認める．これらの所見は，診断的価値が高い．また，被殻の萎縮や鉄沈着により，T2強調画像では，被殻外側部に直線状の高信号，被殻後部に低信号がよく認められる．ドパミントランスポーターイメージング（ダットスキャン®）では，線条体のドパミン神経脱落がみられるが，MIBG心筋シンチでは正常に保たれる．

6）筋萎縮性側索硬化症（amyotrophic lateral sclerosis：ALS）

主に中年以降に発症し，上位運動ニューロンと下位運動ニューロンの両者が選択的にかつ進行性に変性・消失していく原因不明の疾患である．多くは孤発例であるが，家族性のものもある．上位運動ニューロン徴候（深部腱反射亢進，病的反射出現），下位運動ニューロン徴候（筋力低下，筋萎縮，線維束性収縮），球症状（構音障害，嚥下障害，舌の萎縮，線維束性収縮）がみられる．進行は比較的速く，呼吸筋麻痺を呈し，人工呼吸器を用いなければ通常は2〜5年で死亡することが多い．時に認知症を伴う例もみられる．本疾患では感覚障害や眼球運動障害，膀胱直腸障害，褥瘡，錐体外路症状，小脳症状などはほとんどみられない．

根治療法はなく，グルタミン酸拮抗剤リルゾール（リルテック®）が生存期間をわずかに延長させる．

4 病巣

失語症の原因を病理学的に調べていく中で，脳の特定の部位の損傷と強い関係があることが明らかとなり，これらが言語機能の中枢であると考えられる．

1 前方言語領域

前方言語領域は，言語理解はできるものの発話や書字ができない患者において主に損傷されている部位をいう．フランスの外科医であるBrocaの患者で，「タン，タン」としか発音できないが，理解は保たれ，知能は正常という患者がおり，死後に解剖を行ったところ，左半球の下前頭回の弁蓋部と三角部の周辺が損傷されていた．この領域はブローカ野（運動性言語野）と呼ばれるようになり，運動性失語の病巣で発話などの中枢と考えられてきた．Brodmannの脳地図で44野と45野にあたる．

近年，ブローカ野の役割については種々の議論が存在する．機能的MRI（functional MRI：fMRI）の研究からも，この領域が統辞構造の階層的な処理にかかわっていることが明らかにされている．また，ブローカ野に限局した損傷では非流暢性失語はみられず，感覚失語がみられることも少なくない．典型的な非流暢性失語，いわゆる発語失行を呈する場合には，中心前回の中〜下方部，後壁の周辺に損傷がみられる（図7）[18]．

2 後方言語領域

後方言語領域は，ことばの表出はできるものの意味をなさず，言語の理解も困難になる患者において損傷されている部位をいう．ドイツの精神科医であるWernickeの患者は，左半球の上側頭回後方部が損傷されていた．この領域はウェルニッ

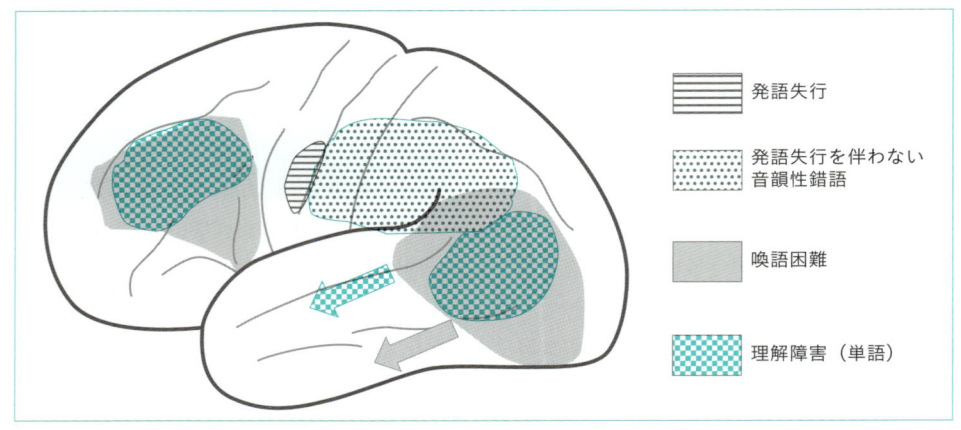

[図7] 要素的症状と病巣の関係 [18]

凡例:
- 発語失行
- 発語失行を伴わない音韻性錯語
- 喚語困難
- 理解障害（単語）

ケ野（感覚性言語野）と呼ばれ，感覚性失語の病巣で聴覚心像（言語理解の中枢）であると推定された．

3 | その他の言語中枢

音声言語の中枢として前述のブローカ野とウェルニッケ野が代表的であるが，Dejerine は，文字言語の中枢を左半球の角回にあると考え，「左半球の視覚皮質と両半球をつなぐ脳梁膨大部を損傷した患者は，右半球の視覚皮質に到達した文字の情報を左半球の角回にまで送ることができないので，その結果文字が読めなくなる」と述べた [24]．

書字中枢としては，角回領域や中前頭回領域，漢字の処理を担う側頭葉後下部領域，発話の発動性と関連が高い前頭葉領域など，ほとんどすべての左半球領域が言語機能との関連を有する．

角回は体性感覚野・視覚野・聴覚野の中央部に位置する連合野であり，この部位の損傷によって視覚野への文字形態情報と聴覚野を経由した音韻情報との統合が障害されるために失読失書が起こると考えられてきた [25-27]．近年，従来の病巣研究に加え，fMRI を用いた画像研究によって，読み書きに関する局在がより明らかになっている．すなわち，読み書きの障害は頭頂葉だけでなく，側頭葉後下部や補足運動野でもみられるが，角回病変によるものは側頭葉後下部病変によるものと比べて，読み書きの障害が重度であり，特に仮名読みと漢字書字の障害が強い．なお，角回病変で失読が持続する症例では，病変が外側後頭回に進展していることが多い．

上頭頂小葉の損傷では，運動前野に至る書字の運動処理過程が障害される（失行性失書）．この場合，文字の形態を完成させるために必要な字画・筆順が記録された運動プログラムが障害され，書字動作が極めて緩慢となる．手本が示された場合であっても書字運動パターンの障害によって逐次書きや自己修正がみられる．

側頭葉後下部の損傷では，漢字の読み書きが障害される場合もある．

中前頭回後部の損傷では，仮名の書字障害がみられる．錯書は文字の置換や省略，保続などが主体である．

4 | 環シルビウス溝言語領域と環・環シルビウス溝言語領域

近年，これらの言語領域を中心に左半球のより広範囲の皮質・白質により，言語領野が構成されると考えられるようになった．シルビウス溝周辺の言語領域（環シルビウス溝言語領域）は，ブローカ野とウェルニッケ野という言語野および両者をつなぐ弓状束を含み，音声系列の処理において重要な役割を果たしている．また，環シルビウス溝言語領域周辺の側頭葉，頭頂葉，前頭葉を含む領域は，環・環シルビウス溝言語領域と呼ば

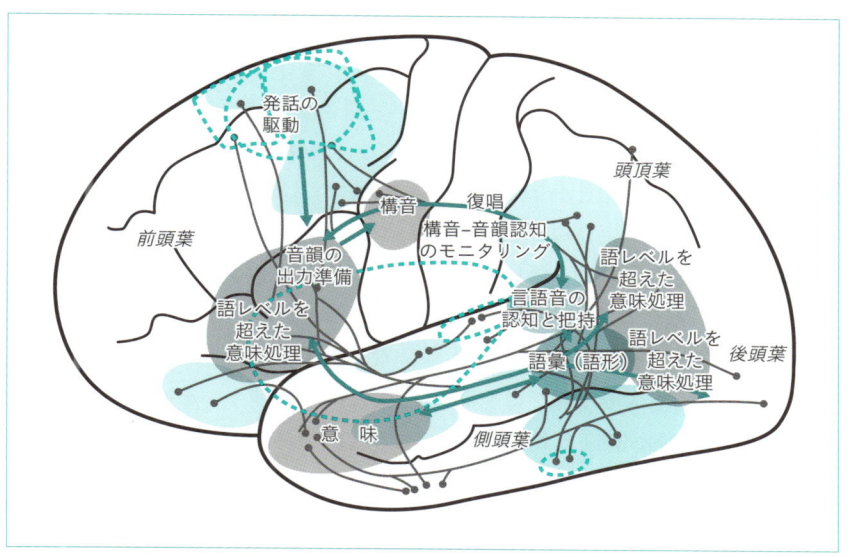

発話の駆動

頭頂葉

構音　復唱
構音–音韻認知
のモニタリング

前頭葉

音韻の
出力準備
語レベルを
超えた
意味処理

語レベルを
超えた
意味処理

言語音の
認知と把持

語レベルを
超えた
意味処理

後頭葉

語彙（語形）

意　味

側頭葉

[図8]　言語の神経ネットワークと脳内の言語処理のイメージ [19]

れ，音声系列への言語的意味の充填に関与していると考えられている．言語の神経ネットワークと脳内の言語処理のイメージについての概要を図8[19]に示す．語レベルを超えた意味処理は前頭葉–側頭葉–頭頂・後頭葉の腹側ネットワーク，復唱や音韻処理は弓状束を主とする背側ネットワークが担うとされている．

5 ｜ 失語症をきたす病巣

　失語症は様々な病巣で生じることが知られている．脳梗塞では，中大脳動脈領域が一般的で，superior division と inferior division に分けられるが，superior division の梗塞ではブローカ失語，inferior division の梗塞ではウェルニッケ失語を呈し，両者の障害では全失語がみられる．後大脳動脈領域の梗塞は，椎骨・脳底動脈系の脳梗塞（脳塞栓）が多く，頭頂葉に機能的病変を認めることも多い．ウェルニッケ失語の場合もあるが，超皮質性感覚失語，あるいは純粋失読がみられることも少なくない．前脈絡叢動脈領域は内頸動脈からの直接の分枝で，超皮質性感覚失語や健忘失語（失名辞失語）が多い．前大脳動脈領域の梗塞では，超皮質性運動失語などがみられる．被殻出血や視床出血でも失語症がみられることはよく知られている．この場合，出血による周囲への圧迫だけでなく，皮質下線維の障害や diaschisis による遠隔効果も原因となっていると考えられている．視床出血では血腫が少量でも失語症を引き起こすことがあるが，限局した病変の場合は一過性である．被殻出血では 20 mL を超えると復唱ができなくなり，40 mL を超えると非流暢性失語になる．

5　言語側性化

1 ｜ 半球優位性

　大脳半球は形態的には左右対称であるが，機能的には左右いずれかの半球が主となって働く．これを半球優位性という．左右の大脳半球のうち，ある特定の機能に関して主に働く半球を優位半球，そうでない大脳半球を劣位半球と呼ぶ．すなわち，左大脳半球が言語機能に密接に関係している場合，左大脳半球が言語の優位半球となる．18 世紀の終わりにも言語障害と右片麻痺が同時にみられると報告されているが，左大脳半球が言

語の優位半球であるという概念が広まったのは，19世紀半ばに Broca が左半球損傷による失語症例を報告してからである．当初，言語を含むすべての機能が左大脳半球優位であり，右大脳半球は劣位半球であると考えられていた．しかし，右半球損傷によって空間的知覚障害が生じることが報告され，右大脳半球の空間認知における優位性が知られるようになった．一般に左大脳半球では，話す，聞く，読む，書くなどの言語機能や，慣習的行為・動作が優位であり，右大脳半球では空間性注意や視覚認知，構成能力が優位とされている．

優位半球を調べるためには，アミタールテストが用いられる．これは，Wada[20] によって開発された検査法で，左右いずれかの内頸動脈にバルビツール系睡眠薬を注入し，一時的に大脳半球の機能を低下させた状態で言語機能を評価し，側性化を調べる方法である．優位半球に麻酔薬が入った場合は，対側の運動麻痺，視野障害などに加え，失語症が発現する．非侵襲的な方法として両耳分離聴検査法（dichotic listening 法）と fMRI がある．前者は，大脳の左右両半球の働きを調べる有力な方法で，左右の耳に同時に異なる言語刺激を提示し，優位半球が左大脳半球であれば，右耳での刺激聴取が左耳での聴取より優れているという方法である．最近は脳皮質機能モニタリング法として fMRI を用い，言語賦活を行って，優位半球を含めた言語領野の同定を行うこともある．

2 ｜ 利き手との関係

利き手は，左右の手のうち，優先的に使用する側の手をいう．文字を書く手や箸を持つ手で判断されることが多いが，幼少時に矯正されることもしばしばある．利き手は先天的なものなので，利き手そのものを変更することは不可能である．また，本来の利き手とは関係なく訓練によって両方の手で器用な動作のできる人（両手利き）や，それぞれの動作ごとに優先される手が異なり，箸は左手で使うが，書字は右手で行うなど用途によっ

て左右を使い分ける人（cross-dominance．交差利き）もいる．

利き手を決めるためにはいくつかの方法がある．Kertesz ら[21]の方法は，患者または家族に，①書字，②投球，③包丁，④絵を描く，⑤歯ブラシ，⑥箸の使用の6項目を尋ねて，4項目が該当する側を利き手としている．Oldfield[22]によるエディンバラ利き手テストは，字を書く，絵を描くなどの手を使う10項目の動作について，左右いずれの手を使うかを回答し，利き手指数を算出するものである．HN利き手テストは，日本人向けの利き手テストであり，消しゴムを使う，マッチを擦る，押しピンを押すなどといった手を使う10項目の動作について，左右またはどちらでもないを選ぶ．フランダース利き手テストは，10項目の動作から構成されており，左右またはどちらも（同程度使う）より選ぶ．

左大脳半球は言語機能に関しては優位半球であり，右大脳半球は空間機能に関して優位半球である．90%以上の人では言語野は左大脳半球にあるが，右利きの人では数%，左利きの人では30～50%程度が右大脳半球に言語野をもつことが知られている．後天的に利き手の矯正を行った場合，優位半球や言語を司る領域は特に変わらないが，先天的な半球欠如や，幼少時におけるてんかん治療などのために脳の部分的切除を行った場合は，片方の半球に局在していることの多い機能がもう一方の半球で処理されるようになることがある．

一般に，優位半球症状としては，失語，失読，失書などの言語関連症状のほか，観念運動失行，観念失行，口部顔面失行などがある．劣位半球症状としては，空間認知障害が主体で，半側空間無視，身体失認，病態失認，地誌的失見当，構成失行，着衣失行，運動維持困難などがある．

文献

1) 小山純正：脳幹網様体（覚醒とレム睡眠の中枢）．*Clin Neurosci*，**27**：1376-1379，2009．

2) 太田富雄・他：急性期意識障害の新しい grading とその表現法（いわゆる 3-3-9 度方式）．脳卒中の外科研究会講演集，**3**（0）：61-68，1975．

3) Teasdale G, Jennett B：Assessment of coma and impaired consciousness. A practical scale. *Lancet*，**2**（7872）：81-84，1974．

4) 融 道男・他（監訳）：ICD-10 精神および行動の障害 臨床記述と診断ガイドライン．医学書院，1993．

5) Mckhann GM, et al: The diagnosis of dementia due to Alzheimer's disease: recommendations from the National Institute on Aging-Alzheimer's Association workgroups on diagnostic guidelines for Alzheimer's disease. *Alzheimers Dement*，**7**（3）：263-269，2011．

6) 日本精神神経学会（日本語版用語監修），髙橋三郎・大野裕（監訳）：DSM-5 精神疾患の診断・統計マニュアル．医学書院，2014．

7) Mesulam MM：Primary progressive aphasia. *Ann Neurol*，**49**（4）：425-432, 2001．

8) Weinstein EA, Kahn RL: Non-aphasic misnaming (paraphasia) in organic brain disease. *AMA Arch Neurol Psychiatry*，**67**（1）：72-79, 1952．

9) 高次脳機能障害全国実態調査委員会：高次脳機能障害全国実態調査報告．高次脳機能研究，**36**（4）：492-502，2016．

10) 小林祥泰（編）：脳卒中データバンク 2015．中山書店，2015．

11) Lee LJ, et al: Impact on stroke subtype diagnosis of early diffusion-weighted magnetic resonance imaging and magnetic resonance angiography. *Stroke*，**31**（5）：1081-1089, 2000．

12) Hart RG, et al：Embolic strokes of undetermined source: the case for a new clinical construct. *Lancet Neurol*，**13**（4）：429-438, 2014．

13) Gurdjian ES：Re-evaluation of the biomechanics of blunt impact injury of the head. *Surg Gynecol Obstet*，**140**（6）：845-850, 1975．

14) Courville CB：Coup-contrecoup mechanism of craniocerebral injuries：some observations. *Archives of Surgery*，**45**：19-43，1941．

15) Holbourn AHS：mechanics of head injuries. *The Lancet*，**242**（6267）：438-441, 1943．

16) Louis DN,et al：The 2016 World Health Organization classification of tumors of the central nervous system：a summary. *Acta neuropathological*，**131**：803-820，2016．

17) 日本脳神経外科学会脳腫瘍全国統計委員会：2009 年版日本脳腫瘍全国集計調査報告 第 12 版 . *Neurologia medico-chirurgica*，**49**（Supplement），2009．

18) 大槻美佳：言語機能の局在地図．高次脳機能研究，**27**（3）：231-243，2007．

19) 石合純夫：第 4 回 失語症に対するリハビリテーション．分子脳血管病，**15**（2）：173 -177，2016．

20) 和田 淳：Sodium Amytal 頸動脈注射の臨床実験的観察 . 医学と生物学，**14**：221-222，1949．

21) Kertesz A, Spheppard A：The epidemiology of aphasia and cognitive impairment in stroke. *Brain*，**104**：117 -128, 1981．

22) Oldfield RC：The assessment and analysis of handedness: the Edinburgh inventory. *Neuropsychologia*，**9**（1）：97-113, 1971．

23) Finkel S,et al：Behavioral and psychological signs and symptoms of dementia: a consensus statement on current knowledge and implications for research and treatment. *Int Psychogeriatr*，**8**（Suppl3）：497-500，1996．

24) Dejerine J：Contribution a l'etude anatomo-pathologique et clinique des différentes varietes de cecite verbale. Comptes Rendus Hebdomadaires des Seances et Memoires. *de la Societe de Biologie*，**4**：61-90，1892．

25) Geschwind N：Disconnexion syndromes in animals and man. *Brain*，**88**：585-585，1965．

26) 井堀奈美：頭頂葉病変による読み書き障害．神経心理学，**32**：290-300，2016．

27) 櫻井靖久：非失語性失読および失書の局在診断．臨床神経学，**51**：567-575，2011．

（前島伸一郎）

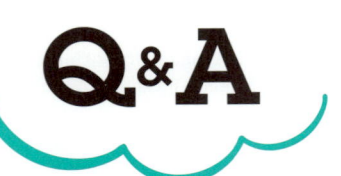

[問題]

1. **ウィリス動脈輪を構成しているのはどれか. 2つ選べ.**
   ① 前脈絡叢動脈
   ② 眼動脈
   ③ 内頸動脈
   ④ 前大脳動脈
   ⑤ 後下小脳動脈

2. **植物状態でないのはどれか.**
   ① 自力摂取ができない.
   ② 糞尿失禁がある.
   ③ 自分では動けない.
   ④ 意思疎通が困難である.
   ⑤ 自発呼吸が消失する.

3. **acquired stuttering（吃様症状）の特徴はどれか. 2つ選べ.**
   ① 幼少時に既往がある.
   ② 脳卒中でみられる.
   ③ 口ごもる.
   ④ 句の繰り返しがみられる.
   ⑤ 語性錯語がみられる.

4. **右半球損傷による言語の特徴でないのはどれか.**
   ① 抑揚に乏しい平板な話し方である.
   ② 話のポイントがずれる.
   ③ 口数が少なく悲観的である.
   ④ 話のまとまりがない.
   ⑤ 文脈から話し手の意図を推測できない.

5. **中大脳動脈からの分枝はどれか.**
   ① 前脈絡叢動脈
   ② 眼動脈
   ③ 前交通動脈
   ④ 後交通動脈
   ⑤ レンズ核線条体動脈

6. **前大脳動脈の灌流域はどれか. 2つ選べ.**
   ① 尾状核
   ② 視床
   ③ 外側膝状体
   ④ 角回
   ⑤ 脳梁

7. 左後大脳動脈の脳梗塞でみられる症候はどれか．2つ選べ．
① 純粋失読
② 漢字の失書
③ 着衣失行
④ 左半側空間無視
⑤ ブローカ失語

8. 認知症について誤っているのはどれか．
① 原因としてアルツハイマー型認知症が多い．
② 高齢者に多い．
③ 記銘力障害が必発する．
④ 視空間認知障害がみられる．
⑤ 遂行機能障害がみられる．

9. 原発性進行性失語症の特徴はどれか．2つ選べ．
① 緩徐に進行する．
② 失語症による生活障害がみられる．
③ 全般性の認知機能障害がみられる．
④ 初期より明らかなエピソード記憶障害がみられる．
⑤ 精神疾患により説明可能な言語症状がみられる．

10. レビー小体型認知症の特徴でないものはどれか．
① 初期には記憶障害が目立たない．
② 幻視がみられる．
③ レム睡眠行動障害がみられる．
④ 認知機能の変動がみられる．
⑤ 前頭葉の血流・代謝が低下する．

11. 多系統萎縮症の特徴でないものはどれか．
① 初期には肢節運動失行がみられる．
② 小脳性運動失調がみられる．
③ 起立性低血圧がみられる．
④ パーキンソニズムがみられる．
⑤ MIBG心筋シンチでは正常に保たれる．

12. 進行性核上性麻痺の特徴でないものはどれか．2つ選べ．
① 中年期以降に発症する．
② 女性に多い．
③ 水平性眼球運動障害がみられる．
④ よく転ぶ．
⑤ 思考の緩慢がみられる．

13. パーキンソン病でみられる錐体外路症状でないものはどれか．
① 安静時振戦
② 筋強剛
③ 寡動
④ 姿勢保持障害
⑤ 起立性低血圧

14.　発語失行をきたす病変はどれか.
① 前頭葉穹窿部
② 前頭葉眼窩部
③ 中心前回中〜下部
④ 角回
⑤ 縁上回

15.　ウェルニッケ失語がみられやすい病変はどれか.
① 前大脳動脈領域広範梗塞
② 内頸動脈閉塞
③ 中大脳動脈上方領域梗塞
④ 中大脳動脈下方領域梗塞
⑤ 後大脳動脈皮質枝梗塞

16.　左半球損傷でみられやすいものどれか. 2つ選べ.
① 半側空間無視
② 着衣失行
③ 観念運動失行
④ 観念失行
⑤ 運動維持困難

17.　利き手を調べるテストはどれか. 2つ選べ.
① ファーレンテスト
② HN テスト
③ エディンバラテスト
④ トレイルメイキングテスト
⑤ ストループテスト

$$\boxed{\text{解答}}$$

1.　③，④
2.　⑤
3.　②，③
4.　③
5.　⑤
6.　①，⑤
7.　①，②
8.　③
9.　①，②
10.　⑤
11.　①
12.　②，③
13.　⑤
14.　③
15.　④
16.　③，④
17.　②，③

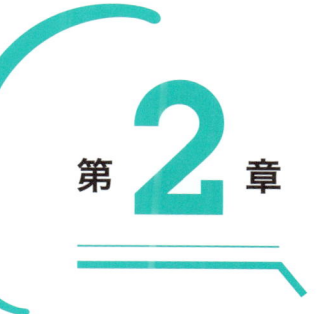

第2章 言語症状と失語症候群

1 一般症状

失語症は脳損傷に伴って出現する．したがって脳損傷の広がりに応じて失語症以外の神経心理学的症状や精神症状が出現することがあり，これらの症状を把握することは重要である．しかし，失語症者では言語障害のために問診に支障が生じる．また，失語症発症に伴って出現する心理的反応も検討する必要がある．

1 精神状態の把握

発症早期の失語症者では，軽度意識障害や通過症候群，認知症との鑑別が重要である．精神状態をとらえるために通常用いられる問診や認知症検査は言語障害があるため，失語症者にはそのまま適用できない．例えば，見当識の質問に答えられないからといって直ちに見当識に障害があるとはみなせない．このような場合には，はい・いいえ応答などによって回答を得るか，失語症者に適用可能な動作性知能検査を用いることになる．非言語的知能を調べる検査としては，WAIS-IVの動作性検査やレーヴン色彩マトリックス検査などを用いるが，これらの検査も失語症が重度であれば施行が難しい．

また，行動観察法による精神症状尺度も数多く開発されている．こうした方法も失語症者に適用可能である．ここでは脳損傷者のリハビリテー

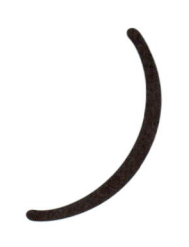

［表1］ 失語症者に対する全般的精神機能の評価

種類	適用可能な方法
問診	はい・いいえ応答など
非言語的知能検査	WAIS-IVの動作性検査，レーヴン色彩マトリックス検査など
行動観察法による精神症状尺度	佐野（1992）[1]，森田（2016）[34]

ションに主眼をおいて作成した評価表を紹介する[1]．この評価表は，意識，知能，情緒などの多くの評価尺度に含まれる基本的な項目とともに，関心，一般的活動性，コミュニケーションといったリハビリテーション上変化し，目標となる行動を含めていることが特徴である（表1）．

1）失語症者にみられる精神機能障害の特徴[2]

失語症者のうち知能の低下した症例（WAIS-IV動作性知能指数80未満）では，表2のような特徴がみられる．

2）失語症者のもつ精神・心理症状と適応の経過

失語症者は脳損傷により一時的に生じる精神機能障害の他に，コミュニケーション障害から多彩な心理的問題が二次的に生じる．また失語症者の周囲にいる家族や職場の人が失語症という障害をどうとらえ，どう対処するかにより，失語症者の心理状態は異なってくる．これらの総合的な結果としての適応状態をより良いものにしていくことがリハビリテーションの最終目標となる．自らの障害に対していらついたり悩んだりしている例が極めて多く，障害の受容が容易でない．また，活動レベルも高くなく，就労世代であっても就労で

[表2] 知能の低下した失語症者（WAIS-Ⅳ動作性知能指数80未満）の特徴

原因疾患	脳内出血が多い
合併	仮性球麻痺型の運動障害性構音障害が多い
入院期間	長期化する場合がある
歩行，ADL	自立度が低い
認知機能	動作性知能指数が60未満では，明らかな認知症症状を示す者が多い
感情意欲面	活動性の低下，過緊張，怒りっぽい
失行失認	口腔顔面失行，観念運動失行，構成失行が多い
標準失語症検査（SLTA）	得点が低く，言語理解面にも障害，発話の改善は良好，書字は改善が乏しい
言語訓練の内容	リアリティー・オリエンテーションなど，知能低下への対処が行われており，言語的課題では文章完成など理解面へのアプローチが多い
就労	困難である

[表3] 失語症者の非言語的知能

よく用いられる検査	WAIS-Ⅳ動作性検査，コース立方体組み合わせ検査，レーヴン色彩マトリックス検査
成績低下の要因	視覚認知・構成能力，失語症以外の神経心理症状，課題の論理的分析，図形の記憶保持のための符号化
視覚認知・構成能力	WAIS成人知能検査（積木問題），コース立方体組み合わせ検査：構成障害が関与 レーヴン色彩マトリックス検査：構成失行，言語理解障害を示す失語症者に成績低下
様々な情報の統合に困難	ウェルニッケ失語や超皮質性感覚失語などの受容型の失語

きている者は少ない．

3）失語症者の非言語的認知障害

（1）非言語的知能障害

失語症者に対し様々な知的能力，ジェスチャー，音楽，構成，分類などの検査が行われている．その中でも言語の関与を可能な限り排除した非言語性知能検査を用いた研究は数多い．多くの研究から，軽度の失語症者では非失語症者（健常者，右半球損傷者）に劣らない成績を示すが，重度の失語症者では成績が低い[3]．しかし，視空間認知機能に障害をもつ右半球損傷者は，失語症者よりも成績が低い．非言語性知能の検査には視覚認知・構成能力がかかわり，失語症以外の神経心理症状が反映される．中度以下の失語症者で成績が低下することについては，非言語的課題にも言語能力が関与するのではないかと考える研究者は多い．課題の論理的分析，図形の記憶保持のための符号化といった過程で，失語症者は不利ではないかと考えられている．

視覚認知・構成能力は病巣が広範な重度失語症者の方が障害されやすく，この障害のために検査成績が低下すると考えられている．実際，WAIS成人知能検査の積木問題やコース立方体組み合わせ検査は，構成障害の検査として用いられる．レーヴン色彩マトリックス検査を用いた研究では，構成失行と言語理解障害を示す失語症者に成績の低下がみられる．失語症者は単純な視知覚課題には障害を示さない．しかし，複雑な空間的，概念的な課題では，言語理解障害を示す失語型に障害が現れる（表3）．

（2）概念化の障害

失語症者が色彩の分類を行う際に，個々の色の濃淡にこだわり，適切な分類を行えなかったことから，Goldsteinは，失語症者の根本的障害は範疇的態度の喪失であると考えた[4]．どのようなタイプの失語症においても認められる喚語障害もカテゴリーを代理するものとしての名前をつけることの障害であって，これも同一の障害の現れであると考えられた．Goldsteinは，前頭葉，頭頂葉

といった大脳皮質の中でも中心的な構造が損傷を受けた場合に，単に一つの道具的な機能が失われるのではなく，全体の機能が変容し，その根本には範疇的態度の喪失があると論じた．道具障害とは，失語，失行，失認で障害される言語機能や認知機能の障害であり，精神活動を表現するための道具が失われており，主体的な意識自体の障害ではないという考え方である．失語，失行，失認は大脳の後方部，すなわち頭頂葉，後頭葉，側頭葉の連合野が損傷されることによって出現する．一方，前頭前野を中心とした脳損傷では，主体的意識にかかわる機能が障害されると考えられる．Goldstein は，失語症者では言語の自動性，道具性は残っているものの，意思的，命題的，合理的な言語が失われると考えた[5]．このような考え方に対して，失語症者以外の知的障害者や健常者でも範疇的態度の欠如がみられることから，一般的思考障害を失語の原因と考えることには批判的な考え方が多くなった．その後の研究では，同様の分類課題と前頭葉損傷との関連が指摘され，前頭葉以外の左半球損傷では失語症，特に言語理解障害を示す失語症者に分類課題の障害が確認されている．

（3）言語理解障害と知能障害

失語症の言語理解障害は単一ではなく，語音認知と意味理解の 2 段階の過程を分けてとらえることができる．これと関連して非言語的な有意味音声（例：雷，ベル，動物の鳴き声など）の認知障害と音声言語の理解障害には共通点があることが指摘されている[3]．失語症者にみられる環境音認知では，意味的に関連した誤りが多い．例えば，カナリヤの鳴き声を聞いた時に，その音が類似した人間の口笛や，全く関連のない列車の音などと誤ることはなく，同じ種類の鳥の鳴き声と誤る．このような誤りと言語理解の重症度は対応していないが，語音認知障害がなく，意味理解障害を示す症例に前述の誤りが多い．またこうした例では，Goldstein の分類課題やレーヴン色彩マトリックス検査でも成績が悪い．意味理解の障害は言語のみに限らない．

意味理解障害を主徴とする失語症のタイプは超皮質性感覚失語と呼ばれるが，これは感覚言語中枢と，より上位の概念中枢との連絡路の遮断による失語症として名付けられたものである．こうした症例では語（特に抽象語）の呼称や理解に困難を示す．例えば，語の定義を行わせると，「朝顔」のことを「朝，顔を洗うこと」，「京の着倒れ」を「おかしな着物を着て倒れること」などと答える[6]．語の本来の意味を無視して，表面的な語と語の関係からとらえる．これにより，言語障害は思考障害につながっているとみなされる．

現在の知見では失語症者が一般に知能障害を示すことはないが，意味理解障害のある失語症者では言語障害に基づいて思考障害がもたらされると考えられている．日常生活上の判断にこの思考障害が現れることは少ない．日常生活の具体的で自動的な状況では問題はないが，複雑な社会的関係の判断は困難なことが多く，患者の発話を相手が要約してフィードバックすることで初めて思考が先へ進むことが多い．このような社会的判断の障害も社会復帰を阻害している可能性がある．

（4）色彩認知障害

De Renzi らは，失語症者の半数が対象物に対応した色を塗ることに困難を示し，この色彩認知障害は対象物の概念化の障害に起因していると論じた[7]．非言語的色彩認知課題に障害を示す失語症者は，全失語および流暢型であり，ブローカ失語にはみられない．失語症者では石原式色覚検査（赤緑色盲のスクリーニング検査で，色をたどって数字や経路を読み取る検査）や同一色のマッチングなどでは問題は認められず，色覚は障害されない．一方，色紙の分類，塗り絵や色紙の聴覚的ポインティング，色名の呼称は障害される．色名の呼称，理解の障害は言語症状との対応を示し，色覚に障害はなくても色名の言語的処理（色名の理解，呼称）が困難で，色彩分類や色彩と対象物の統合（塗り絵）に障害を示すと考えられている．

2 ｜ 神経心理症状の把握

　失語症者で問題となる神経心理症状としては失行症とゲルストマン症候群を挙げることができる．

1) 失語症者における失行症状の特徴

　Kertesz[8]によれば，失語症の重症度と上肢の失行症状の出現率はよく対応しており，失語症が重度であるほど失行を示す例が多いという．失語症者における標準高次動作性検査の成績をみると，全失語およびウェルニッケ失語では過半数の者が失行症を示し，ブローカ失語と健忘失語（失名辞失語）でもよく失行症を合併する．また，誤反応が出現しやすい項目は，手指構成模倣，連続的動作，顔面動作，物品を使う動作（物品なし），描画，慣習的動作，系列的動作であり，観念運動失行，口腔顔面失行，構成失行，観念失行のいずれも高頻度で認められることがわかる．失語のタイプと失行のタイプの関連をみると，全失語ではすべての項目に障害がみられ，健忘失語では全般に成績が良い．ブローカ失語では観念運動失行を示す．一方，ウェルニッケ失語では観念失行，構成失行が多い．顔面動作はブローカ失語でもウェルニッケ失語でも高頻度に誤るが，ブローカ失語では音声化（verbalization．例：咳をするのに「ゴホンゴホン」と発話するように声に出す反応）が多く，ウェルニッケ失語では錯行為（目標動作とは別の行為が出現する．例：櫛で歯を磨く真似をする）が多い．

　発話動作との関連をみるためにも，失語症者には口腔顔面失行の詳細な検査[9]が不可欠である．検査の難易度により検出される障害の出現に差異が出ることに留意して検査を行う．一貫性をみるために3回程度繰り返し検査を行う．

　失語症者で誤反応の多い項目は，咳，舌打ち，口笛，咳払い，下唇を噛む，歯を噛み合わせて鳴らす，上唇をなめるなどである．単一の口腔器官運動よりも，口腔器官の運動に呼気調節が加わっ

たり，反復運動などの協調的運動の方が困難である．誤反応では錯行為が多い．咳，舌打ち，咳払い，口笛，息を吹くといった音を伴う動作に音声化の誤りが現れる．失語症の重症度と口腔顔面失行の重症度，誤反応率の高さは相関を示す．失語が重度で口腔顔面失行が軽度の症例は年齢が若い．失語が軽度で口腔顔面失行が重度の症例はほぼいない．失語症状の中では，特に発話と口腔顔面失行との関連が高い．ブローカ失語では，一様に中度の口腔顔面失行症状を示し，咳，口笛，舌打ち，咳払いといった難度の高い協調的運動に困難を示す．ウェルニッケ失語では，口腔顔面失行の重症度がばらつき，いずれの行為でも誤りを示す．また，発話成績が良好な症例ほど口腔顔面失行も軽い．病巣のうえでは広範な病巣をもつ症例は，口腔顔面失行が強く現れる．前方病巣例では困難な項目を誤り，後方病巣例では様々な項目を誤る．

2) ゲルストマン症候群[10]

　ゲルストマン症候群は手指失認，左右障害，失書，失算の4徴候を示すと定義される．この症候群の核は手指失認とされ，自分自身あるいは他者の手の指を再認，同定，弁別，呼称，選択，指示，定位することの障害である．Gerstmannによれば，手指失認は子どもの時に指を使って数を数え，計算することから生じているという．左右障害は手を用いることで手指失認と関係がある．書字は手指の感覚と強く関連した手指の行為を必要とするからであるという．しかし，手の指の同定，呼称などは言語的な情報処理を必要としており，非言語的な課題が開発された．検者が触れた指，あるいはスケッチされた指をもう一方の指で示す方法である．言語的な手指認知の検査と非言語的な手指認知の検査の間の相関は，高くないことが示されている．言語的媒介を要する諸課題は失語症検査とWAIS言語性検査の成績と関連する．一方，非言語的な手指認知課題はWAIS-IV動作性検査と関連する．

　左右障害は被検者自身，被検者と対面する検者

あるいは人物画の身体の左右の定位に関する障害である．上下，前後，身体外空間の定位に障害はない．検査は言語命令あるいは模倣によって身体の一側を指さす形で行われる．例えば，「右手を指してください」「左手を検者の右肩においてください」などである．左半球後方病巣では言語命令による課題が困難で，右半球損傷では対面した検者の模倣を誤る．

ゲルストマン症候群における失算は多くは空間的であるといわれる．すなわち，数字の位取り（100か1,000かの区別）を，数字を読む場合にも計算する場合にも誤る．筆算よりも暗算の方が良好である．しかし，失語性の数字の読み誤りに基づく失算の症例もみられる．失書は全く書くことができない症例，類型的錯書などがみられ，特徴は見出せない．

以上のように言語機能とゲルストマン症候群の4徴候は密接に関係しており，実際に失語，特に健忘失語を合併する場合が多い．

3）意図性と自動性の乖離

意図性と自動性の乖離はBaillarger-Jacksonの原理と呼ばれる．波多野は，Alajouanine（1960）を引用して次の例を挙げている[11]．「ある失語症者は，診察中に娘の洗礼名を尋ねられて言うことができず非常に取り乱し，突然激昂して叫んだ．私のかわいそうなジャクリーヌ，とうとうお前の名前が言えなくなった」．この現象は失行症でも認められる．例えば，検査場面で歯を磨く真似ができなくても，実際場面では難なく行うことができることや，失語症者が同じことばを場面によって言えたり，言えなかったりすることから，Jacksonは失語症を言語中枢の破壊や複数の中枢間の連合障害によって説明する当時の失語の古典論を否定した．失語症者は言語を命題的，随意的，意図的，知性的に使用することができないが，自動的，感情的に使用することは可能である．波多野らはさらに，反響言語，補完現象および反復言語を同一の現象，すなわち一種の自動言語であると解釈し，意図性と自動性の乖離の中に

位置付けた[12]．また，Otsukiらは，単語レベルから復唱が困難なウェルニッケ失語例に対し復唱すると理解しやすいかもしれないことを伝えたうえで，単語理解のpointing課題を装って（disguised課題），正しく復唱した単語数を計上した．その結果，復唱に比べdisguised課題の方が有意に多く復唱し，復唱における意図性と自動性の乖離を定量的に示した[13]．

4）保続（perseveration）[14]

保続とは，いったん賦活された心理過程が不必要に持続する状態である．いったん賦活された神経過程が十分に抑制されないために生じる現象で，知覚，意味処理，行為意図（構え），行為実現のそれぞれのレベルで観察される．

保続は運動性保続，構えの保続，意味性保続，知覚性保続の4つに区分される．

（1）運動性保続（motor perseveration）

一度実行された行為がその行為をもはや必要としない不適切な状況でなお出現する状態である．間代性保続（clonic perseveration）と意図性保続（intentional perseveration）に分けられる．

①間代性保続

まとまりのある一つの行為の全部または一部分が不随意的に反復されるものである．音声表現では吃音（stuttering；語頭の反復），語間代（logoclonia；語の一部の反復），反復言語（palilalia；文の終末部の反復）などもこの範疇に入る．書字では，同じ字や字の一部などが反復される．描画や構成行為などでは，その一部が繰り返される．反復言語は同一語句を反復し，繰り返すうちに早口になることを特徴とする．脳損傷後の吃音は吃様症状（acquired stuttering）と呼ばれ，心理的緊張に伴うという見解と，ブローカ失語の回復期に起こりやすい神経学的な症候であるという見解がある．

②意図性保続

本人が新しい行為意図を起こす時に初めて出現する保続で，最も高頻度に認められる保続のタイプである．失語症者における意図性保続の出現率

はタイプ別，重症度によって相違は認められず，保続は呼称課題において出現しやすい．意図性保続はどの失語タイプでも認められ，前頭葉に特異な症状ではない．

（2）構え（set）の保続

特定の行為を生み出している心的態度が不必要に持続するもので，結果として行為の切り替えや停止が困難になる．

（3）意味性保続（semantic perseveration）

現在の刺激に対しては不適切であるが，過去の刺激との間に意味的な関連が認められる行為である．

（4）知覚性保続（perceptual perseveration）

いったん成立した知覚表象が対応する外界刺激がなくなった状態で，なお持続あるいは再現する状態である．視覚，聴覚，触覚について報告があるが，いずれも非言語性過程である．

3 | 言語症状の分析モデル

現在，図1のような単語の言語処理にかかわる認知過程のモデル[15]に基づいて言語機能が分析されることが多く，本稿でもこのような考え方を取り入れて，以下の言語症状を解説する．聴覚入力，視覚入力，発話表出，書記素表出の4過程を中心にとらえており，音韻処理の過程を独立させている．すなわち書記素・音素変換および音素・書記素変換の経路である．これらの経路によって意味抽出を介さない音レベルでの文字と音との変換が行われる．このような認知モデルを用いることによって障害のレベルを同定し，改善をもたらし得る経路を考察することができる．

1）聴覚的理解過程

聴覚的分析システムにおいて，音波から発話音声を抽出する．次に聴覚入力辞書である単語を以

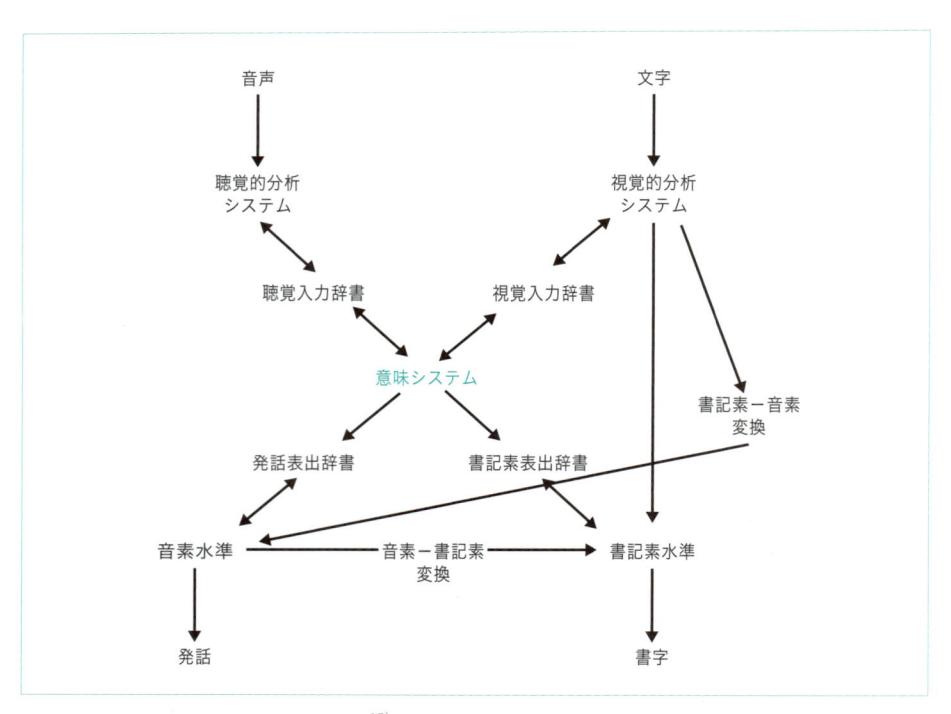

[図1] **言語情報処理のメカニズム** [15]

言語情報処理のメカニズムについては，これまでに多くの研究がなされているが，いずれのモダリティにおいても，句から文水準の処理については解明されていない点が多く，単語水準が中心である．例として，Ellis と Young が提案した単語水準の言語情報処理モデルを示す．単語の意味処理は意味システムで行われると想定され，意味の認識はことばだけに限らず，実物を見ることや特徴的な音を聞くことなど，あらゆる意味情報の処理をするとされる．

前に耳にしたことがあるかどうかを判定する. そして意味システムで単語の意味が表象される.

2) 単語読解過程

視覚的分析システムにおいて, 書かれた単語内の文字を同定し, それぞれの文字を単語内の特定の位置にコード化および同一の単語に属する文字を知覚的に組み合わせる. 視覚入力辞書において既知の文字単語を構成する文字列を同定する. この過程によって, 未知の単語を知らないものであると反応したり, 視覚的に類似の単語を活性化したり, 既知の単語の類比に基づいて発音を開始したりする. そして意味システムで単語の意味が表象される.

3) 発話表出過程

意味システムにおいて, 表象された単語の意味を発話表出辞書で単語の発話形式を明確にする. 次いで音素レベルで個々の発話音声が表象され, それらは位置的に符号化され, 実際に発話される.

4) 書記素・音素 (文字・音) 変換過程

文字認知から発話表出へ, 視覚入力辞書において既知と判断することなしに連絡する. この経路によって, 未知の単語や非語を視覚的単位に対応する音に翻訳し, 音読が可能となる. 日本語では仮名を音韻的に処理する場合にこの過程が用いられる.

5) 書字表出過程

意味システムにおいて, 表象された単語の意味を書記素表出辞書で蓄えられた既知の単語の文字として使用可能にする. 次いで書記素レベルで個々の文字の表象が実現し, 書字表出される.

6) 音素・書記素 (音・文字) 変換過程

音素レベルの表象を書記素レベルの表象に結び付ける過程で, これによって未知の単語あるいは非語を表記することができる.

---

2 | 発語面の症状

発話表出過程は構音実現, 音韻の企画, 語彙の抽出, 統語に大きく分けて考えることができる.

1 | 流暢性 (fluency)

失語症の類型化を行ううえで, 自発話の諸特徴をまとめて流暢型, 非流暢型に二分することが必要となる. Benson の評価表[16]で得点の低いものが非流暢型であり, 得点の高いものが流暢型である (表4, 5). 失語症の評価における流暢性の概念は吃音のような他の言語障害の流暢性とは異なっており, 前方病巣と後方病巣の失語型の特徴を映し出すことを目的に作成されていることが特徴である. 一気に発話可能な語句の長さが中心的指標で, 発語失行 (失構音, アナルトリー,

[表4] 発話の流暢性に基づく分類；ボストン学派[16]

1) 発話における自然な抑揚の障害度
2) 一気に発話可能な語句の長さ
3) 構音の能力の障害度
4) 失文法的傾向の有無, 程度
5) 錯語の発現頻度
6) 発話量と情報量の均衡度, 情報量の相対的減少→流暢性失語
7) 理解障害, コミュニカビリティの程度

[表5] 流暢評価尺度[16]

特徴	非流暢型	流暢型
速度	遅い	速い
プロソディ	障害	保存
構音	不良	良好
句の長さ	短い	長い
発話開始時の努力性	あり	なし
休止	あり	なし
多弁	なし	あり
保続	あり	なし
語の選択	内容語	空虚な発話
錯語	なし	あり

anarthria），失文法および錯語を含めた総合的評価表である．失語症鑑別診断検査と WAB 失語症検査には流暢性の評価表が含まれている．

①速度：Benson はブローカ失語を中心とした非流暢型では 1 分間に 50 語以下であると述べている．日本語では 1 分間に 20 語以下と考えられている．

②プロソディ：メロディとリズムに異常のある発話のことで，発話量の減少，発話時の努力の増強，構音のひずみ，句の長さの短縮といった諸特徴が結合されてプロソディの障害が生じる．

③構音：非流暢型では語音がようやく産生されても構音が不良だったり，理解しにくかったりすることが多い．

④句の長さ：非流暢型では反応の大部分は個々の単語に限られており，句の長さが短い．

⑤発話開始時の努力性：非流暢型では単語を発話しようとする際に見た目にも努力していることがわかり，発話を助けようとして顔面をしかめたり，姿勢を変えたり，深呼吸したり，手振りを用いたりする．

⑥休止：非流暢型では構音の努力のために休止が生じるが，流暢型では喚語困難のために休止が生じる．一連の単語をなめらかに構音するが，ある単語がすぐに出てこないので，休止の後に迂言が生じることがある．

⑦多弁（press of speech）：流暢型では健常者以上の発話量を示すことがある．特にジャルゴン失語ではこの傾向が著しい．多弁傾向の軽度の現れとして音節の付加が生じる．

⑧保続：非流暢型の特徴とされる．

⑨語の選択：非流暢型では，内容語が中心で発話が短くなり，極端には一語文や電文体となる．流暢型では，機能語が失われずに代名詞，形容詞などは表出されるが，重要な情報をもつことばが出ない空虚な発話となる．

⑩錯語：非流暢型ではみられず，流暢型で頻出する．

2 | 構音とプロソディの障害（発語失行）

発話の構音実現段階の障害は，ブローカ失語にみられる．このレベルの障害は構音の歪みとして現れる．構音のタイミングの遅れ，構音結合（co-articulation；個々の構音が周囲の音文節に影響される）の遅れ，発話のプロソディ（抑揚による情感，文法様式の表現）に関する文末のピッチ低下の早期出現が観察される．実際の症例では，構音の誤りは置換，省略，歪みなど多彩な誤りが混在するが，子音の置換が多い．構音点では歯茎音，構音方法では摩擦音および破擦音が比較的困難である．またこれらの誤りは語頭音に多く，構音動作の開始に困難がある．句の長さは重症度によって相違するが，3 ～ 4 文節までのことが多い．自発話ばかりではなく，復唱，音読においても同様の構音の誤りを示す[47]．

3 | 対象物・絵の呼称（confrontation naming）[17]

呼称障害はあらゆるタイプの失語症，さらには認知症でみられる．喚語困難にはいくつかの質的に異なった障害が含まれており，通常の呼称検査のみではそれらの障害を区別することができない．ことばとは意味と音が結び付いたものであり，意味とは対象に関する感覚印象が集まったものである．意味と音が結び付いていく過程が呼称のプロセスである．

呼称のプロセスには，以下のような諸段階が考えられる（表6）．

[表6] 呼称過程とその障害

処理段階	障害
感覚モダリティ別の表象を抽出	失認症
概念表象を抽出	意味処理障害，カテゴリー特異的呼称障害
内的辞書にて名称を検索	失名辞
音韻の処理	音韻性錯語
構音運動プログラム	発語失行

①対象物の感覚モダリティ別の表象を抽出：表象とは心の中で想起される対象物の感覚的な記憶である．心像，イメージと同義である．視覚，聴覚，触覚，味覚，嗅覚のいずれについても存在する．

②感覚モダリティに対して中性的な対象物の概念表象を抽出：概念表象とは意味表象と同義で，多くの感覚表象が集まって一つの対象物の意味が成立する．例えば，椅子であれば見た目の形，触った時の材質感，座った時の殿部の圧迫感，机やテーブルに向かって椅子を使用する際の印象，これらがすべて合成，統合されて椅子の概念表象が成立する．そしてこの総合的な概念表象が「isu」という音や「椅子」という文字と対応する．

③内的辞書にて対象物の名称を検索：内的辞書とは心の中に蓄えられていることばの知識を指す．この辞書の中から概念表象に対応した音韻形式や文字形式の語を検索する．

④抽象的な音韻表象から構音器官の運動を符号化：単語の全体的な枠組みに適切な音文節を選択し，あてはめる．この段階の障害で音韻性錯語が出現する．

⑤その名称の構音運動プログラムの活性化および遂行

1) 検査手続き

通常は視覚提示された物品や絵の名称を言わせる．その成績を分析するために以下のような手続きがとられる（**表7**）．

①視覚失認の除外，すなわち聴覚提示，触覚提示による呼称成績を比較する．対象物を目で見た時には呼称できないが，鈴の音を聞けば「すず」，毛糸を手で触れれば「けいと」と答えられると，視覚認知ができないために呼称ができないのだとわかる．失語症であれば，どの感覚で提示されても呼称できないことになる．また他の視覚認知課題においても視覚認知障害を確認する必要がある．

②色彩，身体部位，数，文字の呼称成績を比較

[表7] 呼称の評価

1）視覚失認を除外して呼称成績を比較
2）色彩，身体部位，数，文字の呼称成績を比較
3）頻度，長さにより呼称成績を比較
4）品詞により呼称成績を比較
5）様々な単語表出課題：文脈，文完成，言語的定義，カテゴリー，反意語，語の列挙
6）名称の書字成績と比較

する．これはカテゴリー特異的な呼称障害を確認するために行う．これらのカテゴリー以外にも，生物，家具などを特異的に呼称できない症例が報告されている．これらのカテゴリー特異性は，意味知識自体が部分的に障害されていると考えられる．

③目標語の頻度，長さにより呼称成績を比較する．内的な辞書を検索する際に，その検索成績に最も大きく関与する要因は単語の使用頻度である．よく使われる単語は検索されやすく，あまり使用することのない単語はなかなか検索されない．単語の長さの要因は，単語の構音を企画する際に長いほど構音動作が複雑になる．

④動詞，形容詞など品詞による呼称成績を比較する．品詞の中でも名詞と動詞の発話成績が相違する．ブローカ失語などの前方病巣の失語症では名詞中心の短い発話となり，動詞が出現しにくい．一方，ウェルニッケ失語や健忘失語といった後方病巣の失語症では名詞が出にくく，動詞を中心とした文形式の発話が出現する．さらに，前方病巣では機能語が脱落し，これらの品詞間の出現割合が前方病巣と後方病巣で異なる．

⑤様々な方法で単語を言わせる．文脈を与えて，文を完成させる．応答的呼称（responsive naming；言語的定義・カテゴリー・反意語を与える）をさせたり，語を列挙させる（例：一定の語頭音で始まる語，あるいは一定のカテゴリーの語を列挙させる）．

単語の想起を促す手掛かりの中で，通常最も有効な手掛かりは語頭音を与えることである．語頭音の手掛かりは音韻的手掛かりと呼ばれることもあり，語頭音の手掛かりが有効であることは音韻

形式の想起に障害があることを示す．その単語の意味表象が成立していて，音韻表象を想起することができない段階（失名辞）であることがわかる．これに対して，単語の定義など，その単語の意味的情報が単語の想起に有効である症例では，意味表象が減衰していると考えられる．単語の意味表象とは，その単語を表す多彩な意味特徴の束であると考えられる．例えば，「りんご」であれば，赤い，丸い，食べる，果物，デリシャス，ふじ，皮をむいて食べる，秋から冬に出回る，芯がある，青森と長野が産地であるなどである．これらの意味情報の一部が欠けていれば，みかんや梨との区別がつかなくなり，りんごという音韻表象との結び付きが成立しない．文脈とは文の中で動詞に対してもつ名詞や形容詞・副詞の間の意味的つながりを指す．例えば，ツバメは飛ぶが，太郎は跳ぶのであって，飛びはしない．さらに我々の心の中には連想関係があり，例えば，「教師」と「生徒」ではそれぞれの行動が異なり，教師，生徒という単語に続く動詞に意味的な制限が加わる．このような意味的関連性が語想起の手掛かりとなる．

⑥**名称の書字成績と比較する．**　これは後述するが，失語症者において漢字と仮名の書字成績に乖離が生じることがしばしばある．そして仮名に比べて漢字の方が高成績であることが多い．それは仮名がモーラを表すのに対し，漢字は形態素を表すからであり，意味表象と漢字単語はよく対応するが，仮名は音韻表象が成立してから選択されることになる．そのため，内的に音韻を想起することに障害がある失語症者では，仮名書字よりも漢字書字の方が高成績となる．したがって，前方病巣の失語症では呼称よりも漢字書称の方が良好となることがしばしばある．逆に意味知識に障害を示す後方病巣の失語症の中には，仮名単語の書き取りはできるが，呼称はできないことがある．この場合は，あくまで書き取りであって，単語の意味表象が成立しないので，仮名書称は困難である．

2) 評価

呼称の誤りは量的には失語症のタイプ間で差がない．呼称ができない時に様々な手掛かりを与えることによる呼称の改善にはタイプ間で差が認められる．語頭音を与える（音韻的手掛かり）と，音声的・音韻的なレベルに障害のある失語症者では呼称が改善され，意味的レベルの障害に対しては無効である．一般的な呼称の手掛かりの有効性を表8に示す．効果が高いのは音韻的手掛かり，文脈的手掛かり，意味的手掛かりの順となる．これらの手掛かりの有効性は症例ごとの呼称障害の性質に従って相違する．その他，以下のような要因が呼称成績に関連する．

①対象を単一に提示する方が容易で，複雑な絵の中の対象は困難である．

②目標語の使用頻度が高い方が呼称されやすい．幼少期に学習した名称，心像性が高い名称，操作可能な名称は，呼称成績が良好であるといわれる．ここで心像性が高い単語とは，心の中で心像を思い描ける単語のことで，視覚表象であれば，苺も灯台も心像性が高い．聴覚表象であれば，トランペットやウグイスは視覚表象よりも聴覚表象の方が印象が強い．逆に心像性の低い単語というのは，「教育」「社会」など，いわゆる抽象語で，その単語の定義は言語的になされ，その単語が使用される文脈に関する情報が意味の中核になる．

③抽象語に比べ具体語の方が良好である．これ

[表8] 呼称の成績

語頭音を与える：音響・音声的障害例では成績改善，意味性障害例では無効
手掛かりの有効性：音韻的，文脈的，意味的手掛かりの順
使用頻度・心像性が高い用語，具体語，操作可能な物品は良好，上位カテゴリー・反意語
名詞より動詞，行為名称は喚語されやすい

には単語の性質の感覚的要因が関係するとみられる．これは前項の心像性の要因と同一の現象である．

④上位カテゴリー，反意語を述べることは困難である．意味的知識に欠損がある失語症者では単語間の意味関係についても想起困難や誤反応を示す．単語間の上位・下位関係については，カテゴリーの階層構造として上位水準，基礎水準，下位水準の3水準に分けられ，日常会話では基礎水準の単語が主に使用される．例えば，基礎水準語の「犬」に対して，上位水準語は「哺乳類」や「動物」で，下位水準語は「柴犬」や「チワワ」である．

⑤一部の失語症者では名詞に比べ動詞，行為名称は喚語されやすい．呼称課題における誤反応は自発話同様に，錯語，新造語，迂言，音声学的変化，保続などに分類する．

4 | 喚語困難

喚語困難は単語が思い出せない症状で，失語症の中核症状である．あいさつも思い出せない患者もいれば，日常会話は問題ないが，職業生活では喚語困難が出現する患者など，多くの失語症者に様々な程度の喚語困難がみられる．喚語困難の関連症状として，すぐにことばを思い出せないが，5〜10秒待っていると正しいことばが出てきたり（遅延反応），誤ったことばを正しいことばに言い直したり（自己修正），ことばが出てこないので，その周辺のことを説明したり（迂言・迂回表現．例：「ふすま」→「開けて入るところ」）することがみられる．

Bensonは，失語症における喚語困難の5種のタイプを挙げている[18]．

第一のタイプである語産生障害性失名辞は，言うべき単語が何であるかわかっているのにその名称が言えない状態で，語頭音の手掛かりを与えると呼称できることが多い．基本的障害は発語失行による構音開始の困難であり，ブローカ野あるいはブローカ野に通じる伝導路に損傷がある．

第二のタイプは，語彙選択障害性失名辞で，喚語困難の原因は適切な語彙の選択ができないことに由来する．物品の名称は言えないが，その物品の機能を説明することができ，単語の聴覚的ポインティングは容易に解答する．語頭音の手掛かりはあまり効果的ではない．語彙の音韻形式に関する知識へのアクセスの障害とされ，病巣は左中側頭回後部，または側頭葉と後頭葉の接合部とされる．

第三のタイプは，意味性失名辞と呼ばれ，名称を言うことができず，語頭音の手掛かりを利用することもできない．単語の聴覚的理解が障害された意味表象へのアクセスの障害とされ，左角回領域が関連する．

これら3つのタイプの他に，視覚・聴覚・触覚のモダリティに限局した失名辞と，特定の意味カテゴリーの名称が想起できないカテゴリー特異的失名辞が記載されている．

5 | 錯語

錯語は発話の誤りのことであり，発話の誤りは音のレベルと単語のレベルに大きく分けられる．単語レベルでは言語障害の性質に応じて多彩な言い誤りが出現する（表9）．

1) 音韻性錯語 (phonological paraphasia)，字性錯語 (literal paraphasia)

音韻性錯語は「音韻的な言い誤り」という意味であり，字性錯語とはアルファベットで言い誤りを記した場合の1文字ないし数文字の誤りであ

[表9] 錯語等の発話表出の誤り

錯語の種類	説明，例
意味性	上位概念：意味カテゴリー名
	等位：意味カテゴリー内の別の対象
	関連：機能，部位，属性の関連語
	迂言：意味的属性の記述
音韻性	音韻属性を共有する語
無関連	形式性錯語・記号素性錯語
新造語	辞書の中に出現しない音系列

［表10］　音韻性錯語，失語症のタイプ間の相違

ブローカ失語，伝導失語，ウェルニッケ失語：量的にはタイプ間で相違するが，誤りのパターンは類似している
1症例のうちで誤りパターンは変動する
特定の音素を実現する能力を喪失しているのではない．単語の正しい音韻表象を一貫して符号化することに問題がある

［表11］　音韻処理の評価

単語の復唱	音節数を変化，頻度，心像性，複合語，非語，特に語長効果と非語の復唱障害は音素水準の障害を反映
押韻判断	内的な音韻処理能力を評価
音韻性錯語	辞書レベルで音形は想起されている．細部の誤り，置換が中心

ることを示している．すなわち，この言い誤りの記載，分析にはアルファベット1文字レベルの音素のレベルで誤りを検討する必要がある．単語の表象を想起した，すなわちどのようなことばで表現したら良いかを決定した後で，発話の動作を企画する段階で出現する音韻的な言い誤りである．したがって，不適切に企画されているが正しく構音された音構造，すなわち脳内で単語の音構造が誤って組み立てられており，構音器官レベルでその音構造が正しく構音されていて，歪みは生じない．この点で発語失行による言い誤りとは区別される．発語失行では正しく企画されているけれども，構音動作それ自体に誤りが出現することになる．音韻表象とは，実際に発話せず，心の中であることばを言う時のその表象を意味している．音韻性錯語は通常，次のように分類される[19]．

①**置換（substitution）**：ある音素が別の音素に置き換わる（例：仕事→kigoto）．

②**脱落（omission）**：1つ，あるいはいくつかの音素が消失する（例：まんが→anga）．

③**付加（addition）**：1つ，あるいはいくつかの音素が追加される（例：薄着→kusugi）．

④**転置（displacement）**：目標語に含まれる1つの音素が誤った位置に表出される（例：銀行員→kouginin）．

⑤**複合的変化**：以上の誤りが組み合わされる．
音韻性錯語は伝導失語，ウェルニッケ失語，ブローカ失語でしばしば出現する（**表10**）．失語症のタイプ間で音韻性錯語（置換，脱落，付加，転置など）の誤反応の分布が相違するかどうかについてはしばしば検討されてきたが，ブローカ失語，伝導失語，ウェルニッケ失語のいずれのタイプでも，すべての誤反応類型が出現する．いずれのタイプでも置換が多いが，伝導失語では転置が出現する．ただし，頻度は低い．伝導失語では音韻性錯語のみが出現する．ブローカ失語では音韻性錯語とともに歪みが出現するが，これは発語失行による歪みで音韻性錯語によるものではない．ブローカ失語は音韻処理と発語失行の両段階の障害を併せもっている．ウェルニッケ失語では音韻性錯語とともに意味性錯語が高頻度で出現するという特徴がある．

音韻性錯語が出現するということは，背景に音韻を処理することの障害を有していることを意味する（**表11**）．音韻処理の障害は伝導失語に最も顕著に認められるように，復唱において長い単語と非語を復唱することが困難になる．また，複数の単語の語末音が同一かどうかを判断する押韻判断検査において成績が低下する．

2）語性錯語（verbal paraphasia）[20]

①意味性錯語（semantic paraphasia）

同じクラス，反意語，環境的に近接した語が目標語と置き換わる（例：石鹸→手拭い）．意味知識は意味特徴（意味素性）の束ととらえられる．例えば，石鹸は「洗う，こする，タオル，手拭い，洗面所，風呂，泡，香り，石鹸の手触り，犬

を洗う，シャワーで流す…」といった意味情報を
もつ．一方，手拭いは「洗う，こする，拭く，洗
面所，風呂，タオル，石鹸，鉢巻き，和柄…」な
どで，石鹸と手拭いに共通する意味特徴が多い．
脳損傷によってこれらの意味情報の一部が失われ
た時や，アクセスできなくなった時には，両者の
違いが不明確になって，誤った語彙を産生してし
まうと考えられている．意味性錯語にも連合性誤
謬（例：犬→散歩），範疇性エラー（同カテゴ
リー・上位概念・下位概念）の別が記載され，失
語では後者が多い．

②意味的関連のない語性錯語（irrelevant verbal paraphasia）

音韻性錯語が単語の中で音素が置換，脱落，付
加，転置するのと同様に，単語が文の中で置換，
脱落，付加，転置する．これらは結果として，意
味的関連のない語性錯語となる．語の意味と音韻
を正しく結び付けることができず，関連性のない
語を産生してしまうと考えられる．意味的関連の
ない語性錯語のうち，特に形式性錯語および記号
素性錯語は，以下のように記載されている．

形式性錯語（formal paraphasia）：目標語の
音と似た，実在する語への誤りで，目標語との意
味的関連性がない（例：学校→合奏，相談→双
眼）．心の中で言おうとする事柄の意味に基づい
て語彙を検索するばかりではなく，同時に対応す
る音韻を検索した結果であると考えられている．
中野ら[21]の症例では，左基底核を中心とした領
域に病巣があり，語の意味情報と音韻情報を正し
く連合させることができず，誤って範疇外の語彙
を選択したと解釈された．目標語の音韻形式と似
た，話者の母国語に存在する実在語への誤りで，
目標語との意味的関連性がない[22]．

記号素性錯語（新合成語）：2つ以上の記号素
が結合したものである（例：「クツボウシ」「エン
タバコ」）．超皮質性感覚失語では語検索の姿勢に
特徴があり，連想的に迂言から語検索すること，
保続などの取り込みがみられる．

③迂言

目標語が多少とも適切な関連する言い回しに置
換される．喚語できない目標語を説明しようとす
る（例：ボールペン→書くもの）．語想起の障害
に伴って出現する．

3）新造語，語新作（neologism）

音素の系列が話者の母国語の音韻体系の中にあ
るもの，それが単語か句であるかのように発せら
れるが，辞書の中には出現しないもの，音韻性錯
語とみなされないものをいう．多くの新造語は認
識不可能な目標語について，音韻性と意味性の錯
語の合成である．話者の母国語の正しい接尾辞
（たち，的，さ，めくなど）で終わることが多い．

6 ジャルゴン（jargon）[23]

ジャルゴンは音声的に歪みなく流暢に表出され
る発話であるが，聞き手にとってはそこに慣習的
な意味を見出せない．ジャルゴンは次の3型に
分類される．

1）音韻性ジャルゴン（phonemic jargon），未分化ジャルゴン（undifferentiated jargon）

音韻の誤りが明らかに優勢で，時にはすべてを
占める．不完全な文で，喚語困難があり，復唱に
おいても音素レベルの誤りを示す．特に，未分化
ジャルゴンという用語は音を分離して表記するこ
とができない発話であり，重症なジャルゴンを指
す．松田ら[24]は，「日本語文字で表記が困難なよ
うな不明瞭な音韻で構成される発話」を「表記不
能型ジャルゴン」，「音節や音韻が明瞭であるが，
語の分離が不能な発話」を「音節性ジャルゴン」
と分類した．

2）意味性ジャルゴン（semantic jargon）

発話異常ではあらゆる型の単語レベルの誤り，
迂言，意味性錯語，文の中断がみられ，音韻性の
誤りは含まない．新造語と錯文法は観察されな
い．比較的稀なタイプである．流暢性，復唱は保
たれ，喚語困難は重度であり，口頭および文字言
語全般が重度に障害される．失語症のタイプでは

超皮質性感覚失語にあたる.

3) 新造語ジャルゴン (neologistic jargon)

　最も頻度が高く，ジャルゴンの典型であり，ウェルニッケ失語の初期にみられる. 理解，復唱，読解に障害がある. 流暢な発話，正常なプロソディで，あらゆるタイプの単語性，音韻性の誤りを豊富に表出する. 新造語の多くは名詞か形容詞である. 語想起障害，錯文法を示し，言語障害に対する自覚がなく（病態失認；anosognosia）. 興奮気味で大変よくしゃべる傾向があり（語漏；logorrhea，多弁；press of speech），最小限の刺激に反応して長時間話し続ける. 経過は，まず言語理解が回復し，病態失認が消失し，新造語の表出が減る. そして認識可能な音韻性錯語が出現し，中断した文が増える. 伝導失語の状態を経て，健忘失語に至る. 新造語ジャルゴンでは名詞や動詞などの内容語は新造語になるが，自発話の中には判定詞（名詞が述語として使われる際につく，形式的に用言の活用語尾に相当するような語. 例：ダ，デス，デアル，デゴザイマスなど），助詞，助動詞など，それ自体では述語となり得ない品詞が新造語に混じって出現する. そのため，補語と述語の区別がある程度できる. すなわち，統語構造が保たれていることが特徴的である. 新造語が少しずつ語音上の形式を変えながら反復出現する形式を押韻常同パターンという. ジャルゴンにみられる反復現象は語彙として存在する単語が意味上の関連をもちつつ変化し，さらに反復している. このように反復し，さらに変化する現象は，変復パターンと呼ばれ，新造語ジャルゴンにおいては音韻面に現れる音韻性変復パターン，意味性ジャルゴンにおいては意味性変復パターンを示す[25].

7 ｜ 接近行為

　構音の歪みは認められないにもかかわらず，音韻性の誤りが多発し，その誤りを自覚しているために言い直しが生じることを接近行為といい，伝

[表12] 発話の誤りの評価

発話の誤り	障害の部位・性質
意味性・音韻性錯語，遅延	意味から音韻
迂言など複合的誤り	語彙の検索
意味性錯語のみ	意味
音韻性錯語のみ	音韻

導失語でみられる. 言い直しは自発話，復唱，音読のいずれでも出現し，その際に多くの音韻性錯語が出現する. 接近行為の間に1音素ずつ接近することが従来の研究から明らかにされている. 失文法，錯文法，機能語に出現する様々な誤りについて検討する.

　個々の失語症者は，各種の発話表出の誤りを示す. 音韻的な誤りは音韻的な障害，意味的な誤りは意味的な障害を背景に出現するというように，発話の誤りからその失語症者の障害されたプロセスを検討する. 実際には一人の失語症者が複数の性質の誤りを示すことが多い. 表12 のように迂言は語彙の検索の障害であり，意味性錯語と音韻性錯語が複合して出現する症例では，意味と音韻の両段階の障害を併せもつとみられる.

8 ｜ 失文法

　文は，一定の意味を担う内容語（content word）と，文の構造を決定する機能語（function word）からなる. 内容語はそれ自体自立して限定的な意味をもち，名詞（例：水），代名詞（例：彼），形容詞（例：美しい），副詞（例：快く）などが含まれ，それぞれ特定の意味内容を示す. 機能語は，それ自体としては自立して意味を示さないが，文の構造を決定し，文の全体的意味を規定する. 日本語では助詞，接続詞，助動詞，動詞の活用形がそれにあたり，言語によってはさらに語順がかかわることがある. 例えば，「が」は動作主体，「を」は対象，「で」は手段など，名詞や動詞などの内容語間の関係を示す. この機能語が発話において脱落することが失文法（agrammatism）の特徴である. 内容語では，動詞に比べて名詞の方がよく使用されることが指摘されてい

る．ブローカ失語の回復期の患者では，内容語の発話は改善し，1語文や内容語，つまり具体的意味を担った語ばかりの電報文体（例：「私，海，行く」）の発話がみられるが，多くの情報を伝達できることが多い．しかし，終助詞（か，わ，ね，なあ，ぞ，ね）や接続助詞（ば，と，ても，けれど，ので，から）の欠如，動詞の活用制限，語順の転倒，敬語使用の困難など，複雑な意味や文構造が制限される．助詞の脱落について神尾[26]は，副助詞（は，も，だけ，か，さえ，でも）および終助詞は正常に用いられ，格助詞（が，の，を，に，へ）に顕著であるという．これは日本語の動詞は語幹だけでは単語として成立せず，単語内に出現する要素であり，失文法例でも用言の活用形の誤りはみられない．単語を構成する一部となる形式である接続助詞「て」もよく保たれる．なお，わが国では左半球病変で電文体を示す明らかな失文法を呈することは稀であり，交叉性失語例[27,28]や，言語機能の半球側性化が通常とは異なる者[29,30]に，時に出現するとも考えられる．

9 ┃ 錯文法

　失文法と対照的に，色々な文型を用いて流暢に話すにもかかわらず，内容語に錯語が多く，機能語の誤用や混乱を示し，重度の場合には文全体としての意味内容が聞き手にほとんど通じないといった症状を錯文法（paragrammatism）という．錯文法は，ウェルニッケ失語の一部の症例で観察される．失文法者と錯文法者が示す機能語の操作能力を実験的研究で比較しても，両者を区別するのは困難といわれている．また失文法者が失文法性発話とともに錯文法性発話を，錯文法者が錯文法性発話とともに失文法性発話を示す[31]．

　機能語の使用という表層的な評価とは別に内的に統語能力が保たれているのかどうか，明らかにする．文の基本構造は名詞句と動詞の組み合わせ「S＝NP＋V」と表現される．本症例では，自発話の中には判定詞，助詞，助動詞など，それ自体では述語となり得ない品詞が新造語に混じって出現する．そのため，補語と述語の区別がある程度できる．本症例の自発話で述語と分類される部分には，新造語が動詞として用いられているもの，名詞が「する」と結合して色々な動詞となるように，新造語が「する」と結合して述語としての働きを示すものが多数現れる．「名詞＋を＋動詞」で表される動作絵について音読と動作説明を行ったところ，①「自動車を運転する…（音読）じしょうかを　ぐんれんする／（動作説明）さんとを　せるう」，②「ロボットを分解する…（音読）けぐすを　さんぎんする／（動作説明）さきょうを　せけず」，③「怪我をする…（音読）けすんを　よる／（動作説明）さかけを　ける」，④「握手をする…（音読）ゆくすを　かる／（動作説明）ねすむ　かる」，⑤「木を植える…（音読）ぎを　うえする／（動作説明）えすきをやせする」，⑥「頭を撫でる…（音読）あびをねでぶ／（動作説明）ねえきを　なかする」などがみられる．以上のように動詞部分の語尾は「新造語＋する」か，「る」あるいは「う」で終わる形になっている．単語の語幹の部分は新造語となるが，語尾を活用できることがわかる．この現象は名詞や動詞などの内容語が保たれ，助詞の脱落や誤用が起こる失文法とは逆の現象ととらえられる．したがって，流暢な発話の背景には統語知識の保存があると考えられる[32]．

　多くの症例では，喚語能力の障害の間に明確な差がみられない．しかし複雑な統語構造をもつ文型の発話に困難を示し，助詞，助動詞，動詞の活用の誤用が観察される．藤田[33]は，ブローカ失語とウェルニッケ失語の症例を対象として，助詞の産生成績を比較した（**表13**）．

10 ┃ 残語・再帰性発話

　Broca（1861）の症例であるLeborgneの発話では，「タン，タン」という同じ発話が繰り返された．このように全失語あるいは重度のブローカ失語で，ほぼ自発話がみられない状態を背景に，

[表13]　ブローカ失語・ウェルニッケ失語における助詞の産生[33]

多くの症例	内容語・機能語間に喚語能力の明確な差はない．複雑な統語構造をもつ文型の発話が困難である．助詞・助動詞・動詞の活用の誤用がみられる
助詞の誤り量	ブローカ失語＞ウェルニッケ失語
ブローカ失語	内容語を統語的に構造化できないために誤る，他の助詞への置換がみられる
ウェルニッケ失語	内容語を統語的に構造化した後に，助詞を付加する際に生じる

特定の音が繰り返し発せられる状態を再帰性発話，または残語と呼ぶ．「タン，タン」のように無意味な音を繰り返す場合と，「カンタンガ，カンタンガ」と意味のあることばを繰り返す場合がある．有意味語が繰り返される場合も，常に同じ発話でその意味とは無関係にあらゆる場面で同じことばが発せられ，再帰的に発する音や語に抑揚やイントネーション，速度が変化し，伝達の意図が感じられる．

Alajouanine は，再帰性発話の経過について 4 段階説を唱えた．第 1 段階では常同的言語表出に分化が生じ，第 2 段階では不随意発話をチェックするようになる．第 3 段階では浮動的発話が生じ，最終的に言語常同症が完全に阻止される．国立ら[35]は，非流暢な意図的・命題的発話と，「こあてこあて…」という流暢な自動的・常同的発話が混在する症例を報告した．Alajouanine[65]の 4 段階説であれば，この症例の発話構造は再帰性発話と随意的な発話が混在する「浮動的発話の段階」に相当し，発語失行と失文法を中心とするブローカ失語の要素と，流暢な再帰性発話を呈する「非標準的流暢性全失語」[66]の要素を併せもつ「混合失語」（mixed aphasia）と評価した．また，再帰性発話の出現頻度は場面や状況によって異なっていたが，これには課題の難易度との関係が示唆され，またストレスを回避しようとする目的論的解釈[67]が可能であった．會澤ら[36]が再帰性発話を示すブローカ失語症者の経過を観察したところ，再帰性発話は Alajouanine の 4 段階説に忠実に従って改善した．発症当初は発声・発語は全くなく，16 日目から「おさえて」だけが再帰性に発話された．再帰性発話は流暢，その他の語彙は非流暢という特徴的な症状を呈し，3.5 か月

間持続した．

3　理解面の症状

1）聴覚的理解課題の段階

①語音の知覚，②語彙の認知，③意味の理解，④単語の把持スパン，⑤文の統語的理解，⑥談話の理解と扱う言語素材の長さ・複雑性に応じた段階が考えられる．これらの諸段階に応じた課題の成績から，障害の水準を明らかにする．言語の表出機能が錯語などの表出された言語反応を質的に分析する必要があるのに対して，理解面は理解すべき，あるいは提示する言語素材の水準ないし性質によって課題の意義を明確にすることができる（表 14）．

（1）検査手続き

①語音弁別：単音・単語・無意味音節の対の異同判断を行う．構音点 pa-ta，構音様式 pa-ba，有声・無声 ga-ka など，1 つの弁別素性について対立する刺激を用いる．

②語彙判定：音系列が有意味な単語であるか否かには，単語の頻度，心像性が関連する．

単語の認知についての最大の要因は頻度である．低頻度語と非語の弁別成績は高頻度語に比べて低下する．非語の作成方法として，しばしば単語と同一音節の配列を変えることがある．これは単語と同一の音節を用いることによって，音構成を統制するためである．その際，非語でも形態素が含まれる音節列（例：けいとき）と，含まれない音節列（例：てめうこ）がある．形態素が含ま

[表14] 失語症の聴覚的理解課題

言語素材の段階	評価方法	障害内容
音声	周波数パターンの弁別，音声のカテゴリー知覚	障害はみられない
音韻	語音弁別	シルビウス裂周辺病巣の失語
語彙	語彙判断	頻度効果
意味へのアクセス	聴覚・絵マッチング，類義語判断	心像性効果
意味システム	単語の定義，意味的関連語	
談話	談話を聞いて質問に答える	

[表15] 聴覚的理解の処理段階別の障害 [39)]

障害の段階	障害される機能・課題	障害名
音響的言語信号の受容	聴力検査	皮質聾
聴覚分析システム	音韻の弁別・同定	word sound deafness
聴覚入力辞書	語彙判断	word form deafness
意味システムへのアクセス	類義語判断	word meaning deafness
意味システム	意味の活性化	全般的・特異的な意味の障害

れる音節列では単語と判断される確率が高くなる.

心像性とは，その語から視覚や聴覚などの感覚的表象が想起されるかどうかに関する概念で，例えば，椅子は高心像語，政治は低心像語となる．高心像語は低心像語に比べて単語として認知されやすい.

③**単語の理解**：聴覚的に与えられた単語と絵を対応させる．この課題は標準的な失語症検査に通常含まれている．単語の使用頻度，意味論的カテゴリー（物品，形，色，身体部位，数など）が関連する．これらの関連変数による種々の理解課題はSALA失語症検査に整備されている.

④**聴覚的把持**：聴覚的に与えられた単語，数，音の系列を選択肢の中から指示する．WAIS知能検査などには数唱課題が採用されている．視覚的把持課題は標準注意検査法を利用することができる.

⑤**文の理解**：聴覚的に文を提示して，動作絵，状況図と対応させる．文のタイプ（否定，受動，重文など），長さ，具体性などが関係する．SALA失語症検査には，統語的複雑性や位置関係表現に基づいた課題が用意されている.

⑥**文章の理解**：聴覚的に与えられた文章の内容について，はい・いいえ形式の質問に答える．こ

の課題は失語症鑑別診断検査に含まれる．文の長さ，統語的複雑性，文中の語彙の困難度，話題の既知性，話題への関心，内容の量などが関連する.

⑦**会話・談話の理解**：会話，報告，講演を聞いて，内容について，はい・いいえ形式の質問に答える．「⑥文章の理解」と同様の条件が関連する.

2) 聴覚的理解の処理段階

聴覚的理解の処理段階には，以下のような継起的な諸段階が考えられ，Franklin [39)] は段階に応じた症候の相違をまとめた（**表15**）.

①**音響的言語信号の受容**：音を聴取する.

②**音声知覚**：言語学的意義をもつ音の単位を抽出する.

③**語彙・意味的理解**：特定の意味をもつ音節系列を命名する.

④**統語的理解**：意味単位間の相互関係を分析して，文の意味を抽出する.

1 | 語音認知障害

1) 聴覚的理解における音素的障害 [40)]

語音認知障害は，聴覚的理解の一次的基底障害

43

聞いた単語のペアの異同を弁別する.
「これから私が2つの単語を言いますから,
よく聞いてください. 2回言います.
同じに聞こえたら"同じ",　違っていたら
"違う"と言ってください」

例：あめーあめ
S：同
D：異
I：Initial phoneme
F：Final phoneme
M：matathesis
p：place of articulation
m：manner of articulation
v：voicing

	単語ペア（異同）	反　応		単語ペア（異同）	反　応
1	こまーこま（S）		19	たなーなた（D-M,m）	
2	ほしーほし（S）		20	かきーかき（S）	
3	たいーかい（D-I,p）		21	のりーそり（D-I,　m）	
4	とりーとり（S）		22	ははーはは（D-F,v）	
5	かたーかさ（D-F,m）		23	そりーそり（S）	
6	すなーなす（D-M,m）		24	ごまーこま（D-I,v）	
7	くもーくも（S）		25	りすーりす（S）	
8	はなーはな（S）		26	たかーかた（D-M,p）	
9	こいーこい（S）		27	そらーそら（S）	
10	さるーざる（D-I,v）		28	かごーかど（D-F,p）	
11	たまーたな（D-F,p）		29	はしーはし（S）	
12	たこーたこ（S）		30	かばーかま（D-F,v）	
13	ねこーこね（D-M,p）		31	まどーまど（S）	
14	しかーちか（D-I,m）		32	したーした（S）	
15	くしーくし（S）		33	さじーじさ（D-M,v）	
16	まどーまと（D-F,v）		34	なすーなす（S）	
17	うみーうみ（S）		35	ゆみーゆみ（S）	
18	がけーけが（D-M,v）		36	パスーガス（D,1-p）	
小計	/36				

[図2]　単語ペアの異同弁別検査

であり，左側頭葉病巣によりもたらされると考えられてきた[41]. しかし，語音弁別検査（単一閉鎖子音，単一音節，音素系列，図2）では，前方混合型失語例が最も多くの誤りを示す. ウェルニッケ失語では聴覚的理解全般について最低の成績である. 音韻的に類似した誤りよりも意味的に関連した誤りが多い. ブローカ失語ではその両者は同程度である. 音韻的に類似した誤りの中では，調音点の対立に関する誤りが多く，有声・無声の対立に関する誤りは少ない. 対立音素が2つの特徴（有声・無声と調音点）で相違した時の方が一方のみの場合よりも語音弁別が良好であった. 後方型失語例では有声・無声の相違の弁別が困難である. ブローカ失語例では調音点の弁別が困難である.

2）聴覚的理解の音響・音声学的側面

①刺激提示速度[42]

刺激提示速度は遅い方が理解されやすい. ウェルニッケ失語では単語の構成要素（形態素）の切れ目に沈黙を付加すると理解が改善する. 休止は音節の間におくよりも，形態素の間におく方が有効である.

②発話プロソディ[43]

発話の正常なプロソディ・パターンは，句の長さ（長短），ストレス（強弱），速度（速い・遅い），ピッチ（高低）のパターンである. 話者の感情的状態や特殊な言語情報（例：「箸」と「端」と「橋」）を表す.

失語症では音の高低および強弱の理解は保たれている. 重症例でも発話プロソディに基づく文のタイプ分け（平叙文か，疑問文か）ができる. 情報を聞く疑問文であるか，はい・いいえを聞いているのか，あるいは要求なのか. このような判断は可能であり，重度失語においてプロソディの理解は比較的保たれているといえる.

2 | 単語の理解障害

1) 語彙・意味的理解

①聴覚的理解に影響する要因

　語の使用頻度，心像性，生の声（録音された音声よりも生の声の方が理解されやすい），刺激の長さ（単語から文，冗長な同じ内容が繰り返される文の方が良好，文法的に複雑な文の理解は困難），文脈（対象の語や文の前後にある文や状況の流れ）は，聴覚的理解に大きく影響する（**表16**）．会話は検査課題より理解されやすいことが多い．その利点として，①文脈，②冗長性，③状況から話題の理解を導きやすい，④すべての文が主題に関連する，⑤会話の語用論（話し手と聞き手との間の状況の関係）などが挙げられる．文の理解には文法的知識が中心となるが，会話の理解には経験的知識が関係する．また感情のこもった材料は理解されやすい．

②カテゴリー特異性と部分的な意味的理解

　具体語と抽象語，生物と非生物，小さな操作可能な物品と大きな人工の建造物，固有名称と普通名詞，行為名称と具象名詞について，理解成績に相違がみられる症例が報告されている[44]．重度失語例においてはある語彙（例：キュウリ）が正確に理解できなくても，全般的意味カテゴリー（例：野菜の一種である）は理解できる．語彙は典型的特徴（例：緑色，畑に生える，食べるなど）の基礎のうえに強く関連付けられている．すなわち同じカテゴリーの語彙は，その本質的特徴を共有している．意味的関連性，すなわち意味カテゴリーの理解は特定の語彙を理解する能力よりも脳損傷を受けても障害されにくい．聴覚的言語理解の障害が重度であると，有意味な意味的関連性を形成する能力が低下する．そして反応が浮動的になり，具体的な物理的類似性や項目間の機能的類似性に限られるようになる．その結果，具象的な対象に関する語彙は理解できるが，抽象的内容の語彙は理解できにくくなる（表16）．

　重度失語症者では，形式的な検査の場面よりも，現実的な状況における理解の方が良好である．現実状況ではコミュニケーションのためのジェスチャーも含まれる．また，有意味な単語と無意味音節を区別することはできる．

2) 語彙・意味的理解の障害と評価

　意味的障害の成績パターンと失語症のタイプははっきりとした関連がなく，ブローカ失語よりもウェルニッケ失語や超皮質性感覚失語の方が聴覚的理解に重度な障害を示すように，全般的程度に関連を示す．**表17**に音韻の理解プロセスに関する検査とその臨床的意義を記載した．聴覚を通じて語彙処理を行う代表的な課題は聴覚・絵マッチングで，単語を聴覚的に与え該当する絵を指さす課題で，いずれの失語症検査にも含まれている．

[表16] **語彙・意味的理解の特徴**

聴覚的理解に影響する要因	語の使用頻度，心像性，生の声，刺激の長さ，文脈
カテゴリー特異性	具体語と抽象語，生物と非生物，操作物品と建造物，固有名詞と普通名詞，行為名称と具象名詞によって理解成績が異なる
部分的な意味的理解	全般的意味カテゴリーを同定できる

[表17] **音韻入力辞書（語彙の同定）の評価**

課題の種類	具体的な課題
聴覚言語経路を通じて語彙処理を行う課題	聴覚・絵マッチング（音韻的に類似した単語の選択肢），言語的定義が聴覚的に与えられた呼称
音韻入力辞書に特異的な課題	聴覚的語彙判断
誤反応	音韻的に類似した単語間での知覚の誤り，混乱

「これから私が単語あるいは実際にはないことばを言いますので，実際にあることばならば“はい”，実際にはないことばならば“いいえ”と言ってください」

ちゃわん	しゅもく	けんぴつ	ひりつ	ありつ
てきし	へいはつ	こくばん	ぼうし	てくし
ふてく	そろばん	ししまい	そびょう	まきく
こうあん	とけい	そうべつ	ふそく	つくし
わだん	えめい	ほうほう	えみとり	みうてく
ちょうし	じどうしゃ	べんとう	しぜん	きゃいせん
しえぶん	おみこし	そしき	もうほみ	きまの

[図3]　聴覚的語彙判断課題

[表18]　音韻入力辞書：単語の認知，頻度効果

保存	良好な語彙判断
障害	①語彙判断成績の低下 ②聴覚・絵マッチング課題における音韻的類似語へのエラー ③高頻度語＞低頻度語（頻度効果）

「2つの単語を聞き，意味が似ているか，似ていないかを答えてください」

類義	高心像性	板	木
	低心像性	夢	目標
非類義	高心像性	島	楓
	低心像性	年	信念

[図4]　類義語判断課題

[表19]　音韻入力辞書→意味システムの障害の特徴：読解＞聴覚的理解

保存	文字・絵マッチング，類義語判断が良好
障害	①聴覚・絵マッチング ②文字・絵マッチングと語想起成績が相関 ③聴覚・絵マッチングにおける離れた意味的エラー：重篤な意味的障害 ④心像性効果：高頻度語＞低頻度語

「この下線を引いた単語を見てください．声を出して読まないでください．ここに4つの他の単語があります．意味が最も近いものはどれですか？」

風呂	寿司	浴槽	鮪	水栓
鷹	猿	鳶	霊長類	鶴
歌	蔦	曲	葉	演奏
田圃	鉄筋	稲	ビル	麦
雪	道	氷	坂	水

[図5]　意味的関連課題：高心像性

正解の単語と音韻的に類似した単語を選択肢に含めることにより，聴覚的処理の点で困難度を増すことができる．この課題の応答時に音韻的に類似した選択肢を選ぶ場合には，音韻処理の障害を表している．音韻情報から語彙を認知する段階の課題は図3の聴覚的語彙判断で，聴覚的に与えられた音韻系列が単語であるかどうかを判断する（表18）．また，音韻入力辞書から意味システムへのアクセスの段階の障害では，聴覚的理解と読解を比較して聴覚的理解の成績が低くなる．また，文字刺激の一対の単語の意味が似ているかどうかを判断する類義語判断課題（図4）が良好であれば，意味システム自体は保たれていることが

わかる．聴覚・絵マッチング課題で意味的に類似した選択肢のうち意味的に大きく離れた選択肢を選んだ場合には，意味処理の障害が重篤であると解釈される．例えば，目標語が「人参」で，意味的類似選択肢のうち，近い意味の単語が「キャベツ」，遠い意味の単語が「レモン」であった場合に「レモン」を選択する（表19）．意味システムの評価には，すべての語彙理解・表出課題が意味処理を含んでおり，関連がある．しかし，仮名で書かれた単語を音読する場合や，聴覚的に与えられた単語を仮名で書くなど，文字と音の対応で可能な課題には意味システムは関与しない．特に意味処理を要する課題には単語の定義，目標語と

[表20] 意味システムの課題

すべての語彙理解・表出課題	意味処理を含む
文字・音対応で可能な課題	規則的な読み方の単語の音読・書き取り
意味課題	単語の定義，意味的関連課題（目標語と関連した語を選択肢の中から選ぶ），カテゴリーごとの呼称・理解成績の比較

[表21] 意味処理の障害の特徴

意味処理は多くのプロセスで必要になる	聴覚的理解，読解，呼称，書称における共通した障害
入力と出力の課題を比較	理解課題は表出課題に比べて高成績（理解課題ではエラーの出現が選択肢により限定されるため）

関連した単語を選択肢の中から選ぶ意味的関連課題（図5），カテゴリーごとの呼称・理解課題がある（表20）．意味処理は多くのプロセスで必要になるため，聴覚的理解，読解，呼称，書称のいずれの課題においても同じ単語に誤りが生じたり，同じカテゴリーの語の成績が悪かったりする．それでも理解課題と表出課題の成績を比較すると，理解課題の方が成績良好な場合が多い．これは表出課題では様々な意味的誤りが出現するのに対し，理解課題では選択肢によって誤りの出現が限定されるためである（表21）．

3 | 文の理解障害 [45]

ブローカ失語では，統語的に複雑な素材の理解に困難を示す．一方，日常会話では正常に近い聴覚的理解を示す．これは語彙の理解が保たれていることによる．語彙理解障害により意味的に理解されない単語群に関して統語的分析がなされることは考えられないので，全失語やウェルニッケ失語における聴覚的理解の統語的側面を評価することは困難である．また，ブローカ失語では，機能語の処理に困難を示す．その結果，語順が文の意味解釈に中心的役割を果たすことになる．通常の会話では，統語構造よりも話題の文脈，冗長性，意味的情報が重要なので，ブローカ失語の会話の理解は良好となる．超皮質性運動失語では，発話において失文法を示すが，理解面では大きな問題を示さない．

ウェルニッケ失語では，統語的理解は比較的保

[表22] 文の理解

ブローカ失語	統語的に複雑な文の理解が困難 機能語の処理障害
ウェルニッケ失語	統語的理解は保持，語彙理解の障害

[表23] マッピング仮説（Linebarger） [46]

文法性判断検査ブローカ失語4例高正答率	統語の知識は保たれている．ブローカ失語の文理解障害は統語を解析するレベルではなく，統語構造から意味を解読するレベルにある
マッピング	文法役割（主語，目的語）と主題役割（動作主，対象）を関係付ける

[表24] 文法判断検査における非文の作成

2文節文	「猫が寝ている」
語・語順の入れ替え	「が寝ている猫」
助詞の入れ替え	「猫に寝ている」
3文節文	「猫がねずみを追いかける」
語・語順の入れ替え	「追いかけるをがねずみ猫」
助詞の入れ替え	「猫をねずみに追いかける」

持されており，語彙の理解は比較的障害され，ブローカ失語の逆のパターンである（表22）．他の流暢型失語，すなわち伝導失語および超皮質性感覚失語でも統語的理解障害は示さない．

Linebargerら [46] は，失文法例では文法判断検査が良好で，単純な可逆文の理解に高頻度の誤りを示したことから，失文法例の文理解障害は文の統語解析（parsing）レベルではなく，統語構造から意味を解読する（interpretation）レベルにあることを指摘した．マッピングとは，文法役割

[表25]　動詞の意味役割理解課題の評価

課題	例
文の正誤判断（動詞と名詞の意味的整合性から判断する）	「猫が寝ている」「猫が跳ぶ」「猫を動く」について正誤を行う
位置を示すことばや，接続詞のある文の正誤判断	・「テレビの上に新聞をおく」という文に対して，4 枚の絵（テレビの上，横，前に新聞がある絵，花がテレビの上にある絵）から選択する ・「薬を飲んでからご飯を食べましょう」という文に対して，「薬とご飯と，どちらが先ですか」と聞く
文を聞き，「誰がしたのか（動作主の同定）」「何をしたのか」「誰にしたのか（動詞の対象）」などを確認する	以下のように文形式を変えて問う ・非可逆文「子どもが本を読んだ」 ・可逆文「猫がねずみを捕まえた」 ・転換語順「ねずみを猫が捕まえた」 ・受動態「ねずみが猫に捕まえられた」

（主語，目的語）と主題役割（動作主，対象）を関係付けることである（**表 23**）．文法判断検査は統語解析障害か，意味解読障害かを評価するために用いられる（**表 24**）．

マッピング，すなわち動詞の意味役割理解の評価には文の正誤判断課題が用いられる（**表 25**）．

4 ｜ その他（談話障害など）

失語症の評価には大きく分けて 2 つの側面がある．1 つは言語学的能力，あるいは言語情報処理能力と呼ばれるもので，音韻・意味・統語の機能で，今まで述べてきたものすべてを含んでいる．もう 1 つはコミュニケーション能力のことで，言語学的能力の評価とは異なった観点を必要とする．

コミュニケーション能力は，言語学的能力によって一義的に決まるものではない．コミュニケーションとは人と人の間で生じるメッセージの交換である．人と人が互いに作用しあう状況では，言語行動ばかりではなく，すべての行動が何らかのメッセージ上の価値をもつことになる．コミュニケーション場面では互いの間に理解が成立するかどうかが問題となり，言語学的能力の場合のように正確性が中心の問題となることはない．失語症者の言語行動の成否ばかりではなく，失語症者とかかわる相手の行動にもよる．すなわち，相手のコミュニケーション行動によって失語症者のコミュニケーション行動が補われるならば，

[表26]　コミュニケーション能力と言語学的能力[37]

コミュニケーション能力	言語学的能力
互いの間に理解が成立するかどうか	正確性
人と人の間で生じるメッセージの交換	言語行動
手の動きや視線などすべての行動	
会話相手の行動にも依存：例えば，言い誤りから類推	
語用	音韻，意味，統語

コミュニケーション能力と言語学的能力を評価する際の観点を対比する．言語学的能力とは，個人に内在すると考えられ，言語の音韻，意味，統語，すなわち文法の正確さが評価の対象となる．これに対してコミュニケーション能力は，個人には内在せず，人と人の間に成立する．したがって，障害者に能力低下があっても，会話の相手側で補うことができればコミュニケーションは成立するという点が言語学的能力と全く異なる．評価についても，話し手と聞き手の間に理解が成立するかどうかによって，コミュニケーションの成否が評価され，観察される客観的行動は，人と人の間で生じるメッセージの交換である．その場合に言語行動のみではなく，手の動きや視線などすべての行動が意味をもつ．言語学の枠組みとしては語用論が適用される．

メッセージの交換は成立することになる．例えば，錯語でも相手が失語症者の本来言おうとしていたことばを類推できれば，コミュニケーションの点では十分価値をもつことになる（**表 26**）[37]．

失語症者の語用論的能力については以下のようにまとめられる[38]．

①**言語的文脈**：談話の全体的流れについての知識は保たれている．喚語困難のために代名詞を多用するが，指示対象は一貫している．

②**パラ言語（イントネーション，リズム，ポーズ，声質といった言語の周辺的側面）的文脈**：流暢型失語ではプロソディを表出する．

③**語外文脈**：会話場面で顔面表情を用いたり，

言語的表現を補って指さしを用いたりする.

④話，文脈間の相互作用：話し手と聞き手の役割を順番に交換する規則が適切に使用されている．すなわち，互いの関係の確立，関係の変更，フィードバック（質問），両者が同時に話し手とならないようにすることなどが適切に行われている．互いに協力して会話を行うという原則を心得ている．情報が既知であるか，未知であるかの区別を聞き手の立場に立って行っている．

⑤**文脈，会話上の制限**：代名詞の指示対象を理解することにしばしば失敗する．既知・未知の区分（「〜は」は既知，「〜が」は未知，英語ではa と the）を示す表現を失文法的に落とす．ウェルニッケ失語，特にジャルゴン失語では一貫しない意味のずれがある．象徴的動作パターンを用いることが困難である．

4 復唱

1 | 復唱障害

失語症タイプのうち，超皮質性失語では復唱が特に良好で，伝導失語では特に不良である．ブローカ失語，ウェルニッケ失語にも復唱障害がみられるが，ブローカ失語は発話障害，ウェルニッケ失語は聴覚的理解障害により，復唱が生じる（表27）．復唱は他者から与えられた言語素材を聴覚的に理解した後に，発話表出する．音，語彙，意味の3段階で復唱が行われ得ると考えられる．

[表27] **失語タイプ別の復唱成績**

超皮質性失語	復唱が特に良好
伝導失語	復唱が特に不良
ブローカ失語・ウェルニッケ失語	復唱に障害

2 | 反響言語, 補完現象, 反復言語

検者が言ったことばをそのまま復唱する強い，ほとんど強制的な傾向は反響言語と呼ぶ．他には全く発話がみられず，発話は反響言語しかみられないこともある．また完成していない文が与えられると自動的に残りの部分を発する補完現象がある．これらの特徴はいずれも超皮質性失語に認められる．

1) 反響言語 (echolalia) [25]

相手の言ったことばをそのまま繰り返す発話で，単なる復唱にとどまらず種々の亜型がみられる．

①**完全型反響言語**：相手の発話をそのまま繰り返す復唱形式の発話である．

②**減弱型反響言語**：完全な復唱形式ではなく，恣意的な変形が加えられる発話である．

③**部分型反響言語**：刺激語句の最終シラブルのみを繰り返す発話である．

2) 補完現象 (completion phenomenon) [25]

一定の聴覚的言語刺激がそれに続く内容の予測，または先取り可能な状態を喚起する時に反響的に復唱するよりも，予測可能な部分をつなげて発話し，文を完結してしまう現象である．基本的には反問性反響言語と同一の現象である．

3) 反復言語 (palilalia) [25]

自己の発話を即座に強迫的に反復する発話で，錐体外路症状，仮性球麻痺，皮質病巣がその発現にかかわる．

反復言語は真性と仮性に分かれる．真性反復言語には，同音性反復言語（音声変化せずに反復する）と異音性反復言語（反復しつつ速度が上がり音量が低下する）がある．仮性反復言語は，失語や反響言語に合併するものである．反復言語は自己の発話に対する反響言語であるとの解釈もある．

聞いた単語を復唱する
「これから私が単語を言いますので，私の後に続いて言ってください」

とけい	つくし	とりい	そしき	ていど
へいはつ	こうあん	じどうしゃ	ふうせん	しょうらい
とうしゃ	そうべつ	きょうしつ	ふそく	そろばん
ちゃわん	さいしょ	ねだん	そうさく	じひ
せんこう	ほうほう	やかん	べんとう	きもの
しゃしん	しゅもく	げんしょう	おうぼ	けいすう

[図6]　復唱課題：心像性と頻度

聞いた単語を復唱する
「これから私が単語を言いますので，私の後に続いて言ってください」

すもう	とけい	りんご
たばこ	しょうゆ	きんぎょ
ひこうき	さいころ	そろばん
しんぶん	えきちょう	じどうしゃ
かたつむり	ひこうせん	れいぞうこ
うでどけい	ちょうしんき	はつでんしょ
まんねんひつ	たいおんけい	ひこうきぐも
さいばんかん	しりょくけんさ	ゆびにんぎょう

[図7]　復唱課題：音節の長さ

聞いた語を復唱する
「これから私がいくつかのことばを言いますので，私の後に続いて言ってください」

そして	あかい	それで	しめる	ごはん
くやしい	はじく	あたたかい	かいがら	どうぶつえん
やさしい	のる	しかし	とびこえる	てぶくろ
かなしい	ふりむく	なぜ	おいこす	ほしい
ほうき	うれしい	ふきかける	こいのぼり	けれども
しろい	けいかん	あかるい	どこで	だから

[図8]　復唱課題：品詞の相違した語

聞いた非語を復唱する
「これから私が実在しない単語を言いますので，私の後に続いて言ってください」

ひきう	おけい	でんご
しょてう	えんぴょ	ひけうき
てるばん	ゆんぶん	れせちょう
びどうきゃ	えんつむり	てこうえん
わいでうこ	つでびけい	ぎょいせんき
こいでみしょ	えんわみいつ	たいえんはて
てんがじょう	さいげんたう	いりょえきみさ

[図9]　復唱課題：非語

図6〜9に復唱課題（心像性と頻度，音節の長さ，品詞の相違した語，非語）を示す.

5　読字

1　読字の障害 [62]

神経心理学においては，読みの障害について純粋失読と失読失書について言及されることが多く，失語症者にみられる失語性失読の症状分析は，近年に至るまで十分明確になされていなかった．失語症者における失読は彼らの音声言語の障害に並行すると一般にみなされていたからである.

現在では，音読には2つの経路が関与すると考えられている．1つは語彙経路，もう1つは非語彙的な書記素・音素変換システムである．この第2の経路は通常の場合には用いられることはないが，発音可能な非語，あるいは未知の実在語に対して適用される．この両経路が独立的に障害され得ることから，表層失読／失書，深層失読／失書，音韻失読／失書の3類型が提唱された．表層失読と深層失読という用語は，言語構造の表層と深層を意味しており，表層失読は書記素・音素変換システムを用いた表層的な読み方をするタイプ，深層失読は意味を理解する深層的な読み方をするタイプという考え方に基づいて命名された（表28）.

純粋失読については，「8. 純粋型」（64頁）に

[表28] 失読の類型

失読型		障害の部位	症状
失語性失読	深層失読	意味システム＋書記素・音素変換	規則語・不規則語音読可，非語を単語のように読む語彙化錯読，意味性錯読
	表層失読	語彙経路	規則語・非語の音読可，不規則語の音読不可，規則化錯読
	音韻失読	書記素・音素変換	深層失読に比べ意味性錯読がみられない
非失語性失読	純粋失読	文字認知	逐字読み，運動覚促通，聴覚的理解，発話，書字に障害がない
	失読失書（角回型）	仮名単語では音素・書記素変換，漢字単語では視覚入力辞書→意味システム	仮名では音韻性錯読，漢字では意味性錯読
	失読失書（側頭葉後下部型）	漢字単語で視覚入力辞書→意味システム	視覚性錯読，読解＜音読

て述べる．

1) 表層失読 (surface dyslexia)

　文字と音の対応規則に従う規則語や非語を読むことができるが，その規則に従わない例外語，特に低頻度語を読むことができない．規則化錯読が頻発し，視覚性錯読も出現するが，意味性錯読は示さない．日本語の規則語・例外語は読みの一貫性によって定義される．仮名は音と文字の対応は一貫しているが，漢字では必ずしも一貫しない．ある漢字から始まる単語を辞書で調べて多い方の読み方を規則的な読み方，少ない方の読み方を例外的な読み方とする．例えば，「病」であれば「ビョウ」が規則的な読み方，「ヤマイ」が例外的な読み方である．日本語では仮名音読の方が漢字音読よりも成績が良い．仮名は読解よりも音読の方が良好である．漢字は音読よりも読解の方が良好である．表層失読では，読解を伴わずに音読が可能である．表層失読は語義失語症者に認められる．音声言語については流暢な発話で，錯語が頻発する．その他，ヘルペス脳炎，頭部外傷など側頭葉損傷例に認められる．

2) 深層失読 (deep dyslexia)

　非語を音読することができない．単語の音読も障害され，意味性錯読，視覚性錯読が認められる．機能語に比べて内容語の音読が良好である．抽象語に比べて具体語の音読が良好である．非語は音読できない．音読においても読解においても仮名より漢字の方が良好である．音読より読解の方が良好である．意味理解を伴わずに音読できない．書記素から音素への変換経路の障害の他に意味経路の障害が加わったとされる．

3) 音韻失読 (phonological dyslexia)

　音と意味の対応がある規則語も，音と意味の対応が例外的な語も，実在する単語であれば読むことができ，非語を書き取ることも復唱することもできるが，非語を音読することができない．非語を音韻的に類似した単語に読み誤る語彙化錯読が頻発する．書記素・音素変換過程の純粋な障害と考えることができる．意味性錯読や心像性効果がなく，意味的な障害は認められない．内容語に比べて文法的機能語に読み誤りが出現しやすく，品詞効果がある．

2 | 音読・読解の障害

　読字の検査課題には，音読と読解がある．音読は文字を読んで発話するプロセスであり，読解に発話プロセスが加わっている．

　読解は，①文字を視覚形態として知覚する，②文字列を単語として認知する，③単語の意味を理解するという諸段階を経る．

　音読では読解後さらに，④単語の音韻形式を想起する，⑤音韻列の配列などを明確にする，⑥発話動作をプログラムする，⑦発話するという諸段階を経る．

[表29]　漢字・仮名の障害

漢字	意味を表す．音読みと訓読みの複数の音韻と対応
仮名	音と対応．意味と結び付いていない
漢字＞仮名	音韻的障害例，すなわちブローカ失語や伝導失語で仮名音読が困難
仮名＞漢字	意味処理の障害を背景に，超皮質性感覚失語やウェルニッケ失語で漢字音読が困難

扱う言語素材としては，①一文字，②単語，③一文，④文章の水準があり，これら扱う言語素材の水準によって読解および音読に必要な言語知識が異なる．

これら発話プロセスの障害も，結果として音読の障害をもたらす．言い直すと，失読症では音読が障害されるが，発話の障害でも音読が困難になる．

3 ┃ 漢字・仮名の障害

日本語の文字体系には，漢字と仮名（平仮名と片仮名）がある．漢字一文字は意味を表し，音読みと訓読みの複数の音韻と対応している．一方，仮名文字は音と対応しているが，一文字は意味と結び付いていない．この文字種の性質に基づいて漢字と仮名の読解，音読の成績は，失語症者の障害の特徴に応じて漢字と仮名の音読・読解に成績差が生じる（表29）．

1) 検査手続き

(1) 読解

文字を与えてその意味を理解するプロセスを評価する．

①非言語刺激のマッチング：文字を読む最初のプロセスは文字形態の視覚認知である．このプロセスを評価する課題として実物と絵を合わせる．選択肢の数を増やしたり，同一意味カテゴリー内の対象を用いることで困難度が上がる．

②文字の視覚的分析：鏡映反転課題が用いられる．正しい向きの文字と左右反転文字との弁別課題である（図10，11）．

③仮名1文字の聴覚・視覚マッチング：仮名文字は日本語のモーラと対応しており，この対応

「これらの文字のいくつかは正確で，他は鏡映文字です．正しい文字に○をつけてください」

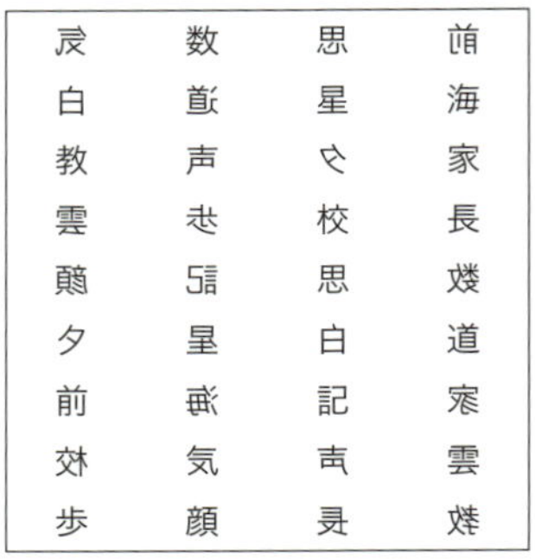

[図10]　鏡映反転課題（漢字）

「これらの文字のいくつかは正確で，他は鏡映文字です．正しい文字に○をつけてください」

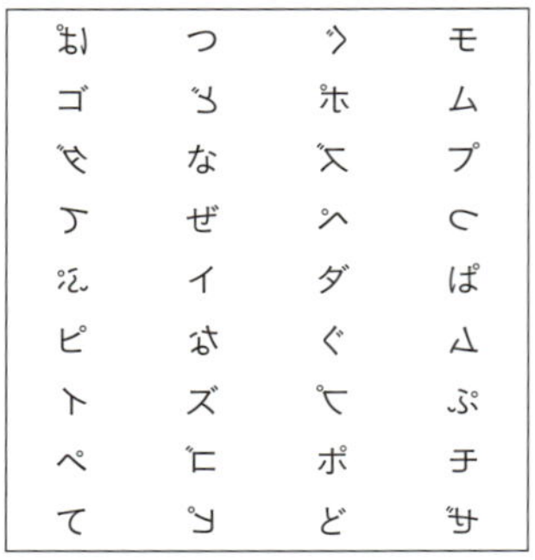

[図11]　鏡映反転課題（仮名文字）

「私が言ったものと合う文字に○をつけてください」

あ	た	わ	か	い
も	お	し	き	く

[図12]　聞いた音と文字のマッチング課題

関係に関する知識の課題として，仮名文字を視覚的に提示し，聴覚的に与えられた音と対応させる（図12）．仮名文字課題では平仮名と片仮名の

「平仮名と同じ読み方の片仮名に○をつけてください」

	テ		ロ
ち		ろ	
	チ		コ

[図13] 平仮名と片仮名のマッチング課題

マッチング課題（図13）がある.

④語彙判断：文字単語の意味を理解する前に，与えられた文字系列が心の中の語彙知識に存在するかどうか，すなわち語彙として認知する段階がある．この段階の課題として，漢字・仮名系列が有意味な単語であるか否かを判断する．無意味な文字系列，すなわち非語を作成する際は，漢字の場合は同音異字を用いたり，単語の文字を入れ替えたり，仮名の場合は文字をランダムに組み合わせたりする．漢字一文字は形態素の水準であり，文字系列として有意味な単語ではないとしても形態素が保たれるためにその意味情報が語彙判断成績に反映される．一方，仮名文字列では形態素が保たれていない非語を作成することができる（図14）.

⑤単語の読解（漢字・仮名）：視覚的に与えられた単語と絵を対応させる．文字系列から意味を抽出する課題で，選択肢の中に目標語と同一カテゴリーの語が含まれると困難になる（図15）.

⑥反意語の選択：与えられた単語の反意語を選択肢の中から選ぶ．意味情報を操作する機能の課題である．2つの単語の意味が類義であるか否かの判断課題も行われる（図16）.

⑦同一カテゴリー語の選択（漢字・仮名）：単語のカテゴリー分類，すなわち選択肢の中から目標語と意味的関連のある語を選ぶ．単語の意味操作課題である.

⑧漢字・仮名マッチング：漢字表記と仮名表記の単語を対応させる．文字と音の対応に関する知識に基づいて解答する.

⑨短文の読解：視覚的に与えられた文と動作絵，状況図を対応させる．文は名詞句と動詞の組み合わせからなっており，複雑な文はこの組み合

「実在する語に○をつけてください」

しゅもく　けんぴつ　ひりつ　ちゃわん　こくばん

		高頻度	ちゃわん
実在語	高心像性	低頻度	こくばん
	低心像性	高頻度	しゅもく
		低頻度	ひりつ
非実在語			けんぴつ

[図14] 視覚的語彙判断課題

「単語を読み，それに合う絵を指さしてください」

目標語		りんご
ディストラクター	近い意味	すいか
	遠い意味	きゅうり
	視覚的関連	ボール
	無関連	バット

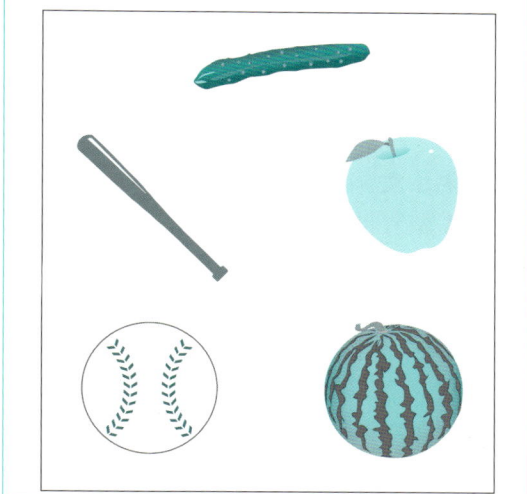

[図15] 読んだ単語と絵のマッチング課題

「ここに2つの単語が書かれています．これらを声に出して読まないでください．2つの単語の意味が似ているか，似ていないかを答えてください」

・胃―腹	・転落―気配
・期待―注目	・候補―応援
・観光―水運	・輸入―関税
・究極―最高	・儲け―渇水
・マンション―アパート	・間違い―過失
・疲労―困憊	・観光―政府

[図16] 類義語の判断課題

わせが複合している．したがって，動詞の理解および動詞に対する名詞の関係（格関係）の理解が重要である．

　⑩文章完成（選択式）：動作絵を同時に提示して，その動作絵に合わせて適切な文を作成したり，選択肢の中から文の欠けた部分を選択したりする．動作絵を提示せずに同様の方法で文を完成させる課題もある．内容語（名詞・動詞など）の困難度と文形式，選択肢の有無によって課題の困難度が相違する．

　⑪文章の読解：視覚的に与えられた文章の内容について設問を与える．用いられる単語の困難度および文の複雑性により難易度が相違する．個々の文の理解を超えて文章全体の主題を理解するために，「起承転結」のような文章構成において，文章を構成する文の間の論理関係の理解が求められる．

（2）音読

　読解の評価に加え，以下の音読のプロセスを評価する．

　①仮名 1 文字の音読：仮名 1 文字を与えて音読してもらう．仮名をモーラに対応付ける機能を検査する基本的課題である（図 17）．

　②単語の音読（漢字・仮名）：漢字単語および仮名単語を視覚提示して音読してもらう．単語の頻度，長さ，品詞が関連する．呼称と同様に高頻度語や短音節単語の音韻形式は想起されやすい．品詞では名詞と動詞，内容語と機能語の間で成績差が認められる（図 18 〜 20）．

　③仮名非語の音読：仮名非語（例：ケメロテ）を音読することは，仮名 1 文字の音読と同様に，仮名と音の対応の知識に依存する．非語に形態素が含まれる（例：ストキヌ）と音読成績が向上する（図 21）．

　④短文の音読：含まれる単語の頻度，長さ，品詞が関連する．失語症検査では通常，平叙文を用いることが多い．重文，複文などの統語的に複雑な文の音読は困難である．

　⑤長文の音読：通常用いられる文章は 10 文程度の長さである．多くの失語症検査には含まれな

「これらの文字を音読してください」

ち	ぎゃ	あ	ひ	き
ア	ハ	リョ	ピャ	キ

[図17]　音読課題：単音

「これらの単語を音読してください」

すもう	ひこうき	かたつむり	まんねんひつ
頭	教室	金曜日	入道雲

[図18]　音読課題：文字・音節の長さ

「これらの単語を音読してください」

ほうほう　そろばん　とけい　へいはつ

高心像性	高頻度	とけい
	低頻度	そろばん
低心像性	高頻度	ほうほう
	低頻度	へいはつ

[図19]　音読課題：心像性と頻度

「これらの単語を音読してください」

しかし	こいのぼり	あかい	ぶらさがる
ごはん	どうして	やかましい	つくる

名詞	ごはん，こいのぼり
動詞	つくる，ぶらさがる
形容詞	あかい，やかましい
機能語	しかし，どうして

[図20]　音読課題：品詞の相違した語

「これらは実在しない単語です．音読してください」

ひきう	れいうろ	えんつむり	たいえんはて
古前	紙冬	風草	朝貝

[図21]　音読課題：非語

いが，軽度例の訓練に際して行うことが多い．用いられる語彙の種類および統語的複雑性が困難度に関与する．

（3）錯読

　音読検査に際して，読み誤りの定性的な評価を

行う．錯読は，読み誤り方が背景の障害を反映する．自発話における錯語とその性質が共通することが多い．

検査成績から，読字障害のレベルを検討する．文字形態の視覚的分析の障害では，鏡映反転の文字の弁別が困難であり，文字の画数が多くなるほど読字が困難になる．語彙判断課題の障害は，単語の認知の障害であり，視覚入力辞書の機能が低下している．意味へのアクセスの障害では，類義語判断課題などが低下する．音読課題において音韻経路が保たれ，意味経路が障害されている場合には，仮名単語など文字と音の対応が明確な単語（規則語）と非語を音読することができる．逆に，意味経路が保たれ，音韻経路が障害されている場合には，文字と音の対応が不規則な語（例：煙草や眼鏡）であっても音読可能で，仮名と音が対応している非語は音読できない（**表30**）．

2）錯読の種類

①**視覚性錯読**：目標刺激と誤反応の間に形態的類似性が認められる（例：戻す→房す，狐→弧）．形態性錯読，類形的錯読ともいう．視覚認知の障害を背景に出現する．

②**音韻性錯読**：目標語に対して音韻の置換（例：そうだん→とうだん），脱落（例：とけい→おけい，t が脱落），付加（例：いぬ→きぬ，k が付加），転置（例：こけし→こしけ）が生じる．発話表出プロセスの音韻処理段階の障害を反映する．

③**意味性錯読**：刺激と反応との間に意味的類似性が認められる（例：袴→はおり，門→とびら）．読解プロセスの意味理解障害の結果，出現する．

④**迂回反応**：刺激語を音読することができずに，説明する（例：蛇→長くてにゅるにゅるしている）．語想起障害の結果，出現する．

⑤**新造語**：無意味な音の連鎖（例：枕→でけるでぃ，新聞→ちんけうい）．意味的・音韻的な読み誤りが複合していると考えられる．

⑥**その他**：刺激と無関連な語（例：金物→きせん），語の一部のみの音読（例：美術館→じゅつ），

[表30] 失読：障害のレベル

文字の視覚的認知不可	視覚的分析の障害
語彙の問題	視覚入力辞書の障害
類義語判断困難	意味へのアクセスの障害
音韻経路＞意味経路	規則語は音読可，非語可
意味経路＞音韻経路	不規則語は音読可，非語不可

2つ以上の錯読カテゴリーに関する誤り（例：高等→高校）などがある．

6 書字

1 書字の障害 [62, 63]

失書の臨床型は失語性失書と純粋失書，失読失書が挙げられる．失語性失書は表層失書，深層失書，音韻失書に分類される（**表31**）．その他，書字運動過程にかかわる構成失書，失行性失書なども記載されている．失語症者では発話と書字の機能を比べる目的で，書称と呼称の成績差が検討される．通常，書字の方が発話より困難であるが，書称の方が呼称に比べて良好であるのは，構音に関連する下位レベルの機能に障害がある症例，発話が流暢で内容語が減少していて，呼称が極端に貧弱な症例である．

読字と同様に書字においても漢字と仮名の成績差がみられる．音韻処理過程と視覚・意味処理過程における個別的障害が出現し，失語性失書では表層失書と深層／音韻失書の分類と対応している．前者は視覚・意味処理過程に障害があり，後者は音韻処理過程に障害がある．漢字書字では意味抽出後に直接字形を想起するが，仮名書字では音韻符号化を経て文字に変換すると考えられる．

失読と失書のタイプは必ずしも一致しない．失語症者では，失読も失書もいずれも深層性／音韻性，あるいは両者とも表層性と共通する症例も多い．しかし，音読では仮名の方が漢字より良好

［表31］　失書の類型

失書型		障害の部位	関連要因
失語性失書	深層失書	意味システム＋音素・書記素変換	頻度，心像性，品詞，非語の書字
	表層失書	語彙経路	表記の規則性，頻度
	音韻失書	音素・書記素変換	単語か非語か
非失語性失書	純粋失書	文字素バッファー	単語の長さ
	失読失書（角回型）	音素・書記素変換	仮名単語では音韻性錯書，漢字単語では意味性錯書
	失読失書（側頭葉後下部型）	漢字単語で意味性システム→書記素表出辞書	漢字単語で視覚性錯書，音韻性錯書，書き取り＜書称

で，書字では仮名より漢字の方が良好な症例もみられるが，その逆の組み合わせは通常みられない．音と文字との対応関係に関する知識は文字から音への方向より，音から文字への変換が，より障害されやすいと考えられる．

　純粋失書，失読失書については，「8. 純粋型」（64頁）にて述べる．

1）深層失書（deep agraphia）

　非語の書き取り成績が低下する．単語の書き取りでは具体語の方が抽象語よりも良好で，品詞によって内容語の方が機能語よりも良好である．これらの症状は語音の知覚や記憶，保持の能力に問題があるから生じているのではない．非語の復唱は良好であり，仮名に比べて漢字の書字が良好であるが，漢字の意味性錯書が出現する．音・仮名変換が障害されており，単語を全体としてとらえて文字を書いていると考えられる．このタイプの書字障害は非流暢型失語でも流暢型失語でもみられる．

2）音韻失書（phonological agraphia）

　書き取りで非語に顕著な障害を示し，失書は失読よりも重篤である．一方，単語については低頻度語や例外語も含めて書字可能である．深層失書に比べて意味性錯書を示さない．

3）表層失書（surface agraphia）

　非語を正確に書き取ることができ，音と文字との対応に関する適切な知識を保持している．文字表記上不規則な漢字単語（例外語）を書く場合に

誤りが生じる．高頻度語では単語全体を単位として文字に変換することがあり，音と対応しない不規則な表記をする単語でも書くことができる．漢字に比べて仮名の書字成績が良好である．音韻性錯書，同音異義語が認められ，音と対応した漢字を書く傾向を示す．後方病巣の流暢型失語には，このタイプの書字障害が多い．語義失語にみられ，仮名書字が漢字書字に比べ良好である．同音異義語を書く．漢字も意味理解せず，表音文字として用いている．

2 ｜ 自発書字・書き取りの障害

　自発書字とは目標となる語や文を与えずに書字させる課題であり，日記や作文などがこれにあたる．検査課題としては，単語レベルでは物品画を提示してその名称を書かせる．この課題は「単語の書字」あるいは「書称」と呼ばれる．「書称（written naming）」という課題名は「呼称（confrontation naming）」に対応している．文レベルでは動作絵を提示して書かせる．一方，書き取りは聴覚的に目標語・文を与えて書字させる課題で，聴覚的に目標語・文を与える点が自発書字と異なっている．

　書字を行うためには目標語の意味に基づいて適切な文字形式を想起し，個々の部首を明確にして書字運動をプログラムする．その文字形式を想起する段階を自発的に行うのが自発書字である．一方，書き取りでは目標語が聴覚的に与えられ，音から文字への変換が行われる．したがって，自発書字は困難でも書き取りが可能な場合があり，こ

うした症例では目標語の想起に障害があることになる．反対に，書き取りには目標語が聴覚的に与えられるため，聴覚的理解の障害では自発書字の方が良好なことがある．

さらに目標語を視覚的に与え書字させる課題は写字である．写字は，書字に必要な基本的な視覚運動機能が備わっているかどうかを確認するために用いられる．書字の訓練時もしばしば書字が利用される．

3 | 漢字・仮名の障害

音読と同様に漢字・仮名の両文字体系の間で書字成績が乖離することがしばしばある．

漢字＞仮名では，意味情報に基づいて漢字の文字形式を想起することが可能で，音から仮名文字を想起することが困難である．音と仮名との対応の知識に障害を有するブローカ失語や伝導失語で仮名書字障害が出現する．

仮名＞漢字では，音韻処理が良好で，文字と意味を対応付ける知識に障害がある場合にこのような成績が示される（表32）．

1) 検査手続き

①**対象物のなぞり，模写**：2次元の絵，実物を見て描く．10秒間提示後の再生も行う．この課題によって書字動作が成立するうえで基本となる視覚運動機能を確認する．

②**文字のなぞり，模写**：仮名，数字，単語，無意味綴り，数系列，単語系列について行う．この課題によって文字，単語を知覚し，書く動作を確認する．文字形態を書く記憶（運動覚心像と呼ばれる）が正常かどうかを確認する．文字を見なが

ら一画ずつ模写する書き方なのか，その文字を知っていて書いている書き方なのかを観察する．

③**既知の事柄を書く，欠けた部分を埋める**：数字，曜日，あいうえお，過剰学習した素材（氏名，住所，曜日など）を用いる．これらの素材については，他の書字課題が困難であっても保たれることがある．

④**書称**：対象の名称を書く．単語の頻度が関連する．呼称や書き取りの成績と対比する．呼称との比較によって発話と書字の表出プロセスの成績差，書き取りとの比較によって語想起のプロセスについて検討することができる（図22～24）．

⑤**仮名無意味音節の書き取り**：音を仮名文字に変換する機能を評価する．

⑥**書字説明**：動作絵，状況図の説明を書く．内容の複雑さ，長さ（系列図）が関連する．特に動

[表32] **書き取りと書称：漢字と仮名**

書き取り	聴覚的に与えられた語音に対応した文字を書く．聴覚的理解の過程を含む
書称	自ら音を想起，音に対応する文字に変換．喚語が困難なら書称も困難
漢字書字	意味抽出後に直接字形を想起
仮名書字	音韻符号化を経て文字に変換

「私が言った通りに書いてください」

すもう	ひこうき	かたつむり	まんねんひつ
頭	教室	金曜日	入道雲

[図22] **書き取り課題：文字の長さ**

「私が言った通りに書いてください」

やかん	つくし	そしき	みめい
しんぶん	すいしゃ	じかん	さいく

高心像性	高頻度	やかん	新聞
	低頻度	つくし	水車
低心像性	高頻度	そしき	時間
	低頻度	みめい	細工

[図23] **書き取り課題：心像性と頻度**

「私が言った通りに書いてください」

あがる　しかし　かなしい　ほうき

名詞	ほうき
動詞	あがる
形容詞	かなしい
機能語	しかし

[図24] **書き取り課題：品詞の相違した語**

詞および助詞，動詞の活用語尾について観察することができる．

⑦**複雑な素材の書字表出**：文章などの内容説明，手紙，手順の書字説明を行う．文章の書き取りもしばしば用いられる．

2) 書き誤りの種類

書き誤りの種類を明らかにすることによって，書字障害の性質を検討することができる．すなわち，音韻的な書き誤りは音韻的な障害を背景に出現し，意味的な書き誤りは意味的障害を背景に出現すると考えられる．書き誤りは錯書と呼ばれる．

①**視覚性錯書**：健常者の書き誤りの大部分はこのタイプである．仮名よりも漢字でこの誤りが多い．①偏や旁などの部分的な単位の組み合わせ方の誤り，②画の付加，脱落，③字位転換（転置，漢字の部分的な単位が入れ替わる），④文字の置換がある．形態性錯書，類形的錯書ともいう．視覚運動的障害および文字記憶の障害を背景に出現

する．

②**音韻性錯書**：仮名にみられる．内的な音韻表象のレベルでの置換，脱落，付加，転置と，仮名・音変換過程の障害が関与する．

③**意味性錯書**：刺激と反応の間に意味的類似性がある．漢字に多い．意味の類似した語彙間で明瞭な区別ができないという意味的な障害が背景にある．

④**同音異義語**：漢字にみられる．漢字を表音文字として扱い，意味をとらえていない反応で，意味的障害を反映している．

⑤**その他**：①～④の書き誤りが複合して生じることがある．

7 古典型失語症候群

各失語症候群について言語モダリティ別の特徴を述べる（表33）．

[表33] 古典型失語症候群の特徴

	ブローカ失語	ウェルニッケ失語	伝導失語	健忘失語（失名辞失語）
基本障害	音韻実現の障害，統語処理の障害，仮名音読・書字障害	語音認知，語彙理解，語彙の検索・選択の障害	音韻処理（音韻の抽出・配列，あるいは短期記憶）の障害	喚語困難
聴覚的理解	統語的理解障害	語音認知障害型，意味理解障害型	複雑な文法構造，情報量が多い時に困難を示す	良好
読字	助詞理解の障害	様々な失読	良好，音読で音韻性錯読	読解良好，音読で仮名に強い錯読
発話	非流暢，発語失行，音韻性錯語（置換）	流暢，意味性錯語，音韻性錯語，新造語	復唱の困難，音韻性錯語	流暢，押韻判断などの内的音韻課題に正答
書字	仮名書字障害	多岐にわたる	音韻性錯書	良好または失読失書
責任病巣と頭部MRI	ブローカ野（下前頭回弁蓋部・三角部），中心前回下部	ウェルニッケ野（上・中側頭回後部）	縁上回（上側頭回および中心後回下部で出現することもある）	不特定で，各失語タイプの回復期に出現する

1 ブローカ（Broca）失語

運動（性）失語，遠心性運動失語，表出型失語，前方型失語と呼ばれることもある．以下の3つの障害が併せて出現する．①音韻の表出に基本的な障害がある．どのような場合でも，構音が困難な例と，簡単な語句や常套句では良好な構音を示す例がある．②発話における失文法と言語理解における統語的の理解障害が中核症状であり，統語的処理の障害も基本的にあるとみられる．③音読と書字において漢字に比べ仮名が困難で，音声言語と文字言語に共通して音韻処理の障害が認められる．これらの障害が複合的に認められると同時に，症例によってそれぞれの症状の出現に多様性がある．重症度のうえでもかなりの幅がある．

神経学的には右片麻痺が認められることが多く，下肢よりも上肢の麻痺が強い傾向がある．右半側の体性感覚障害を伴う場合も多い．

①聴覚的理解

発話に比べて良好であるが，統語的理解の障害がみられ，複雑な構文の文や助詞の理解が悪い．個々の語彙はよく理解している．

②読字

ある程度の困難を示す．通常理解できるのは個々の単語，主として名詞または動詞に限られる．単語，もっぱら内容語は音読も読解もできる．ある単語が音読できれば読解もできる．日本語では特に仮名文字の音読に困難を示す．仮名で表される助詞，語尾の活用部分の理解は困難である．

③発話

自発話は非流暢であり，発話に努力を要する．保続も認められる．発話障害が著しい場合には再帰性発話（recurring utterance）のみに限られる．発話の長さが1語に限られる症例や，短文レベルの発話がみられるが，内容語が多く，機能語が欠ける症例がある．この発話障害は発語失行，失

[表33] 古典型失語症候群の特徴（つづき）

全失語	超皮質性運動失語	超皮質性感覚失語	混合型超皮質性失語	
ブローカ失語とウェルニッケ失語の特徴を併せもつ	発話発動性の低下	語を形態的にとらえるが，意味の抽出ができない	理解面での高度な意味理解障害と，発話発動性障害が同時に存在する	基本障害
全く不能〜高頻度単語	日常会話は可能，複雑な構文は困難，反響言語など	重度に障害	重度に障害，反響言語など	聴覚的理解
漢字単位で可能なことがある	読解良好，音読は障害	音読は良好，読解は重度に障害	読解，音読とも重度に障害	読字
音の断片，再帰性発話	失文法，発話開始困難，補完現象	流暢，新造語，意味性錯語，意味理解を伴わない良好な復唱	発話は反響言語に限られる．補完現象および自動言語が認められる．呼称，音読も重度に障害	発話
困難	重度に障害	仮名が良好，表層失書，失読失書	重度に障害	書字
ブローカ野とウェルニッケ野を含む中大脳動脈領域の広範な病巣	前大脳動脈領域（補足運動野，ブローカ野周辺）	中・下側頭回後部あるいはブローカ野	分水嶺領域（超皮質性感覚失語と超皮質性運動失語の病巣を併せもつ）	責任病巣と頭部MRI

構音，アナルトリー，構音失行，音声学的解体症候群（phonological disintegration syndrome）などと呼ばれるもので，発話の音韻変化（歪み，置換，脱落，付加，転置など）を示す．

伝導失語やウェルニッケ失語にみられる音韻性錯語と，ブローカ失語にみられる音韻変化を区別する必要がある．概念的には，ウェルニッケ失語でみられる音韻性錯語は，表出の企画段階の障害の結果として生じたもので，不適切に企画されているが正しく構音された音構造ととらえられる．現象的には転置が特に多く，自発話は流暢である．一方，ブローカ失語でみられる音韻変化では，歪み，置換などが多く，また自発話が非流暢である点が区別のポイントになる．

復唱は必ず障害され，自発話時と同様の音韻変化が生じるが，自発話より優れている症例が多い．

呼称も低下し，この場合も音韻変化が生じる．語頭音の手掛かりによって呼称が改善することが多い．

一方，自動言語はよく保たれている．数を数えたり，曜日や日付あるいはよく知っている歌などでは，通常の自発話や復唱に比べ著しく良好なことが多い．

④書字

ブローカ失語では右片麻痺を伴うことが多く，左手で字を書くことを余儀なくされる．重度の書字障害例では漢字の字形想起の障害を示し，視覚性錯書が出現する．中度では仮名書字の障害で，仮名はほとんど書けず，漢字はほぼ良好であるが，意味性錯書が出現することがある．軽度では文レベルでの機能語の脱落あるいは錯書がみられる．

2 ウェルニッケ（Wernicke）失語

感覚（性）失語，受容性失語，後方型失語と呼ばれることもある．この失語型の基本的障害は，①語音認知，②語彙理解，③語彙の検索・選択などとされるが，言語機能の障害パターンは多様で

あり，症例にも多様性があって，これらの障害が複合した状態と考えられる．

神経学的には麻痺もほとんど示さず，歩行・ADLは自立していることが多い．右同名半盲がよくみられる．

①聴覚的理解

著しい困難を示す．重度な場合は話しことばが全く理解できない．ウェルニッケ失語の聴覚的理解障害は，語音認知障害と意味理解障害のいずれがより顕著に現れているかによって分けることができる．すなわち，語音認知障害が優勢な症例は純粋語聾に近く，意味理解障害が優勢な症例は超皮質性感覚失語に近い．

重度な聴覚的理解障害ではこの両方の障害を併せもっており，中度ではいずれかがより優勢となるが，意味理解障害が残る場合が多い．軽度ではウェルニッケ失語の範囲を超える．一般的にウェルニッケ失語の聴覚的理解障害の範囲は，日常生活レベルでの理解困難と考えられる．具体的には短文の理解が基準となる．口頭命令は統語的理解や高次動作能力も関連し，ブローカ失語でも困難な症例が多く，この課題が正答できなくともウェルニッケ失語とは限らない．

②読字

語音認知障害を示す症例では，読解は聴覚的理解よりも良好である．しかし，失読を呈する症例も多く，失語性失読，純粋失読，失読失書など，失読のタイプは様々である．重度では漢字も仮名も困難となる．漢字がより強く障害される例もあれば，仮名がより強く障害される例もある．

③発話

自発話は流暢性の特徴を示す．発話量は多く，症例によっては著しく多弁となる．1発話の長さは健常者と同じ程度である．構音，プロソディに障害は認められない．一般に機能語や代名詞は頻繁に表出されるが，内容語が欠如し，発話内容が乏しくなる（空語句：empty speech）．また，錯語の頻発も特徴的である．意味性錯語，音韻性錯語，新造語がいずれも出現するが，その相対的頻度は症例によって異なる．意味性錯語は意味処理

の障害を背景としているし，音韻性錯語は音韻性の障害を背景としている．

これらの錯語が連続して出現し，発話の文構造がとらえられなくなった状態をジャルゴン失語と呼ぶ．ジャルゴン失語を呈する症例は必ずしもウェルニッケ失語ばかりではなく，音韻性ジャルゴンの場合は伝導失語，意味性ジャルゴンの場合は超皮質性感覚失語との類縁性が高い．ジャルゴン失語という用語は，失語症の症候群の一つというよりも，記述概念として位置付けられている．

系列語，歌などの自動言語は比較的よく保たれている．復唱は必ず障害され，復唱障害の程度と聴覚的理解障害の程度は対応している．呼称も障害され，全く名称が得られないか，意味性錯語，音韻性錯語，あるいは新造語が出現する．自発話と呼称では異なった誤りが認められることが多い．

④書字

このタイプでは通常利き手で書くことができ，書かれた文字は形が整っている．失書の性質は失読と同様，多岐にわたる．漢字も仮名もほとんど書けない重度な失書を示す例は多い．また，漢字か仮名のいずれかを強く障害される場合もある．錯書は漢字では視覚性錯書，意味性錯書が多く，仮名では音韻性錯書が多い．

3 ｜ 伝導失語

中枢失語と呼ばれることもある．Wernicke によって，ウェルニッケ言語野とブローカ言語野を結ぶ伝導路の損傷により，復唱障害を主徴とする失語型が現れることが推測され，これによって伝導失語と呼ばれることとなった．主には音韻の処理（音韻の抽出・配列，あるいは短期記憶）が障害される．受容面としては，聴覚性言語性短期記憶障害がみられる．表出面としては，必要な単語の音韻系列を聴覚表象として安定して再表象できなかったり（言っているうちに消えてしまう），音韻群を正しい系列に選択・配列する過程が障害されたりする．仮名文字配列によって音読が改善

する．多くの場合，神経学的所見はほとんど見出されない．しかし，右片麻痺や右感覚障害，右半盲あるいは四半盲を示すことがある．

①聴覚的理解

通常の会話には支障はない．文法構造が複雑で，一時に処理されるべき情報量が多い場合に困難を示す．明らかな聴覚的理解障害が認められる場合には，伝導失語の範囲に入らない．

②読字

良好である．通常の読書が可能な症例が多い．一方，音韻失読を示す者もいる．

③発話

発話量はやや少なく，音韻的障害のため単語の産出が困難となり途切れることが多い．したがって，プロソディが正常とはいいがたい．ブローカ失語の音韻変化は発語失行によってもたらされ，音の歪み，置換が目立つ．伝導失語では構音は優れているが，音の企画の誤りによるとされる．しかし，短い文が難なく文法的にも正確に発話され，抑揚も正常である．これらによってブローカ失語の発話と区別される．音韻性錯語が頻発する自発話は，全般的に流暢と判断される．自動言語は良好である．

④書字

ある程度障害を受ける．音韻失書の特徴を示すことがある．

このような言語症状の基本には，聴覚性言語性短期記憶障害があり，必要な単語の音韻系列を聴覚表象として安定して再表象できなくなる．さらに，音韻群を正しい系列に選択し配列する過程に障害があると考えられる．

4 ｜ 健忘失語（失名辞失語）

失名詞失語，健忘（性）失語，名辞失語，単純失語とも呼ばれる．失名辞，すなわち喚語困難，語健忘を主徴とする失語型である．様々なタイプの失語症者が改善し，その特徴が消失して喚語困難のみが残ることも多く，責任病巣は特定されない．したがって，神経学的所見も様々で，全くみ

られないこともあるが，右片麻痺，右感覚障害，右同名半盲を示すこともある．

①聴覚的理解

全く正常なこともあるが，ある程度の障害を示す場合もある．その場合には超皮質性感覚失語との境界に位置することになる．

②読字

正常な場合もあるが，障害されることも多い．漢字よりも仮名の読解により明らかな障害を示すことが多い．このような症例ではゲルストマン症候群を呈する．

③発話

流暢であるが，内容語を代名詞などに置き換えてしまうため，情報に乏しい．喚語困難によって休止が生じる．喚語困難は名詞ばかりではなく，動詞，形容詞などの内容語が全般に困難となる．また意味性錯語が出現することもある．単語が出てこない時に他の言い回しで説明する（迂言）．復唱は良好である．呼称は障害されるが，その程度は症例間でばらつきがある．語頭音などのヒントによって目標語に達することができる例もあるが，促進を受けない例もある．カテゴリーや語頭音による語の列挙も困難である．

④書字

良好な場合もあるが，重度な失書を伴う症例もある．その場合には，失読失書を示すことが多い．

5 ｜ 全失語

各言語モダリティのすべてが重度の障害を受けている．重度の脳損傷があり，右片麻痺または両側片麻痺，右感覚障害，右半盲を伴う．

①聴覚的理解

聞いたことばを理解できることは稀であるが，簡単な命令に従えることもある．状況の理解に基づいて相手の意図を察知すると考えられる．その後，発話や書字に比べて良好に改善する場合が多い．

②読字

漢字単語を理解できる場合がある．その場合，聴覚的理解よりも良好である．

③発話

緘黙の状態になることは稀で，意味の明らかでない音，新造語が再帰的に繰り返される．時にはっきりした単語を聞き取れることがあるが，2度繰り返されることはない．一方，同じ音の連鎖が再帰性発話として繰り返し出現することもある．復唱，呼称，文字の音読は不可能である．

④書字

全く書けない．写字は可能な場合と不可能な場合がある．

1) 混合型

全失語が改善してブローカ失語とウェルニッケ失語の特徴を併せもつ状態を，全失語と区別して混合型と呼ぶことがある．

①聴覚的理解

障害されているが単語レベルではある程度正答可能で，短文レベルでは困難となる．語音認知，意味理解の両段階の障害が認められる．語音弁別検査ではウェルニッケ失語よりもこの混合型の方が成績が悪いことが知られている．

②読字

漢字単語の読解は保たれている場合がある．仮名は一般に困難である．短文以上の理解は難しい．

③発話

非流暢で，発語失行が認められる．復唱，音読とも発語失行によって音韻変化が生じる．

④書字

重度の障害を示し，自発書字は氏名などに限られる．一部の漢字単語が書ける場合がある．

6 ｜ 超皮質性運動失語

超皮質性運動失語は，①有用な自発話が減少ないし消失する，②言語理解は良好，③復唱は可能と定義される．自発話が乏しいことが第 1 の特

徴であり，発話の発動性が基本的な障害であると考えられる．発話の発動性について，行動全般の発動性の一部と考える場合と，文の構造化，すなわち統語の障害とみなす場合があるが，症例によって相違があるか，亜型が存在しているようである．神経学的には，右片麻痺，右感覚障害など，ブローカ失語とほぼ同様の所見が認められる．

①聴覚的理解

比較的よく保たれ，日常会話は十分理解される．しかし，反応性が乏しい場合には理解が確認しにくい．複雑な構文は理解されない．

②読字

比較的良好である．

③発話

自発話は非流暢とされるが，発語失行は伴わず，構音の歪み，置換などの音韻的誤りはみられない．失文法は顕著であり，発話は1語か2，3文節で非常に単純化される．発話開始に困難が認められる．数唱や歌などの自動言語は良好で，検者が最初だけ言えば後はすらすら発話できる．復唱は非常に良好で，少なくとも短文レベルが可能である．反響言語，補完現象，反復言語がみられる．呼称においても発話の開始が困難で，語音が繰り返されるが，自発話に比べるとよく保たれる．文脈的手掛かり（目標語につながる文脈を与える．例：猫に〜）や音韻的手掛かり（語頭音を与える）が有効である．音読では仮名はよく読めるが，漢字が困難な傾向がある．

④書字

強く障害されている．漢字・仮名の成績差は一定していない．

7 超皮質性感覚失語

Wernicke-Lichtheimのモデル[48]では，感覚言語野と概念野を結ぶ経路の離断によってこの失語が生じるとされた．語を形態的にはとらえられるが，意味の抽出ができないと考えた．神経学的には，軽度の右片麻痺，右感覚障害，右半盲，右四

半盲がみられる．

①聴覚的理解

著しく障害されている．重度の障害例では，単語レベルの理解が困難で，言われた物を指さしたり，はい・いいえ応答に失敗する．より軽度の症例では，短文レベルの理解に障害を示す．口頭命令に従えるようになれば健忘失語のカテゴリーに移行する．

②読字

音読は比較的良好であるが，読解は重度の障害が認められる．すなわち，音読可能な単語・文の意味が理解されない．音読は病巣の広がりに応じて障害されている場合と，保たれている場合がある．漢字よりも仮名の方がよく読める．漢字の特殊な読み（熟字訓）が読めず，通常の読み方で音読する傾向がある（regularization error．例：煙草→エンソウ）．表層失読の障害像を示す．

③発話

自発話は流暢で，新造語と意味性錯語，喚語困難が頻発し，発話内容に乏しい．冗長で際限なく続けられる．系列語や歌などの自動言語は良好で，補完現象を示す．復唱は良好で，少なくとも短文レベルが可能である．さらに反響言語を示す場合がある．呼称は著しく障害されている．無反応が多いが，対象と関連のない単語を述べることも多い．

④書字

障害されており，仮名の方が漢字よりも保たれている．漢字書字では音読と同様に意味をとらえずに音に基づいて書く傾向がある（例：親戚→新席）．表層失読あるいは失読失書の臨床像を示す．

8 混合型超皮質性失語

言語野孤立症候群とも呼ばれる．このタイプの臨床的特徴は，超皮質性運動失語と超皮質性感覚失語が組み合わされたもので，あらゆる言語機能の中で復唱だけが残されている．復唱は強迫的な反響言語になる．この現象の背景には，理解面での高度な意味理解障害と，発話発動性障害が同時

に存在すると考えられる.

①聴覚的理解

重度の障害を示し,いかなる検査でも無反応である.

②読字

読解,音読とも重度に障害されている.

③発話

発話は反響言語に限られる.補完現象によって言われたところに付け加えることもある.構音は良好である.自動言語は容易に遂行できる.復唱は他のモダリティに比べれば良好であり,反響言語を示す.復唱する文の意味はとらえていない.非文法的な文や無意味語も正確に復唱する.呼称,音読も重度に障害され,反応はほとんど得られない.

④書字

重度に障害されており,反応が得られない.

8 純粋型

1 純粋語唖

発語失行,失構音,アナルトリー,音声学的解体症候群とも呼ばれるが,発語失行という用語は症状名として用いられることが多く,ブローカ失語の部分症状をなすこともあり,症候群の名称としては純粋語唖が用いられる.発声発語器官の運動障害を伴わず,この点で運動障害性構音障害(dysarthria)と区別される.聴覚的理解,読解,書字には障害はなく,発話面にのみ障害がみられる.音韻を表出することに障害があるが,単語の想起や統語については障害がない.文レベルの発話がなされるが,音韻の実現に障害がある.音の歪み,置換,付加,脱落が目立ち,プロソディも悪い.発話の異常には一貫性がなく,同じ単語でも正しく発音されたり,誤ったりする.努力性の発話で目標音を探索し,繰り返しがみられる.プ

ロソディの問題として,発話速度が遅く,音が途切れ,抑揚に乏しい.仮名の書字障害を伴うことがある.

2 純粋語聾

言語音が選択的に聴取できず,聴覚的理解,復唱,書き取りが障害される.語音が把握されると意味は直ちに把握される.音は聞こえるが音声としては知覚し得ない状態である.結果として聴覚的理解,復唱,書き取りが障害される.検者の口唇の動きを見たり,表情や身振りを手掛かりにしたり,文脈的な手掛かりを利用したりすることによって語音知覚の成績は向上する.話者がゆっくり話す場合も成績は向上する.母音に比して子音がより障害される.与えられた刺激が有意味語か無意味語かの判別は可能であり,有意味語の復唱は無意味語より良好である.純粋語聾では環境音の認識は保たれているが,音楽の認識は多少障害される.軽度の聴力障害,聴覚閾の不安定な変動,刺激強度の弁別障害などの非言語的聴覚機能の障害も認められる.狭義の聴覚失認との関係については,純粋語聾であって聴覚失認を伴わない症例の存在から両者は別のものと考えられる.

3 純粋失読

聴覚的理解および発話に障害がなく,日常会話が可能である.書字にもほぼ障害がない.文字の読みだけが困難である.自分が書いた文字も読むことができない.個々の文字でも,さらに単語や文章でも困難である.見ているだけでは読めない文字について指でなぞると読めることが多い.これは,なぞり読みと呼ばれ,運動覚すなわち文字を書く時の記憶に基づいて読むことができる.仮名の方が読みやすく,漢字読解は画数に比例し,画数の多い文字は読みにくい.形の似た文字と読み誤り,視覚性錯読を示す.

軽度では逐字読み(letter by letter reading)がみられる.逐字読みとは1文字は呼称できる

が，単語を即座に読むことができないことを指す．1文字ずつ読んでいき，音声化し終えると初めて理解することができる．音読に要する時間は文字数に比例し，語長効果を示す．単語としてのまとまりの認知に障害を示すという意味から，単語形式失読（word form dyslexia, warrington）とも呼ばれ，文字列を単語の単位へカテゴリー化するシステムの障害と評価される．

書字については多少の障害が出ることが多く，その場合には漢字の想起が困難になる．

病巣部位は左後頭葉と脳梁膨大部，あるいは左角回直下である．こうした病巣により視覚連合野と左大脳半球の言語機能に関連した領域との経路が絶たれるためにこの障害が生じる．したがって，文字の記憶された視覚的形態（表象）は後頭葉の視覚連合野で成立すると考えられている．

4 純粋失書

失語，動作行為，視覚構成，注意の障害など他の神経心理症状では説明できず，書字過程そのものの障害によるとしか考えられない場合を純粋失書という．写字や文字構成は保たれており，自発書字，書き取りにおいて文字想起困難や書き誤りを示す．書き誤りは文字の形が乱れたり，書き順を誤る．意味的・音韻的に適切な文字を選択し配列する過程，あるいは選択した個々の文字を書字運動によって表出する過程の異常である．

病巣部位は，左頭頂葉角回近傍，左側頭葉後下部，左上頭頂小葉，左前頭葉中前頭回後部（エクスナーの書字中枢）である．病巣部位に基づいて4型がある[64]．

①**角回型**：文字の形が思い出せなくなる．文字の大まかなイメージは出てくる．仮名で強く症状が出る場合と漢字で強く症状が出る場合がある．

②**側頭葉後下部型**：文字の形を思い出せないために書くことができない．症状は漢字で強い．

③**上頭頂小葉型**：文字の形が乱れたり，筆順を誤ったりする．文字の形や筆順を口頭で言ってもらうと正しい．知識を正しい行為に結び付けることができない．失行性失書とも呼ばれる．

④**中前頭回型**：仮名の誤りが多い．仮名や濁点の位置を誤る．

5 その他の読字・書字の障害

1) 失行性失書

同じく左頭頂葉および左前頭葉の病変で，運動機能の問題はなく，動作に関する記憶表象が障害されることによるジェスチャー動作や物品を使用する際の誤りが出現する．書字においても努力性で拙劣であり，写字障害を伴い，書字に必要な運動記憶が喪失したと考えられる．

2) 構成失書

積木の組み立てや描画などの構成作業の障害が書字面に現れた病態である．文字の空間的な配置の誤りを示し，写字障害を伴い，文字を正しく形づくれない．病巣は左頭頂葉である．

6 失読失書

失読と失書が一つの病巣によって同時に生じる．読字は音読と読解の両者が障害される．なぞり読みの効果はない．失読と失書の回復の程度が異なる場合がある．失書は左右の手に現れる．文字形態の崩れは少ない．写字能力は保存されている．文字を自分の字体で書くことができる．

病巣部位は左頭頂葉角回近傍と左側頭葉後下部である（図25）．

①**角回型**：漢字と仮名の両方に障害がみられる．音読では仮名，書字では漢字で障害が強い．なぞり読みは読字の促進効果がない．

②**側頭葉後下部型**：仮名の音読および読解は良好で，漢字の読字成績が不良である．仮名の書字は良好で，漢字の書字は不良である．なぞり読みはできない．

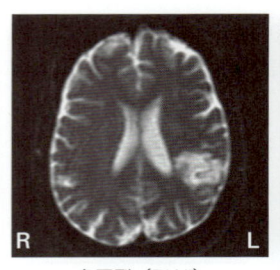 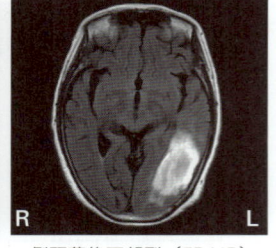

角回型（DWI）　　側頭葉後下部型（FRAIR）

[図25] 失読失書の頭部 MRI

9 非定型失語群

1 語義失語

　井村は，単語，特に名詞の意味，漢字の読み書きに顕著な障害を示す，古典的には超皮質性感覚失語に含まれる失語症状として語義失語の名称を用いた[49]．復唱および仮名の操作は良好で，言語の意味的側面が障害され，音韻的側面は保たれている．理解面では，単語の聴覚的理解課題で反応が遅延，欠如あるいは誤る．理解できない語を反響的に繰り返し，例えば，「鉛筆をとってください」と言うと，「鉛筆って何ですか」と聞き返し，語の再認が障害されている．正しい語が与えられても既知感を感じていない様子である．語性錯語や迂言も顕著である．文の発話では名詞，動詞などの内容語に誤りが生じ，助詞にも言い誤り，すなわち錯文法を示す．漢字の読字では音韻性錯読，書字では錯書が出現する．

　原因疾患では脳血管障害は稀で，変性疾患，外傷性脳損傷，脳炎など，様々である．田辺らは，語義失語が意味性認知症に典型的に表れることを明らかにした[50]．左側頭葉前方部の葉性萎縮によってこの症候が出現する．また，書字についても分析が進み，仮名文字は音と文字の対応関係に基づいて音読できる．失読型としては表層失読，表層失書の特徴を示す．

　語義失語例における語義の障害の性質について，脳血管障害による超皮質性感覚失語および意味性認知症との異同が問題となる[51]．田辺らは，葉性萎縮と呼ばれる限局性の左右差のある萎縮を側頭葉前方部に呈した例において，語の意味記憶障害が出現することを示した．その語義失語例は呼称障害が著しく，語頭音を与えても呼称が促進されなかった．単語の聴覚的理解課題では成績が低下し，回答不可能な単語は一貫して困難であった．例えば，三味線を「サンミセン」，海老を「カイロウ」と読み，漢字単語の意味をとらえずに音読みする（規則化錯読）．「犬も歩けば棒に」と言ってもことわざの補完現象ができなかった．これらの結果から，田辺らは，葉性萎縮例では語の意味記憶障害が出現するとした[50]．一方，船山らは，左側頭葉の前部から下部を中心に萎縮が認められた症例において，非生物カテゴリーでの意味記憶は保たれており，生物カテゴリーには意味記憶障害が存在するとした．この症例は語彙の貯蔵障害ではなく，語彙と意味記憶の間の両方向性のアクセス障害であると考えた[52]．さらに中島らは，静脈性の脳梗塞によって左側頭葉を前方から広範に損傷した後，語義の理解障害と喚語困難を中核とする語義失語を呈した 1 例について，意味記憶の検討を行った．その結果，意味記憶障害を示唆する所見は認められず，語彙とその指示する意味記憶との間の相互の記号変換の障害により語義失語が出現することを指摘した[53]．

2 皮質下性失語 (subcortical aphasia)

　左半球皮質下，特に線条体内包領域（尾状核頭部，被殻，内包後脚を含む）および視床の病変により，言語機能の低下が生じる（図26）．皮質下病変により皮質領域の血流が低下し，さらに皮質の言語野への線維連絡の離断により，これらの症状が出現すると考えられる．症状は一時的で軽度なものから，慢性化する場合もある[54,55]．

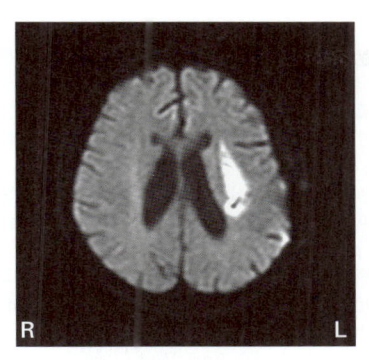

[図26] 皮質下性失語（被殻）の頭部 MRI（DWI）

1）視床と失語

視床病変に伴う失語では，超皮質性失語に似た症状を示し，喚語困難，錯語がみられ，自発話は減少し，復唱は保たれる．発話は小声で，プロソディの障害が出現したり，構音障害がみられることがある．発語失行はなく，錯語，新造語，ジャルゴン，保続が出現することもある．理解障害は重度から認められない場合まで様々である．音読は保たれている．

2）被殻と失語

大脳基底核の病変で生じる失語は，症状が多彩である．尾状核，被殻，淡蒼球のいずれも単独病変では，構音障害が出現することはあっても失語症は生じない．白質まで病巣が広がって初めて失語症が生じる．聴覚的理解の障害はみられない．発話では音韻性錯語および意味性錯語が出現し，尾状核頭部，内包前脚，被殻前部を含む病変では，非流暢性失語がみられる．被殻後部，内包後脚を含む病変では，流暢性失語が現れやすい．発話の特徴として，発話量と声量が低下し，吃音や言語保続がみられる．

3 交叉性失語

右利きの右半球損傷により出現する失語である．診断には小児期の脳損傷がない，左利きの家族歴がないことも基準として含まれる．症状として従来から非流暢発話，失文法，復唱，呼称，聴

覚的理解が良好である．ジャルゴンおよび語性錯語はほとんど出現しないことが指摘されてきたが，左半球で生じる通常の失語と比べ，これらの症状が特徴的であるとは認められていない．さらに左半球損傷に基づく失語と比べ，言語症状が軽度で，良好な回復を示すことが指摘されていたが，これについても明確な差はないという見解もある．病巣部位と症状の対応関係について，左半球損傷例と同様である場合に，鏡像型失語（mirror image crossed aphasia），そのような対応がみられない場合に異常型失語（anomalous crossed aphasia）とする区分もしばしば用いられている．

4 非右利きの失語

左利きでは左右のどちらの大脳半球でも，その後に失語症が出現している．左半球損傷後に失語症となる方が多い．左利き失語では失語症状は比較的軽く，回復が良好である．理解面の障害は軽度で，喚語困難，音韻性錯語，失文法などの特徴が指摘されている[27]．

10 原発性進行性失語

認知症疾患を原因として，緩徐に失語症が進行する状態である．原発性進行性失語（primary progressive aphasia：PPA）の詳細は，第1章「1）原発性進行性失語」（4頁）を参照．

原発性進行性失語は，脳萎縮が進行する部位に応じて，進行性非流暢性失語，意味性認知症，logopenic型進行性失語の3型が知られている[56]．

1 進行性非流暢性失語
(progressive non-fluent aphasia：PNFA)

皮質基底核変性症，進行性核上性麻痺などのタウオパチーが多く，シルビウス裂周囲の脳萎縮に伴って出現する．診断基準において，中核的特徴

は，①失文法，②発語失行，支持的項目は，③統語理解の障害，④単語理解の保存，⑤対象物知識の保存である．大槻は，進行性非流暢性失語は，ブローカ・超皮質性運動失語型と発語失行型（失構音型）の2つの群に分かれるとした．ブローカ・超皮質性運動失語型では，復唱の障害，音韻性錯語，努力性発話，喚語困難などの特徴を示し，発語失行型（失構音型）では，発語失行のみを示す[57]．

2 ｜ 意味性認知症（semantic dementia：SD）

前頭側頭葉変性症に伴って意味記憶の障害が出現する．診断基準において，中核的特徴は，①呼称能力低下，②語義理解障害，支持的項目は，③対象物（低頻度／低親密度）知識の障害，④表層失読／失書，⑤復唱能力の保存，⑥発話表出能力の保存である．これらの言語症状は，語義失語と呼ばれる．語義理解が特に不良で，漢字を表音文字として扱うことを特徴とし，復唱は保たれる．古典的分類では超皮質性感覚失語の一亜型である[58,59]．統語機能と仮名文字の読み書きは保たれ，漢字音読みと訓読みが混乱した読み方をする．また，書字の際にも意味を無視して，音に従った書き方をする．言語の障害に加えて相貌，景色，物品などの意味記憶が進行性に障害される[60]．

3 ｜ logopenic 型進行性失語（logopenic progressive aphasia：LPA）

診断基準において，中核的特徴は，①語想起障害，②短文の復唱障害，支持的項目は，③音韻性錯語，④単語理解・対象物知識の保存，⑤発話表出能力の保存，⑥統語表出能力の保存である．自発話および呼称において，喚語困難と文の復唱障害を示す．自発話は喚語困難のために速度が遅くなるが，発語失行および失文法は示さない．聴覚的理解も保たれている．アルツハイマー病に伴って出現することが多い[61]．

文献

1) 佐野洋子：リハビリテーションのための精神機能評価尺度．言語聴覚療法臨床マニュアル（日本言語療法士協会編），協同医書出版社，1992，pp94-95.

2) 種村　純・他：健忘失語例にみられる精神機能障害，第24回日本リハビリテーション医学会発表，1987.

3) Hamster K：Intelligence and Aphasia, Sarno MT (ed) ,Acquired Aphasia, New York, Academic Press, 1981, pp344-350.

4) 大橋博司：臨床脳病理学，医学書院，1965.

5) Goldstein K：Language and Language Disturbances: Aphasic Symptom Complexes and Their Significance for Medicine and Theory of Language. New York: Grune & Stratton,1948.

6) 大橋博司：言語と思考の病理，みすず書房，1973.

7) De Renzi E, Faglioni P, Scotti G, et al.: Impairment in associating colour to form, concomitant with aphasia. *Brain*, **95**：293-304, 1972.

8) Kertesz A：Aphasia and associated disorders: Taxonomy. localization, and recovery, New York, Grune Stratton, 1979.

9) 福迫陽子，伊藤元信，笹沼澄子編：言語治療マニュアル，医歯薬出版，1984.

10) Denes G：Disorders of body awareness and body knowledge. Boller F, Grafmann J (eds), Handbook of Neuropsychology, Elsevier, Amsterdam, 1989, pp207-228.

11) 波多野和夫：ジャクソニズム，濱中淑彦（監修），波多野和夫，藤田郁代（編），失語症臨床ハンドブック，pp104-107，金剛出版，1999.

12) 波多野和夫，山岸　洋，国立淳子・他：「意図と自動症との戦い」（Sittig,1928）．反響言語のジャクソニズム的側面について，神経心理学，**3**：234-243，1987.

13) Otsuki M, Soma Y, Yoshimura N, et al.：How to improve repetition ability in patients with Wernicke7 s Aphasia; the effect of disguised task. *JNNP*, **76**：733-735, 2005.

14) 山鳥　重：失語症状における保続の役割．失語症研究，**7**：25-29，1987.

15) Ellis AW, Young AW：Human Cognitive Neuropsychology, Lawrence Erlbaum Associates, London,1988.

16) Benson DF：Fluency in aphasia：Correlation with radioactive scan localization, *Cortex*, **3**：373-394, 1967.

17) Kremin H：Naming and its disorders, In Boller F, Grafman J (Eds.)：Handbook of Neuropsychology, Vol.1, Amsterdam, Elsevier, 1988, pp307-328.

18) Benson F：Aphasia, Alexia, and Agraphia, Churchill Livingstone, 1979, New York, 笹沼澄子，福沢一吉，飯島俊子（訳），失語・失読・失書，pp174-177，協同医書出版社，1983.

19) Monoi H, Fukusako Y, Itoh M, et al.：Speech sound errors in patients with conduction and Broca's aphasia, *Brain and Language*, **20**：175-194，1983.

20) Ryallis J, Valdois S, Lecours AR: Paraphasia and Jargon, Boller F, Grafman J, Rizzolatti G, et al. (eds), Handbook of Neuropsychology, pp367-376, Elsevier, Amsterdam, 1988.

21) 中野明子，乗富恵美子，横山絵里子・他：無関連な語性錯語の産生について　失語症者2例の検討．臨床神経心理，**15**：19-29，2004.

22) 水田秀子：多彩な錯語を呈した「失名詞」失語　形式性錯語を中心に．高次脳機能研究，**26**（1）：8-15，2006．

23) Lecours AR, Osborn E, Travis L, et al.：Jargons, Brown J (ed), Jargonaphasia, New York, Academic Press, 1981, pp9-38.

24) 松田　実，鈴木則夫，生天目英比古・他：「未分化ジャルゴン」の再検討：症例報告と新しいジャルゴン分類の提唱．失語症研究，**17**（4），269-277，1997．

25) 波多野和夫：重症失語の症状学，ジャルゴンとその周辺，金芳堂，1991．

26) 神尾昭雄：失文法の言語学的分析，失語症研究，**6**：1131-1136，1986．

27) 遠藤邦彦，倉島　宏，柳　治雄：右手利きの交叉性失語例と左手利きの失語例の高次神経機能の局在の比較．失語症研究，**2**（2）：58-67，1982．

28) 竹内愛子，河内十郎，河村　満・他：右利き交叉性失語における失文法の検討．失語症研究，**6**：74-85，1986．

29) 田中春美，立花久大，中野恭一・他：左利き右半球損傷で典型的な失文法を呈した1例．神経心理学，**4**：67-73，1988．

30) 長谷川啓子，河村　満，平山恵三：右大脳半球梗塞性病変による失文法，失語症研究，**12**：232-238，1992．

31) 榎戸秀昭：前頭葉と統辞，失語症研究，**11**：110-115，1991．

32) 渡辺真澄：語彙範疇と機能範疇の乖離．言語，**269**：50-55，1994．

33) 藤田郁代，三宅孝子：失語症者の統語処理能力，助詞の理解と産生，失語症研究，**6**：1137-1145，1986．

34) 森田秋子（編）：日常生活から高次脳機能障害を理解する─認知関連行動アセスメント，2016，三輪書店．

35) 国立淳子，田中　薫，波多野和夫：流暢な再帰性発話と非流暢な命題的発話が混在した一失語例について．失語症研究，**8**（4）：328-334，1988．

36) 會澤房子，相馬芳明，藤田信也：実在語再帰性発話を伴ったBroca失語の経過．失語症研究，**12**（4）：351-355，1992．

37) Martin AD：Therapy with the jargon aphasic, Brown J (ed), Jargon aphasia, New York, Academic Press, 1981.

38) Davis GA, Wilcox MJ：Adult aphasia rehabilitation, applied pragmatics, San Diego, Colledge-Hill Press, 1985.

39) Franklin S: Dissociations in auditory word comprehension; evidence from nine fluent aphasic patients, *Aphasiology*, **3**：189-207, 1989.

40) Blumstein SE, Baker E, Goodglass H：Phonological factors in auditory comprehension in aphasia, *Neuropsychologia*, **15**：19-30, 1975.

41) Luria AR: Traumatic aphasia, Mouton, The Hague,1970.

42) Blumstein S, Katz B, Goodglass H, et al.: The effects of slowed speech on auditory comprehension in aphasia. *Brain and Language*, **24**：246-265, 1985.

43) Albert ML, Goodglass H, Helem NA, et al.：Clinical aspects of dysphasia,Springer-Verlag, Wien, 1981.

44) McCarthy RA, Warrington EK：Cognitive Neuropsychology, a clinical introduction, Academic Press, New York, 1981, pp130-135.

45) Berndt RS, Caramazza A：Syntactic aspects of aphasia, Sarno MT (ed), Acquired Aphasia, Harper and Row, New York, 1972.

46) Linebarger MC, Schwartz MF, Saffran EM：Sensitivity to grammatical structure in so-called aggramatic aphasics. *Cognition*, **13**：361-392, 1983

47) Blumstein SE：Approaches to speech production deficits in aphasia, In Bollar F, Grafman J (Eds), Handbook of Neuropsychology, Vol.1, Elsevier, Amsterdam, 1988, pp349-365.

48) 波多野和夫：Wernicke-Lichtheimの図式について─失語学入門─．認知神経科学，**8**：199-203，2006．

49) 井村恒郎：失語─日本語における特性─．精神神経学雑誌，**44**：196-218，1943．

50) 田辺敬貴，池田　学，中川賀嗣・他：語義失語と意味記憶障害．失語症研究，**12**：153-167，1992．

51) 小森憲治郎：Semantic Dementiaと語義失語．高次脳機能研究，**29**：323-336，2009．

52) 船山道隆，小嶋知幸，山谷洋子・他：一部のカテゴリーを除き意味記憶が保たれていた語義失語の1症例．高次脳機能研究，**28**：329-341，2008．

53) 中島明日佳，船山道隆，小嶋小幸・他：語義失語あるいは超皮質性感覚失語の語義理解障害をどう考えるか．高次脳機能研究，**31**：439-448，2011．

54) Nadeau SE, Crosson B: Subcortical aphasia, *Brain and Language*, **58**：355-402, 1997,

55) 櫻井靖久：視床性失語．*Clinical Neuroscience*, **31**：107-109, 2013.

56) 小森憲治郎：原発性進行性失語：その症候と課題．高次脳機能研究，**32**：393-404，2012．

57) 大槻美佳：進行性非流暢性失語症．神経心理学，**26**：272-282，2010．

58) 井村恒郎：失語─日本語に於ける特性─．精神経誌，**47**：196-218，1943．

59) 井村恒郎：失語の意味型，語義失語について精神医学研究，**2**：292-303，みすず書房，1967．

60) 橋本　衛：意味性認知症．神経心理学，**26**：283-293，2010．

61) 小川七世，西尾慶之：Logopenic progressive aphasia　第3の原発性進行性失語．神経心理学，**26**：294-303，2010．

62) Sasanuma S：Universal and Language-Specific Symptomatology and treatment of Aphasia, *Folia phoniatrica*, **38**：121-175, 1986.

63) Bub D, Chertkow H：Agraphia, Boller F, Grafman J (eds), Handbook of Neuropsychology, Vol.1, 1988, pp393-414.

64) 大槻美佳：書字の神経機構，神経文字学，医学書院，2007, pp179-199.

65) Alajounine：Verbal Realization in aphasia, *Brain*, **79**：1-28, 1956.

66) Poeck K, de Bleser R, Graf von Keyserlingk D:Neurolinguistic status and localization of lesion in aphasic patients with exclusively consonant-vowel recurring utterance. *Brain*, **107**：199-217, 1984.

67) Weinstein E, Puig Antich J：Jargon and its analogues, *Cortex*, **10**：75-83, 1974.

MRI画像を提供いただきました川崎医科大学附属病院リハビリテーションセンター言語聴覚療法部門主任宮崎彰子先生に深謝します。

（種村　純）

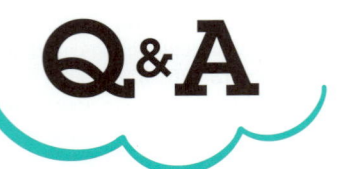

$$[\,問題\,]$$

1. **以下は失文法と錯文法，どちらの特徴か答えなさい.**
① （　　　　　　　　）は，機能語が発話において脱落する，内容語では動詞に比べ名詞の方がよく使用される，内容語では動詞に比べ名詞の方がよく使用される，言語機能の半球側性化が通常とは異なる者に多い.
② （　　　　　　　　）は，流暢な発話，内容語に錯語が多い，機能語の誤用や混乱症状が重度な場合には文全体としての意味内容が聞き手にほとんど通じない，ウェルニッケ失語の一部の症例にみられる.

2. **音韻性錯語が出現する３つの失語型をすべて答えなさい.**

3. **音韻性錯語が単独で出現する例と，意味性錯語など他の言い誤りも複合的に出現する例では，障害段階はどのように異なるか答えなさい.**

4. **ブローカ失語とウェルニッケ失語では，それぞれなぜ復唱課題を誤るのか答えなさい.**

5. **以下の音韻的言い誤りはそれぞれ何か答えなさい.**
① （　　　　　　　　）では，１つあるいはいくつかの音素が追加される（例：薄着→ kusugi）.
② （　　　　　　　　）では，目標語に含まれる１つの音素が誤った位置に表出される（例：銀行員→ kouginin）.
③ （　　　　　　　　）では，ある音素が別の音素に置き換わる（例：仕事→ kigoto）.
④ （　　　　　　　　）では，１つあるいはいくつかの音素が消失する（例：まんが→ anga）.

6. **以下のタイプの発話の誤りの例をそれぞれ挙げなさい.**
①意味性錯語：
②意味的関連のない語性錯語：
③形式性錯語：
④記号素性錯語：
⑤迂言：
⑥新造語：

7. **呼称の各段階に困難を示す障害の種類を以下から選びなさい.**
①絵・物品の認知：
②対象物の概念表象：
③名称の検索：
④音韻の処理：
⑤構音運動プログラム：
$$\left[\begin{array}{l}\text{視覚失認，意味処理障害，カテゴリー特異的呼称障害，健忘失語（失名辞失語），}\\ \text{発語失行（失構音），音韻性錯語}\end{array}\right.$$

8. 以下の障害は聴覚的理解のいずれの段階（音韻，意味，統語）に対応するか答えなさい．

① （　　　　　　　　）段階での障害では，身体部位名称の理解が他のカテゴリーに比べてわからない．

② （　　　　　　　　）段階での障害では，語音弁別検査で ta と sa の聞き分けができない．

③ （　　　　　　　　）段階での障害では，代名詞の指示対象が理解できない．

④ （　　　　　　　　）段階での障害では，短い文は理解できるが，受け身形や埋め込み文が理解できない．

⑤ （　　　　　　　　）段階での障害では，検査場面では単語と絵のマッチングができない．

9. 以下の復唱に関連する障害は何か答えなさい．

① （　　　　　　　　）は，自己の発話を即座に強制的に反復する．

② （　　　　　　　　）は，相手の言ったことばをそのまま繰り返す．

③ （　　　　　　　　）は，他の言語機能に比べて復唱が特に良好な失語型である．

④ （　　　　　　　　）は，他の言語機能に比べて復唱が特に不良な失語型である．

⑤ （　　　　　　　　）は，まだ完成しない文を与えられると自動的に残りの部分を発する．

10. 以下の特徴を有する失語症候群は何か答えなさい．

① （　　　　　　　　）は，漢字・仮名の音読・読解・書字障害がみられる．写字は保存されている．

② （　　　　　　　　）は，発話開始の困難，複雑な構文理解の障害，失文法がみられる．自動言語は良好であり，反響言語，補完現象，反復言語がみられる．

③ （　　　　　　　　）は，音韻実現のみの障害である．

④ （　　　　　　　　）は，喚語困難や迂言がみられ，ゲルストマン症候群を呈する．

⑤ （　　　　　　　　）は，言語音の聴取の障害がみられる．

⑥ （　　　　　　　　）は，書字のみの障害であり，写字は保存されている．

⑦ （　　　　　　　　）は，各言語モダリティのすべてに重度の障害があり，再帰性発話がみられる．

⑧ （　　　　　　　　）は，高度な意味理解障害と発話発動性障害が同時に存在する．

⑨ （　　　　　　　　）は，音読・読解が障害され，書字はほぼ保たれる．字画の多い漢字の読解は特に困難で，読解の運動覚性促通を行う．

11. 以下の読み書きに関する症状は何か答えなさい．

① （　　　　　　　　）は，書字の誤りにおいて，刺激と反応の間に意味的類似性が認められる．漢字に多い．

② （　　　　　　　　）は，音読における誤りにおいて，刺激と反応の間に意味的類似性が認められる．

③ （　　　　　　　　）は，音読において音韻の置換が認められる．

④ （　　　　　　　　）は，音読において目標刺激と誤反応の間に形態的類似性が認められる．

⑤ （　　　　　　　　）は，書字において漢字の偏や旁の部分的単位の組み合わせ方の誤り，画の付加，脱落，文字の置換が認められる．

12. 以下の特徴を有する失語性失読のタイプは何か答えなさい．

① （　　　　　　　　）は，規則語・非語の音読可，不規則語の音読不可，規則化錯読がみられる．

② （　　　　　　　　）は，規則語・不規則語の音読可，非語を単語のように読む語彙化錯読，意味性錯読がみられる．

③ （　　　　　　　　）は，深層失読に比べ意味性錯読がみられない．

$$\boxed{\text{解答}}$$

1. ①失文法，②錯文法
2. 伝導失語，ブローカ失語，ウェルニッケ失語
3. 音韻のみの障害か，音韻の障害に意味の処理の障害が加わっているかどうかが異なる．伝導失語では，音韻処理に主な障害があり，音韻性錯語のみが出現する．ウェルニッケ失語では，音韻性錯語に意味性錯語が加わり，両段階の障害を併せもっている．ブローカ失語では，音韻性錯語に歪みが加わり，背景には音韻的障害とともに発語失行（失構音）が加わっている．
4. ブローカ失語では，発話障害のために復唱が障害される．一方，ウェルニッケ失語では，聴覚的理解障害のために復唱が障害される．
5. ①付加，②転置，③置換，④脱落
6. 例えば，①ご飯→茶碗，②笹→馬，③特別→格別，④テンガシラ（てん＋かしら），⑤コンピューター→字を打ったりグラフを書いたりする機械，⑥デンタンズ
7. ①視覚失認，②カテゴリー特異的呼称障害，③健忘失語（失名辞失語），④音韻性錯語，⑤発語失行
8. ①意味，②音韻，③意味，④統語，⑤意味
9. ①反復言語，②反響言語，③超皮質性失語，④伝導失語，⑤補完現象
10. ①失読失書，②超皮質性運動失語，③純粋語唖，④健忘失語（失名辞失語），⑤純粋語聾，⑥純粋失書，⑦全失語，⑧混合型超皮質性失語，⑨純粋失読
11. ①意味性錯書，②意味性錯読，③音韻性錯読，④視覚性錯読，⑤形態性錯書
12. ①表層失読，②深層失読，③音韻失読

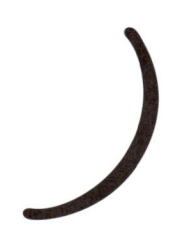

第3章　評価・診断

1 評価・診断過程

1 収集する情報の種類

　クライエントとの面接以前にカルテから医学的情報および社会環境に関する情報を入手することで，効率的な評価とリハビリテーションの指針を得ることができる．現病歴が最も重要で，原因疾患，発症からの経過期間，病巣の部位と広がりは症状および予後を検討するうえで必須の情報である．また原因疾患および合併疾患の医学的治療の内容を確認する．すでに言語障害について診断がなされている場合には，言語症状およびその治療に関する情報を確認する．その他，神経心理学的所見，情意人格面および社会環境面の所見・情報についても，前院および院内の記載を調べる．本人および家族への面接を通じて，主訴・目標を確認する．

2 評価法

　神経心理学的症状をとらえるために，まず問診とスクリーニングテストを行い，後に精査すべき項目を決める．

1 問診

　初診時に病気の症状，病歴，病前の活動，性格などについて聞く．症状については，「発症日前後のことを覚えているか」「悪いところはどこか」「病気になってどう変わったか」などを尋ねる．面接に対する応答によって意識状態やその他の精神状態，病態認知の有無などを評価することができる．中度以下の意識混濁は容易に見分けることができるが，軽症意識障害，通過症候群に関しては経過をよくみる必要がある．これらの障害によって，見当識，注意，記憶などの神経心理学的検査の成績が低下する．経過に従って，どの項目の改善がみられるかなどを確認する必要がある[1]．発症後，急性期から亜急性期にかけての精神機能の改善過程では，知的機能に比べて感情機能の方が先行して改善する．総合的に精神状態をみる検査としてはMMSE[2]，HDS-R[3]など認知症検査がいくつか開発されており，これらはスクリーニングテストとして有用である．応答性の良い被検者に対しては神経心理学的症状について具体的に聞いていく．「記憶力が低下していないか」「気力が落ちていないか」「気分・感情が変わりやすくないか」「ことばが出にくくないか」「道具を使うのに不自由はないか」「人の話がわかりにくいことはないか」「文字の読み書きはどうか」「眼や耳の具合はどうか」など損傷部位から想定される障害を中心に，症状の有無と重症度および障害の性質に関する質問をする．

2 | スクリーニング検査

失語症のスクリーニングとしては，自発話，流暢性，復唱，聴覚的理解，音読や読解などをみる．発話の検査には，運動障害性構音障害をみるための「ア」の発声持続，「pataka」などの連続発話などがある．また，上記の初回面接に対する回答からは，流暢性などの自発話の評価を行うことができる．復唱は単音，単語，短文と順に長くしていく．単音の復唱は構音可能な音，呼称は高頻度の日常物品などを見せて行う．聴覚的理解については対象物のポインティング，口頭命令に対する反応も評価する．物品を操作する際に，錯行為などの反応が出現することがあり，失行症状もみることができる．読字はその障害度に応じて仮名1文字，漢字・仮名単語，短文，長文の順に，可能なところまで行う．また，音読と読解を対比させながら行う．書字も同様に，自発書字と書き取りを仮名1文字，漢字・仮名単語，短文について行う．

1) コミュニケーション・ルートの探索

発症後，医療スタッフや家族などとのコミュニケーションを確保するため，可能なルートを探索し，コミュニケーションのとり方を介護にあたるスタッフや家族に伝える．コミュニケーション・ルートとは，失語症者が応答可能な言語様式であり，理解面と表出面の可能な組み合わせのことである．理解面は，聴覚的理解，読解，ジェスチャー，表出面は，はい・いいえ応答，ジェスチャー，発話，書字をいう．これらのモダリティについて単語，短文などのレベルの情報も含めて伝える．

3 | 症状分析の進め方

問診およびスクリーニングテストの結果からより詳しい検査を施行する．症状に応じて関連分野の標準的検査を行い，特に検討を要する症例につ

いては，従来の症例報告などを参考にして症状の詳細な分析をする．

1) 鑑別診断

言語機能を包括的にとらえ，良好な機能と不良な機能を明らかにする．初期評価および再評価に適しており，多くの異なった機能について検査する．診断内容は失語症のタイプ，言語機能障害の記述・性質が含まれる．標準失語症検査（SLTA）や，その他の包括的な失語症検査を行い，検査結果の量的な成績とともに各課題における錯語などの特徴的な反応を検討する．重度の失語症者に対しては，一般的な失語症検査よりも重度失語症検査の方が有用である．関連症状との鑑別のためには，精神症状や構音検査が必要になる．精神症状・行動障害のチェックリストや，SLTA補助テストなどを実施する．

2) カウンセリングとリハビリテーション

訓練課題は単語や短文，談話・文章，統語レベルなど扱う言語素材のレベルと組み合わせる言語モダリティを選定する．単語レベルであれば，呼称や書称など自発的な表出が目標となることが多い．しかし重度であれば，はい・いいえ応答など理解に基づいたコミュニケーションが目標となる．30〜70%程度の正答率を示す言語課題を目標とする．目標語や文が他のモダリティでは正答可能であり，正答を与えられればその後に自発的に表出できることも，改善可能かどうかの指標となる．言語訓練を継続しつつ，言語機能に関する掘り下げテストや，他の神経心理学的症状に関する検査を進める．軽度から中度の症例に対しては，失語症構文検査を用いて統語知識を確認して，構文訓練も行う．構音に問題がある症例にはSLTA補助テストを行い，構音と音韻の障害について検討し，必要に応じて構音器官の運動訓練と構音訓練を行う．

機能的な言語訓練とは別に長期目標を検討する．目標にすべき活動は何か，就労の可能性があるか，リハビリテーション・プログラムをどのよ

うに構成するか，といった問題に答えるためには，言語機能から日常生活上のコミュニケーションへ，評価の視点を変更する必要がある．評価場面も厳密な検査よりも日常的言語行動の観察が中心となる．実用コミュニケーション能力検査（CADL）を行い，失語症の実用コミュニケーション能力促進法（PACE）を取り入れるとともに，復帰する環境に応じて職業復帰に向けての訓練を工夫する．

3) 改善の評価

失語症者一人ずつの症状および言語訓練内容について評価を行う必要があり，既存の検査を適用するだけでは不十分である．既存の検査の特殊な領域を選択して使用することはできるが，困難度の範囲，項目数などが不足することが多いので，材料を追加する．言語訓練に用いる課題について治療の開始時にベースラインの成績を測り，訓練後にまた測定する．訓練内容と検査は直接関連した材料を用いる．より一般的な改善については鑑別診断用の検査を使用する．

4 ｜ 検査実施上の留意点

検査の実施にあたってはインフォームドコンセントを行う．次の点を考慮し，クライエントの病状とリハビリテーションの実施に支障をきたさないように弾力的に進める．

①何のための検査なのかを明確にし，目的に合った内容を実施する．

②クライエントの全身状態，医学的リスク，意識レベル，易疲労性（耐久性）に合わせて実施する．

③精神状態を十分に観察し，過剰な心理的負担を与えないようにする．検査への拒否感，抑うつ状態の増強は，その後のリハビリテーションの実施を大きく阻害する．特に通過症候群の時期や，障害についての洞察や受容が困難な発症初期は十分に配慮する．

④クライエントへの負担は最小限にする．また

検査の導入時や終了時には支持的な会話を行う．

⑤明るい，柔らかいムードをつくるように配慮する．

⑥負担のかかる検査は，検者との深い信頼関係を十分に形成した後に行う．

⑦検査期間が長引く場合には，クライエントの希望に添い，検査成績に影響を与えない程度の内容で訓練を併用する．

5 ｜ 検査・評価

1) 総合的失語症検査

失語症のとらえ方は，臨床症状の質的評価，言語機能別の検査による量的測定，コミュニケーション・レベルの評価のように，多様な方法が開発されている．これらの方法は対立的なものではなく，必要に応じてバッテリーを組んで総合的評価が行われる．評価の目的によっても用いる検査法は異なってくる．

①標準失語症検査（SLTA）（図1）[4]

プロフィール分析による失語症の重症度・タイプを判定すること，失語症者の各課題に対する成績のレベルとその継時的な変化を理解すること，リハビリテーションの指針を得ることを目的として作成された．26の下位検査からなり，「聴く」聴覚的理解，「読む」漢字読解・仮名読解，「話す」復唱・自発話（呼称，動作説明，まんがの説明）・漢字音読・仮名音読，「書く」自発書字・漢字書き取り・仮名書き取りの各言語機能について，音節（仮名1文字），単語，短文，文章の各レベルで課題が構成されている．言語機能を記載する枠組みとして「話す」「聴く」「読む」「書く」の言語モダリティおよび1音，単語，短文，長文という「取り扱われる言語の複雑性の水準」を組み合わせた構造になっている．各下位検査内の問題項目は難易度順に配列されている．検査に使用される語彙や文は同一のものが各モダリティで使用されており，モダリティ間での成績差を分析できるようになっている．

検査課題の各反応に対し，完全正答から誤答に至る６段階の評価を行う．すなわち，６点：即時正答，５点：遅延正答，４点：不完全正答，３点：ヒント後正答，２点：ヒント後関連反応，１点：誤答である．この６段階評価によって，言語訓練において，何かヒントを与えればできるのか，時間をかければできるのかなどの検討が可能となる．

失語症者の重症度別に各下位検査の成績を比較すると，多くの下位検査では軽度と中度の症例の成績差に比べ，重度の症例で成績の低下が著明であった．また失語症のタイプ別に各下位検査の成績分布を比較すると，いずれの下位検査でも健忘失語（失名辞失語）例の成績が最も良好，全失語例の成績が最も不良，ブローカ失語例，ウェルニッケ失語例はその中間の成績であった．本検査は臨床症状をよく反映している．

その他の妥当性の検討として，SLTA の因子構造に関する研究[5]によると，主な因子は書字，発話，言語理解であり，さらにこの３因子の間に高い相関が認められた．SLTA は言語モダリティ別の３因子によって構成されており，それらの３因子は易から難に向かって言語理解，発話，書字の階層性をなしている．これら３因子に基づいて構成された尺度の点数と合計点によって全般的重症度を表す尺度が作成されており，標準化研究において十分な再検査信頼性が確認されている．

② WAB 失語症検査（図２）[6]

Kertesz の The Western Aphasia Battery（WAB）の日本語版である．WAB 失語症検査は

註　8．および21．「まんがの説明」は，段階１が0%となる．10．「語の列挙」は15語を100%とした．

[図1]　標準失語症検査プロフィール[4]

注）１．得点は，各下位検査の合計点を10で割ったものである（ただし，「II．話し言葉の理解」は20で割る）．
２．行為の得点は右手と左手の両方について求める．
３．ＡＱ及びＣＱの算出は下の式による．
ＡＱ＝（Ｉ＋II＋III＋IV）×２
ＣＱ＝Ｉ＋II×２＋III＋IV＋Ｖ＋VI＋VII＋VIII

日本語版WAB失語症検査による失語症の分類基準

失語症のタイプ	流暢性	話し言葉の理解	復唱	呼称
全失語	0—4	0—4	0—3	0—2
ブローカ失語	0—5	4—10	0—7.9	0—7.9
ウェルニッケ失語	5—9	0—7	0—8.9	0—7
健忘失語	8—10	7—10	7—10	5—10

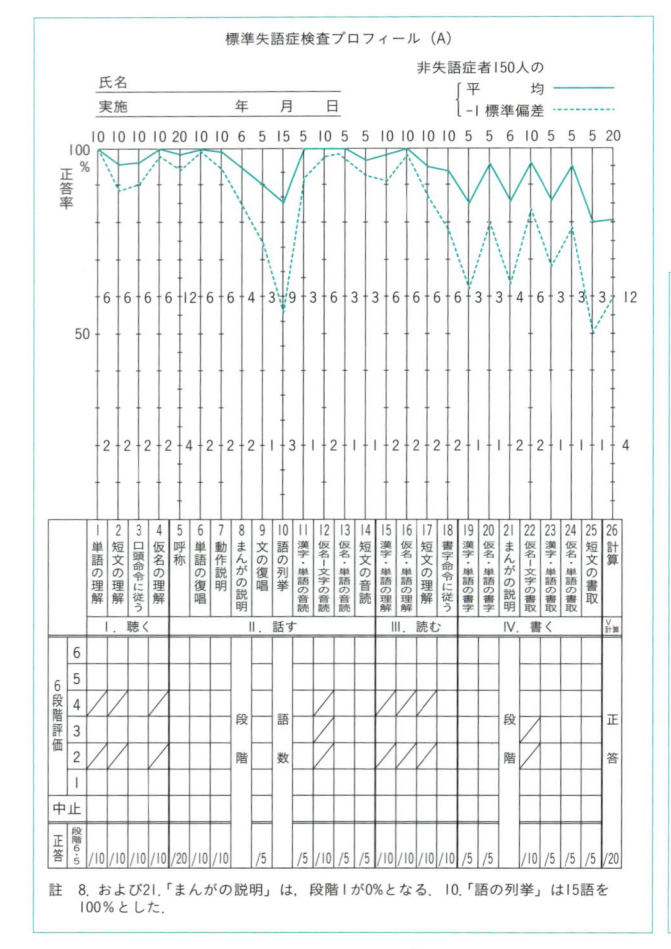

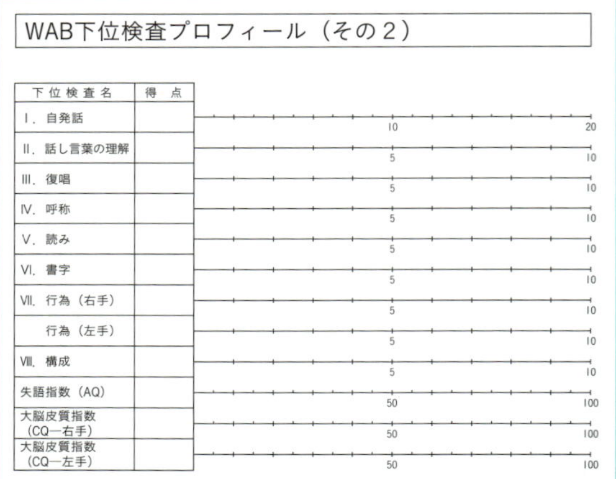

[図2]　WAB 失語症検査プロフィール[6]

Goodglass と Kaplan の The Boston Diagnostic Aphasia Examination（BDAE）の短縮版であり，BDAE は失語症の古典分類，臨床−解剖学的分類を検査結果から明らかにすることを目指している．WAB 失語症検査では特に，検査得点からブローカ失語，ウェルニッケ失語，全失語などの分類がなされるようになっている．

検査項目は，自発話の内容・流暢性の評価，はい・いいえ応答，継時的命令，復唱，呼称，動物名の想起，文章完成，文字による命令，絵・物品・話しことばと文字単語の対応，文字の弁別，漢字の構造の認知，指示に従って書く，書字表現，書き取り，写字，構成行為，視空間認知，行為，計算からなる．言語以外の失行，失認に関する項目も含まれていることが特徴的である．得点の合計により，失語指数および大脳皮質指数が算出され，全般的な重症度を示す．

③失語症鑑別診断検査（D.D.2000）[7]

話しことばの特徴に関する評定尺度，音節の繰り返し，系列語，復唱（単音節語〜短文），呼称，語想起，動作絵・情景画の口頭叙述，単語の聴認知，単語の把持，数詞の把持，文の理解，指示に従う，物語の理解，音読（仮名文字〜短文），文字の再現，数系列の書字，仮名文字の書き取り，文の自発書字，文の書き取り，情景画の書字叙述，数詞の理解，計算の下位検査からなる．多数の課題からなる包括的な検査である．結果は鑑別診断スケールを用いてタイプの診断を行うことができるように工夫されている．

④重度失語症検査[8]

従来の標準的な失語症検査では，非常に重度な失語症患者はほとんど反応できず，残存能力を適切に評価し，治療アプローチの手掛かりを得ることのできる検査法が求められていた．本検査法はこうした要求に応えるべく生まれ，コミュニケーション成立の根底で必要とされる他者への非言語的な働きかけのレベルから非言語的象徴機能，言語機能の検査までをカバーしており，従来の失語症検査の概念を超えるものとなっている．本検査は訓練に必要な多くの情報を追加することがで

き，重度失語症者の臨床を大きく前進させるものとなる．検査は導入部，非言語基礎課題，非言語記号課題，言語課題の4つの部分からなり，個々のコミュニケーション・モダリティについて残存能力を的確に数値化することが可能である．「実施マニュアル」「記録用紙」に加え，「行動観察表」「家族への質問紙」「検査用絵（102枚）」「文字カード（48枚）」がセットとなっている．

2）特定の側面の検査

①標準失語症検査（SLTA）補助テスト[9]

SLTA ではカバーできない軽度の失語症状の把握および掘り下げテストとして開発された．「発声発語器官および構音の検査」「はい・いいえ応答」「金額と時間の計算」「まんがの説明」「長文の理解」「呼称」の6つの検査項目からなる．「まんがの説明」と「呼称」は SLTA の掘り下げテストとしての役割が大きい．「はい・いいえ応答」と「長文の理解」は幅広く聴覚的理解を調べることができ，「金額と時間の計算」は SLTA の計算問題の応用能力を調べることができる．

「**発声発語器官および構音の検査**」：発声発語器官の基本的な運動と構音の機能を検査する．呼吸，発声，口唇，舌などの発語器官の運動，食事動作，咳払い，舌打ちなどの口腔顔面の随意動作，pataka の交互運動，単音節，単語，短文および長文の構音検査，速度や抑揚などのプロソディ，声の質と共鳴について評価することができ，構音の障害を検討するうえで基本的な項目が網羅されている．

「**はい・いいえ応答**」：8文について応答する．

「**金額と時間の計算**」：文章題7問からなっている．

「**まんがの説明**」：SLTA では各コマをそのまま記述できれば正答できるが，本検査では談話において主題を表現することが求められる．本検査では4コマ目がいわゆる話の落ちになっており，SLTA 同様の語彙，文法的誤り，なめらかさとともに「主題の説明」が評価に含まれている．

「**長文の理解**」：物語およびニュースを聞かせ，

主要な情報や物語については，はい・いいえ応答，ニュースについては，通常の質問で解答させる．談話レベルの聴覚的理解課題である．

「**呼称**」：高頻度55語，低頻度25語，合計80語を呼称させる．SLTAと併せて100語となり，掘り下げテストとしての意義を有する．

②失語症語彙検査（TLPA）[10]

語彙判断検査，名詞・動詞検査，類義語判断検査，意味カテゴリー別名詞検査からなり，語彙知識に関する掘り下げテストである．

語彙判断検査：音韻あるいは仮名文字列が「単語であるか，非語であるか」を問う検査で，意味を理解する前段階の語彙知識を評価する．漢字2文字の視覚提示，3モーラの聴覚提示，平仮名3モーラの視覚提示を行い，それぞれ単語か非語かを判断する．通常の包括的な失語症検査には含まれない課題で，言語理解の障害の性質を評価するうえで特異的な課題である．

名詞・動詞検査：名詞と動詞の理解と表出を比較する検査で，名詞と動詞の間で成績差を示す例への症状の分析に用いられる．名詞表出検査では絵を提示して，名詞を発話および書字で表出する．動詞表出検査では動作絵を提示して，動詞を発話および書字で表出する．名詞理解検査および動詞理解検査では，名詞および動詞を聴覚的あるいは文字で提示し，名詞および動詞を表す4枚の絵の中から1枚を選ぶ．

類義語判断検査：単語の対を音声あるいは文字で提示し，両者の意味が同じか，異なるかを答えさせる．意味知識を評価する．

意味カテゴリー別名詞検査：屋内部位，建造物，乗り物，道具，加工食品，野菜果物，植物，動物，身体部位，色の10カテゴリーの単語の呼称と聴覚的理解から特定のカテゴリーにおける知識の低下を検討する．

③失語症構文検査（STA）[11]

失語症者の文の理解と発話の課題について，文形式の複雑さによって出現する成績の差を統語処理の観点で分析する．

本検査における文の複雑性にかかわる要因，すなわち統語的な変数は，①文中の名詞間の意味的可逆性の有無，②深層の格の種類，③深層の格の数，④補文の有無である．ここでの「深層の格」とは，名詞句が動詞との間に結ぶ意味的役割を指し，例えば「子どもが蝶を追う」では，「子ども」は動作主格，「蝶」は対象格である．以上の統語的な変数のうち，①の文中の名詞間の意味的可逆性とは，文中の名詞を互いに入れ替えても意味として成り立つかどうかである．理解でも産生でも非可逆文〔文中の名詞を入れ替えることができない文（例：子どもが蝶を追う）〕に比べて，可逆文〔文中の名詞を入れ替えることができる文（例：太郎が花子を追う，花子が太郎を追う）〕の処理は困難である．②の深層の格の種類は，文頭の名詞句が「事態を引き起こす動作主格」かどうかという変数である．文頭の名詞句がこの動作主格である場合にはそうでない場合よりも理解しやすい．③の深層の格の数は，その数が多いほど産生，理解の困難度が上がる．④の補文は文の中に埋め込まれた文を指し，間接受動文や使役文は補文を含まない文より複雑な統語処理を要するため，理解も産生も困難となる．

理解検査：聴覚的理解と読解からなるが，刺激文は両検査で同一である．刺激文を提示して動作絵のポインティングを行う．刺激文は短文4レベルと関係節構文の5レベルに分けられ，各レベル8文中7文が正答すればそのレベルを通過したと判定される．各レベルは次のように定義される．レベルⅠ：内容語の意味的選択制限に基づいて非可逆文が理解できる．レベルⅡ：表層の語順に基づいて，可逆文のうち文頭の名詞句が進んで事態を引き起こす動作主格の文が理解できる．レベルⅢ：助詞に基づいて補文を含まないすべての可逆文が理解できる．レベルⅣ：助詞に基づいて補文を含まないすべての可逆文が理解できる．関係節構文：可逆文の関係節構文が理解できる．

産生検査：動作絵の説明を行う．目標文は，①主語の格，②可逆性，③深層の格の数，④助詞の種類の4変数の組み合わせによって5レベルに分けられ，産生できる文型の種類と数，産生力レ

ベルについて評価する．④の助詞の種類については，深層の格との対応によって4種類に分類され，「が」「に」「を」のように深層の格と直接的な対応がなく，文法関係（主語，直接目的語，間接目的語）を示す助詞は，その他の種類の助詞に比べ容易に産生される．

④ トークンテスト [12]

De Renzi と Vignolo によって失語症の聴覚的理解力，特にその軽度の障害を検出することを目的として開発された．検査は色が5色，形が2種類，大きさが2種類の多数の札（トークン）を口頭命令に従って指示したり，動かしたりする．検査が進むにつれて，文が次第に長くなり，単位が増加する．最後のパートは文法的に複雑な文が用いられている．原版は61項目からなっているが，NCCEA（Neurosensory Center Comprehensive Examination for Aphasia）では36項目からなる短縮版が取り入れられ，わが国ではこれを基にした七沢老人リハビリテーション病院訳・改訂版が広く用いられている．

課題は6つのパートに分かれている．パートA：形あるいは色の1次元の情報について2者択一および5者択一の選択を行う．パートB：色×形の2次元の情報について10者択一の選択を行う．パートC：大きさ×色×形の3次元の情報について20者択一の選択を行う．パートD：色×形の2次元の情報について10者の中から2つのトークンを選択する．パートE：大きさ×色×形の3次元の情報について20者の中から2つのトークンを選択する．このようにパートAからEにかけて，理解する情報が1単位から2，3，4，6単位へと増加する．パートF：色×形の2次元の情報について動作命令が与えられるもので，他のパートの情報量に加えて統語の要素が加わる．

失語症の重症度とトークンテストの得点の間には相関が認められており，非日常的なトークンを用いて，ほとんど冗長性のない指示文を採用することによって，軽微な聴覚的理解力障害の検出に成功した．宇野ら [51] は111例の失語症者を対象

として，トークンテストを施行した．正答率はA：93%，B：81%，C：75%，D：60%，E：56%，F：50% と課題が進むにつれて困難となった．失語症のタイプ別には健忘，伝導＞運動，感覚＞全失語となった．トークンテストとSLTAの聴覚的理解の下位項目との相関をみると，SLTAの1. 単語の理解とトークンテストのパートA，SLTAの3. 口答命令に従うとトークンテストのパートFは相関が高かった．単語レベルの理解と統語情報を含む文レベルの理解では，質的にも難易度のうえでも大きく異なることがわかった．

⑤ 実用コミュニケーション能力検査（CADL）[13]

Holland による "Communicative Abilities in Daily Living-A Test of Functional Communication for Aphasic Adults" の日本版である．この検査は失語症者が日常生活の中で，どのようにコミュニケーションを行っているかを知ることを目的としている．実際の生活用品を用いた検者との相互のやりとりを通じて，言語学的正確性よりも情報伝達の実用性が評価される．あいさつ，自分についての情報を伝える，受診申し込み用紙に記入する，自動券売機の利用，買い物，道を尋ねる，電話の利用，マスコミ情報の利用など，全34項目からなっている．

検査結果は総得点によって重症度およびコミュニケーション・レベル（全面介助，大半介助，一部介助，実用的，自立の5段階）が判定される．また検査の反応に多く使用されたコミュニケーション・ストラテジー（聞き返し，代償反応，自己修正，回避）を調べ，下位検査・プロフィールから容易な，あるいは困難なコミュニケーション活動を知ることができる．

34の下位検査項目のうち，11の下位検査項目を選択した短縮版が作成されている．短縮版の得点から全検査の予測得点が導かれ，全検査同様の判定が行われる．また，日常のコミュニケーション活動の実態をとらえるために検査同様のコミュニケーション行動について家族質問紙が作成され，検査結果との比較がなされる．CADL は右

半球損傷，認知症，難聴などの失語症以外のコミュニケーション障害例にも適用される．

⑥ SALA 失語症検査[14]

認知神経心理学モデルに基づき，各言語情報処理過程の機能を分析的にとらえることを目的としている．聴覚的理解，視覚的理解，産生，復唱，音読，書き取りに関する40課題からなる．

聴覚的理解：聴覚的異同弁別（2モーラ語），聴覚的アクセント異同弁別，語彙性判断（聴覚提示），名詞・動詞・助数詞・文・位置関係を表す文の聴覚的理解，名詞・動詞の類似性判断（聴覚提示）からなる．

視覚的理解：平仮名・片仮名のマッチング，漢字判断，語彙性判断（平仮名，片仮名，漢字），名詞・動詞・文・位置関係を表す文・同音異義語の読解，名詞・動詞の類似性判断（視覚提示）からなる．

産生：呼称（親密度，モーラ数），書称（親密度，表記タイプ×モーラ数），動詞の産生（発語，書字），助数詞・文の産生，同音異義語の判断からなる．

復唱：単語の復唱（心象語×頻度，モーラ数），無意味語の復唱，数詞の短期記憶（復唱，指さし）からなる．

音読：単語・無意味語の音読からなる．

書き取り：単語・無意味語の書き取りからなる．

無意味語，類義語，類音語，各品詞，単語の頻度・心像性，文字単語の長さなど，刺激の属性を考慮したものとなっている．本検査は他の包括的な失語症検査のように，すべての課題を行うものではなく，個々の失語症者の言語障害の性質を明らかにするために，障害された課程に関連する課題を行い，それらの成績を相互に比較，検討する．個々の課題についてモデル上の意義，解釈方法が解説されている．

⑦標準抽象語理解力検査（SCTAW）[15]

抽象語を用いて軽度の言語理解障害を検出する．対象年齢は小学2年生〜70歳代である．誤反応を意味的誤りと音韻的誤りに分類し，質的分析ができる．聴覚的刺激と視覚的（文字）刺激の間で比較できる．聴覚的理解と視覚的理解のうち，理解力低下がより大きいと考えられるモダリティから開始する．復唱後に聴覚的理解力検査，音読後に視覚的理解力検査を行う．6枚の絵のうち，目標語の意味を最も適切に表していると考えられる絵を選択する．目標語以外の選択肢は，目標語と音韻的に類似している単語（音的関連刺激）2語，意味的に近いと考えられる単語（意味的関連刺激）2語，無関連語1語からなっている．

3) 失語症のコミュニケーションの評価

(1) コミュニケーションの充足度の評価

失語症者のコミュニケーション能力の改善を目指した訓練法であるPACE[16]は，訓練場面で治療者が失語症者の伝達内容を理解するために行ったフィードバックの量によって，コミュニケーションの充足度を示す．すでに述べたように対話を行う両者の協力によってコミュニケーションは成り立つ．その際に聞き手の関与がどの程度必要かという観点からコミュニケーション能力を評価する（**表1**）．

(2) コミュニケーション代償行動の評価

多くの失語症者は正常とはいえないが，有効なコミュニケーション行動を示す．すなわちコミュニケーション代償行動がみられる．コミュニケーション能力の評価には，語用論的能力の高さないし限界と，失語症者がコミュニケーションの代償手段として用いる行動の両面がある．コミュニケーション代償行動は，代償的言語行動と非言語

[表1] コミュニケーション能力の評価点

評価点	
4	最初の1回で内容の伝達が可能
3	一般的なフィードバックの後に伝達が可能．「言うことがよくわかりません，もっとよく話してください」
2	特定の質問によるフィードバックの後に伝達が可能．「あなたのお子さんについて話しているのですか．お子さんが訪ねてきたのですか」
1	伝達内容が部分的にしか聞き手に伝わらない
0	聞き手は伝達内容が全くわからない

的行動に分けることができる.

コミュニケーションの媒体は記号と指示対象との関係によって分類される. 記号は象徴と信号に分けられ, 言語記号は象徴の一種である. 単語の形式は指示対象と関連がない. 例えば, 机という単語は事務作業に用いる台を表すが, 机の機能や形状と "tsukue" という音や意味内容とは関係がなく, また同じ対象について英語では "desk", ドイツ語では "tish" といい, 対象と語彙形式との間に関連はない. このように対象と象徴との関係は文化として社会の中で共有される. 一方, 記号と指示対象との関連が, その対象についての実際の知識に基づくものを信号と呼ぶ. 以下のように伝達される情報の象徴性の水準（記号と指示対象の間の距離）に基づいた評価がなされる.

代償的言語行動

①自己修正・手掛かり修正

関連言語反応の後に修正する.

- ・努力性修正：語の一部ずつを表出していく.
- ・即時修正：即時に容易に修正する.

②語想起のストラテジー

目標語を想起する時に用いる方法を評価する.

- ・遅延：単語を想起するための時間をとり, また要求する.
- ・意味性錯語
- ・音韻性錯語
- ・迂言
- ・一般化：代名詞など, 不定な語を用いる.

非言語的行動

①象徴的ジェスチャー

物品, 出来事, あるいは抽象概念を表すために意図的に言語の代わりとして用いる.

イコン：東方正教会の聖体を小さく描いたもので, 常に携行する聖像を指す. 認知心理学において形の認知の初期状態のモデルとしてこの用語が用いられた. 転じて指示対象の代理として指示対象の特徴をとらえたジェスチャーを表す.

- ・パントマイム：直接的に代理する. しばしば物品を使用する動作を物品が現前しない場面で, その物品を使用するジェスチャーに

よってその物品を指し示す.

- ・自然なジェスチャー：命題を示すために用いる. 例えば, 目を擦ることによって悲しみを, 頭を掻くことによって困惑を示す.
- ・その他：数を指で示すなど.

恣意的ジェスチャー：象徴性のあるジェスチャーで, ジェスチャーと指示対象との間に物理的類似性がない. 恣意的という用語は「自分勝手な」という意味ではなく, 記号と指示対象との関係に自然なつながりではなく, 民族など一定の文化的集団の共通知識のもとで使用されている.

- ・象徴：慣習的に用いるもので, しばしば物品を使用しない動作に使われる. 合掌, ＯＫサインなど.
- ・形式化された象徴的符号：手話など.
- ・その他：空中に文字を書くなど.

②信号

非意図的（自然に出てきた, 命題化されていない）, 非象徴的, 非指示的な記号である. 強調する時に発話に伴って指でタッピングをする場合のように, 発話に伴って生じる.

- ・身振り, 手真似：発話に伴って慣習的に会話を規制する. 頭, 腕, 手の動きで, 話し手・聞き手の役割交換に関する信号にする.
- ・自然な表出：例えば, 困った時に眉をひそめるような状況に対する直接的反応.
- ・感情表現：顔面表出など.
- ・指示的動作：実際に物品を用いて使い方を示すなど.

(3) 語用論的行動の評価

患者の自然なコミュニケーション場面の観察を分析する語用論的行動リストがいくつか開発されている. 例えば, Prutting と Kirchner は, 4 カテゴリーからなる 32 の語用論的行動のリストを作成した [17]. 以下のような語用論的行動が適切に行われているか否かを判定する.

①発話行為

話し手が聞き手に対して行う発話. 明瞭度, 声の強さ, 声の質, プロソディ, 流暢性, 会話相手との物理的近接性, 身体的接触, 姿勢, 足の運

動，手の運動，身振り，顔の表情，注視．

②命題行為

語彙の選択と使用（特殊性，正確性），単語間関係（語順，既知・未知に関する情報－代名詞，省略，ストレス，冠詞，イニシャル），文体・コミュニケーションスタイルの変異．

③発話媒介行為（発話することにより，相手に何らかの効果をもたらす）と発話内行為（発話行為がもたらす機能）

話し手と聞き手の発話行為を対にして分析する（指示・従順，質問・応答，要求・応答，批評・承認），発話行為の種類（話題の選択・導入・維持，役割交換の開始・応答・訂正・間合い・妨害・フィードバック）．

（4）ロール・プレイングによる評価

患者に日常的場面での役割を演技してもらい，治療者のフィードバックとしての問いかけの回数によってコミュニケーション能力を評価する．内容の伝達に成功したかどうかと同時に，好んで用いる伝達様式も評価される．

PACE療法では，雑貨屋で店員に小麦粉を探してもらう，隣の人に湯沸かし器の修理を手伝ってもらうなどの場面が設定されている．

Blovertらの日常言語テストでは，テレビを買う，店員として客に対応する，パーティの招待を断る，迷子を助ける，花屋で買い物をする，新しく引っ越して近所の人に自己紹介するの6場面である[18]．

（5）質問票による評価

家族，友人，雇用主などから，患者のコミュニケーション行動に関する情報を得る．

失語症者の発話習慣（例：自ら会話を開始するか，あるいは他の人に反応するだけか）

失語症者のコミュニケーション要求（例：自分でお金，手形を扱い，小切手帳を差引勘定することができるか）

雇用場面でのコミュニケーション能力（例：教示を与えたり，雇用者や顧客に説明することをいかにうまく行うか）

質問紙は患者の興味，典型的なコミュニケー

ション文脈，望ましいあるいは望ましくないコミュニケーション方略，失語症発症前の言語習慣などを知るために有用である．

4）関連する認知機能の検査

（1）非言語的知能の分析

失語症者に様々な知的能力，ジェスチャー，音楽，構成，分類などの検査が行われている．その中でも言語の関与を可能な限り排除した非言語性知能検査を用いた研究は数多い．よく用いられる検査にはWAIS-IV動作性検査，コース立方体組み合わせ検査，レーヴン色彩マトリックス検査などがある．

（2）失行失認の分析

WAB失語症検査の行為と構成課題は，上肢客体のない動作，顔面動作，道具使用，複雑な動作の20項目について，口頭命令と模倣条件で行う．構成行為も含まれる．標準高次動作性検査（SPTA）[19]は，失行症の評価に関する基本課題が網羅されており，分析的な評価が可能となる．標準高次視知覚検査（VPTA）[20]は，視覚認知障害および視空間認知障害の検査であり，視知覚の基本機能，物体・画像認知，相貌認知，色彩認知，シンボル認知，視空間の認知と操作，地誌的見当識からなっている．

①標準高次動作性検査（SPTA）[19]

失行症とは，麻痺や感覚障害などに起因せず，脳の限局病巣によって行為を正確に遂行できなくなる状態である．SPTAは12の大項目からなり，自動詞的動作，他動詞的動作，構成的動作より構成されている．1）自動詞的動作は，道具を必要としない動作で，検査項目として顔面動作，上肢（片手）習慣的動作，上肢（片手）手指構成模倣，上肢（両手）客体のない動作，上肢（片手）連続的動作がこれにあたる．2）他動詞的動作は，道具を必要とする動作で，検査項目として上肢・着衣動作，物品を使う顔面動作，上肢・物品を使う動作，上肢・系列的動作，下肢・物品を使う動作がこれにあたる．3）構成的動作は，上肢・描画（自発，模倣），積木構成など，視覚対象の形態を

作成する課題である.

誤反応分類は,下記のように分けられる.正反応(normal response:N),拙劣(clumsy:CL),保続(perseveration:PS),錯行為(para praxis:PP),無定形反応(amorphous:AM),無反応(no response:NR),修正行為(conduite d'approche:CA),開始の遅延(initiatory delay:ID),その他(others:O)として記載される.その他の反応としては,身体部位を対象物と扱う反応(body parts as object:BPO),音声化(verbalization)などがある.

顔面動作,上肢(片手)手指構成模倣,上肢・描画(模倣)の3項目がスクリーニングテストとして選択される.成績の評価では,麻痺や失語症に基づく誤りを分けて評価する.

②標準高次視知覚検査(VPTA)[20]

視覚失認および視空間失認の検査である.失語症では後方に病巣が広がった場合,純粋失読,色彩失認,さらには物体失認を示すことがある.また視空間失認,特に半側空間無視は右半球損傷例で頻度が高く,左半球損傷例でも右半側空間無視を示すことがある.症状に応じてパート別に使用できる.前提検査として視力,視野,色覚を評価する.

①視知覚の基本機能として,1)視覚体験の変化,2)線分の長さの弁別,3)数の目測,4)形の弁別,5)線分の傾き,6)錯綜図,7)図形の模写を行う.これらの課題は知覚レベルの課題であり,統覚型視覚失認において障害される.

②物体・画像認知では,8)絵の呼称,9)絵の分類,10)物品の呼称,11)使用法の説明,12)物品の写生,13)使用法による物品の指示,14)触覚による呼称,15)聴覚呼称,16)状況図を行う.絵の呼称および物品の呼称は基本的な課題で,分類,写生,説明,指示の諸課題は,呼称が不可能でも知覚,認知が可能かを確認する課題である.触覚および聴覚での呼称は,他の感覚モダリティでは認知可能であるかを確認する課題である.呼称できず,物品の写生が不可能であれば統覚型と判定される.写生ができて分類や指

示,呼称ができず,聴覚・触覚が不可能であれば連合型と判定される.写生,分類,指示,他の感覚で正答可能であり,呼称が不可能であれば視覚失語と判断される.

③相貌認知,熟知相貌では,17)有名人の命名,18)有名人の顔写真の指示,19)家族の顔,未知相貌,20)異同弁別,21)同時照合,22)表情の叙述,23)性別の判断,24)老若の判断があり,熟知相貌と未知相貌および相貌の属性に関する課題から構成されている.

④色彩認知では,25)色名呼称,26)色相の照合,27)色相の分類,28)色名による指示,29)言語-視覚課題,30)言語-言語課題,31)塗り絵(色鉛筆の選択)の諸課題があり,色覚,色彩呼称および色彩認知の段階が評価される.

⑤シンボル認知は,32)記号の認知,33)文字の認知(音読)〔イ)片仮名,ロ)平仮名,ハ)漢字,ニ)数字,ホ)単語(漢字・仮名)〕,34)模写,35)なぞり読み,36)文字の照合があり,シンボル認知各段階の諸課題からなっている.

⑥視空間の認知と操作は,半側空間無視に関する課題からなり,37)線分の2等分,38)線分の抹消,39)模写,40)数字の音読,41)自発画がある.

⑦地誌的見当識では,42)日常生活,43)個人的な地誌的記憶,44)白地図があり,地誌的な記憶を評価する.

(3)記憶障害の分析

記憶障害の臨床的評価における検討事項として,重症度と他の認知機能との関連性が挙げられる.重度な例では,ほとんど全ての記憶に重度な障害を示す.軽度な例では,領域によって記憶成績が異なる.また,記憶障害例が他の認知機能の障害を伴うことがある.見当識,自発性,注意,言語,読み,視知覚などの機能に障害が出現することが多い.失語症者では発症初期の通過症候群として記憶障害を合併することが多い.慢性期では認知機能の全般的低下を背景に記憶障害を呈する.失語症者の記憶機能の測定には視覚記憶課題を用いる.一方,言語性短期記憶の障害について

は数唱などのスパン課題が用いられる.

言語性記憶テストとしては，即時再生スパン，数唱，ウェクスラー知能検査の数唱課題，単語および文スパンが用いられている. Rey 聴覚性言語学習検査 (RAVLT)[21] では，15 の無関連語のリストを再生してもらう. ベントン視覚記銘検査 [22] は，幾何学図形の再生課題である. Rey-Ostherrieth 複雑図形検査 [23] では，複雑図形の模写，即時再生，遅延再生を行う. 記憶尺度には，ウェクスラー記憶検査 [24] があり，論理的記憶，視覚的再生，言語的対連合，視覚的対連合について体系的に評価される. また，言語的記憶と視空間的記憶の下位検査のバランスがよくとれている. リバーミード行動記憶検査 [25] は，日常生活上の記憶の問題点，普段の生活での記憶障害の重症度について評価する. 標準言語性対連合学習検査 (S-PA)[26] は，意味的に有関係，無関係の対語それぞれ 10 対で構成されており，1 対ずつ読み聞かせて復唱させ，10 対が終わったら対語の一方を検者が言い，他方を被検者に言わせることを 3 回繰り返す. 有関係 10 対が終わったら無関係 10 対について同様の手続きを繰り返す.

(4) 注意障害の分析

覚醒度，注意の選択性，注意の分配，注意の持続性など，注意の各側面に関する検査法が開発されている.

覚醒度の検査には，等速打叩検査 (5 分間持続して 1 回／秒の打叩を行う)，記憶範囲検査 (聴覚課題では数唱，視覚課題ではタッピングスパン) がある. 長時間覚醒状態を維持できるか，患者の名前を呼ぶなどの覚醒させる刺激により覚醒度が上がるかなどをみる.

注意の選択性は，抹消・検出課題で検討することができる. 視覚性抹消検査 (紙面上の干渉刺激の中に含まれたターゲットを消していく)，聴覚性検出検査 (ターゲット音が提示された際にタッピングなどで反応する)，上中下検査 (上段，中段，下段の 3 段に上中下という文字を配置し，文字を読むのではなく，文字の位置を述べる)，WAIS の符号問題あるいは Symbol Digit Modali-ties Test (SDMT；記号と数字の対応表に応じて空欄に記号を記入していく)，Paced Auditory Serial Addition Task (PASAT；連続して提示される一桁の数字を暗算で足していく)，ウェクスラー記憶検査の心的コントロール課題 (「1, 4, 7, …」のように 1 から 40 まで 3 つおきに数える) がある.

注意の分配課題としては，ウィスコンシン・カード・ソーティング・テスト (WCST)[27]，仮名拾いテスト [28] (すべて仮名で書かれた文章の中から「あ，い，う，え，お」を抹消すると同時に，文章の内容を読解する)，トレイル・メイキング・テスト [29] (数字と平仮名が並んでいて，「1, あ, 2, い, 3, う, …」と，数字と文字を交互に結んでいく) が挙げられる.

注意の持続性の検査には，Continuous Performance Test (CPT；提示された刺激のうちからある一定の刺激に対してボタンを押し，これが多数回繰り返される) がある.

① 標準注意検査法 (CAT)[30]

CAT の各下位検査は，注意の各側面を評価する課題からなっている. ①スパン (数字および空間位置)，②選択性注意課題 (視覚および聴覚刺激の抹消・検出)，③注意の分配・転換および注意の制御 (数字と記号を組み合わせる SDMT，数を内的に保持しつつ加算を続ける PASAT，与えられた数列の末尾 3 桁あるいは 4 桁を答える記憶更新検査，上中下の文字の意味とその文字が書かれている位置が交絡する上中下検査)，④注意の持続 (持続的に特定の数字を検出する CPT) がある.

(5) 遂行機能障害の分析

前頭葉機能を標準的な神経心理学的検査でとらえることは難しい. 標準的検査は個別的で明示的な課題から構成されており，検査によって手掛かりを与えられる. 遂行機能は日常定型的で，構造化された課題には影響しない. 多くの神経心理学的検査では正常であり，自己管理行動に障害が現れる [31]. 失語症者では脳出血例で遂行機能の低下がしばしば認められる. 皮質下と前頭前野との

連絡経路の障害が考えられる.

ウィスコンシン・カード・ソーティング・テスト（WCST）は，概念の変換と維持に関する能力を検討するカード分類検査である.

Modified Stroop Test[32]は，同時的な干渉効果を検討する検査，あるいは注意の分配能力の検査と考えられることもある．流暢性の検査には語の流暢性（ある頭文字で始まる語，特定のカテゴリーに含まれる語をできるだけ多く産出する）などがある.

Frontal Assessment Battery（FAB）[34]は，前頭葉機能に関するスクリーニングテストで，6つの課題からなる．①類似性課題では，同一カテゴリーに含まれる語彙間の類似性を問う．②語流暢性課題では，「か」で始まる単語を1分間にできるだけ多く言ってもらう．③運動系列課題では，手の形を系列的に変えていく．④葛藤指示課題では，検者が1回机をたたいたら被検者は2回たたき，検者が2回たたいたら被検者は1回たたく．⑤Go/No-Go課題では，検者が机を1回たたいたら被検者は1回たたく．検者が2回たたいたら被検者はたたかない．⑥把握行動課題では，「私の手を握らないでください」と言っておいて，被検者の手のひらを上に向けさせ，手のひらを刺激する.

遂行機能障害の行動評価（BADS）[33]は，目標の設定，計画の立案，計画の実行，効果的な行動の遂行に関する諸課題からなっている．6つの下位検査と質問紙から構成され，様々な遂行機能を評価できる．①規則変換カード検査では，トランプの分類について規則の変換に対応できるかどうかを評価する．②行為計画検査は，管の底にあるコルクを直接触れたり，持ち上げたりせずに，道具を用いて取り出す課題で，計画能力を評価する．③鍵探し検査は，広場で鍵を探し歩く道筋を描く課題で，組織的な探索ができるかどうかを評価する．④時間判断検査では，明確な正答が存在しない時間的長さを推定してもらう．⑤動物園地図検査は，ルールに従って，所定の場所を通る経路を計画する課題である．⑥修正6要素では，10分間に計算，呼称，口述をそれぞれ2種類，全6課題すべてに少しずつ手をつけ，効率よく時間配分することが求められる.

(6) 社会的行動障害の分析

外傷性脳損傷患者の社会的行動障害を全般的な評定法で評価する.

前頭葉機能に関する行動評価尺度（Frontal Systems Behavior Scale）日本語版では，アパシー，脱抑制および遂行機能に関しての評価が行われる．また，ギャンブリング課題[31]は，トランプを使った賭けに類似した検査であり，被検者が1回カードを引くと，即時の報酬とその後の罰が1施行ごとに与えられる特徴をもっている.

標準意欲評価法（CAS）[30]では，面接，意識調査および行動観察によって意欲を評価する．①面接による意欲評価スケールは全17項目で，表情，視線，仕草など検者が面接場面における被検者の行動を観察して評価する．②質問紙による意欲評価スケールは，興味や日常生活態度，社会的行動について33項目の自己評価を行う．③日常生活行動の意欲評価スケールは，日常生活活動および日常生活関連活動の16項目の自立度を評価する．④自由時間の日常行動観察は，所定のスケジュールがない自由な時間に何をしているか，場所，内容，行為の質，談話の質などを評価する．⑤臨床的総合評価は，臨床場面での総合的な印象に基づいて評価する.

失語症者では全般的な認知機能の低下が背景となり，意欲面の障害が出現することがある.

6 | 医学的情報の収集

言語聴覚療法を含むリハビリテーション実施に際して確認すべき医学的情報について述べる．神経心理学的症状の出現にかかわる画像診断については，第1章で述べている.

1) 急性期におけるリスク

急性期には意識障害や医療管理のためベッド上での安静を強いられ，二次的に運動機能および精

神機能の障害が出現する．この廃用症候群を予防するために離床を促し，二次的合併症を最小限に抑えるリハビリテーションが必要となる．この座位訓練の開始時期は以下の 3 項目を目安とする．①意識障害が Japan Coma Scale で 1 桁以下であること，②バイタルサインが安定していること，③運動麻痺の進行が停止していること．失語症者では座位訓練を開始する際にめまい，胸部不快感，動悸などの自覚症状を訴えることが難しいため，血圧や脈拍を測定しながら徐々にベッドの傾斜を上げ座位をとらせる．そのようにして順次，端座位，車椅子座位に移行する．

2) 回復期におけるリスク

脳血管障害であれば高血圧，脂質異常症，糖尿病などが再発のリスクファクターである．リハビリテーションの中止基準には，血圧，脈拍とともに労作性狭心症，心筋梗塞，うっ血性心不全，不整脈，動悸・息切れが挙げられている[35]．

7 | 心理・社会的側面の情報収集

脳卒中後のうつ状態の出現頻度は高い．発作後 6 か月以上 2 年以内に出現することが多く，左半球損傷例に好発するとされた[52]．しかし，損傷部位との関連性については議論が続いている[53]．さらに，非流暢型失語において，うつ状態の頻度が高く，重症度も高いことが報告されている．脳卒中後の躁状態については，その頻度はうつ状態に比べて少ないこと，その症候は内因性躁病とほぼ同一であること，また躁状態の出現例では気分障害の家族歴が多いことなどが報告されている．病巣局在に関しては，躁状態は右半球損傷，特に右の前頭葉眼窩部，側頭葉前部底面，尾状核頭および視床（すなわち右辺縁系関連領域）の損傷と関連があることが示唆されている[52]．

また，より神経心理学的な研究として，左右半球損傷後の情動の認知および表出の障害についての検討が進められており，右半球損傷例については無関心（indifference）が特徴的であるとされ

る．また，脳卒中後には，情動失禁（emotional incontinence）や病的泣き笑いも生じる[31]．

また，自殺という選択肢が患者の心の隅に潜んでいることを忘れてはならない[37]．

8 | 評価サマリー

1) 高次脳機能障害の関与の把握

意識，認知，行為，精神症状の概要を言語障害の所見に併せて記載する．症例の脳機能障害の全体像を把握する．

2) 失語症候群の分類と重症度の把握

失語症各種検査や症状の分析を行った結果から，失語症状の障害メカニズムを推定し，モデル仮説を立てることが，その後の訓練プラン立案の基礎となる．タイプ分類は障害メカニズムを判定するために重要である．古典的な分類が広く用いられている[38-40]．多くの症例は典型的ではないため，症例ごとの特徴を明らかにする．失語症候群は高頻度に出現する失語症状の組み合わせのパターンととらえられる[41]．症状の詳細な分析と障害の機制の検討が重要である．

3 | 診断手続き

1 | 鑑別診断

失語症と鑑別すべき言語行動に変化を示す他の障害として，健常者，認知症，錯乱状態，統合失調症，右半球損傷，発語失行（失構音，アナルトリー），運動障害性構音障害を挙げることができる[42]．

1) 健常者における言語行動の問題と失語症の鑑別

左半球損傷を有していない者に言語行動の異常が出現する場合には，生育歴を検討する必要がある．聴覚的理解と発話表出の障害がみられず，読み書きが低成績な場合は，失語症ではなく，教育の欠如，非識学者が考えられる．失語症とはすべてのモダリティにわたる言語障害であり，その点が相違する．環境によってコミュニケーション行動が低下することがある．話をすることが制限され，誰も話を聞いてくれない異常な環境では，失語症のような状態になる．そのような事例では，すべてのモダリティで言語機能が低下を示すが，構音の誤りや仮名の読み書きの障害はみられない．

2) 認知症と失語症の鑑別

失語症と認知症の鑑別点を挙げると，失語症では急性に発症し，左半球に病巣があり，局在病変である．一方，認知症では緩徐に発症し，両側に病巣があり，びまん性病変である．

言語症状については，失語症では意味，統語，音韻知識のいずれも障害され，失語タイプによって障害の内容が異なっている．一方，認知症では言語機能の低下は順序的で，意味，統語，音韻の順に進行する．

精神症状については，失語症では記憶，認知機能は保存されており，質問が適切に理解され，回答が表出される経路が得られれば，確認可能である．気分や行動は通常適切であるが，うつ的でフラストレーションを抱える者もいる．一方，認知症では高度な機能から順に障害されていく．記憶，見当識，思考，学習，判断などの知的障害，感情，意欲，人格の障害あるいは変容を示し，その結果として言語およびコミュニケーション機能の障害を示す．感情失禁，自閉，易怒性などを示す者もいる．

3) 錯乱状態と失語症の鑑別

失語症との鑑別で重要な錯乱状態の特徴は，急性発症であり，びまん性脳病変である．病態認知や記憶の障害を伴い，自分のことばの異常に気付かない．頭部外傷の部位と広がりによっては運動障害性構音障害や失語症を合併する．

失語症の側からみると，ウェルニッケ失語の意味性ジャルゴンでは錯乱状態の発話に似るが，失語症では言語理解の障害を示す．また，コミュニケーション障害が前景となり，性格変化はほぼ生じない．

4) 統合失調症と失語症の鑑別

統合失調症と失語症の鑑別点を挙げると，失語症は急性発症であり，語想起，構音，統語などに障害が出現する．

一方，統合失調症は青年期に緩やかに出現し，交互に増悪期と寛解期があり，症状も進行と改善を示す．統合失調症では精神疾患の既往を有する者があり，家族性の場合もある．左半球損傷を示唆する神経学的現症は認められない．言語症状として不適切な発話内容や空想性の作話が出現するが，聴覚的理解，読解，発話，書字の障害はみられない．統合失調症の言語的問題は思考の適切性，脈絡，結束性（文のつながり）などに関するもので，感情，意識の障害，幻覚，妄想の症状に関連している．

5) 右半球損傷例におけるコミュニケーション障害と失語症の鑑別

右半球損傷例と失語症の鑑別点を挙げると，失語症では音韻，意味，統語に関する言語能力の障害を示す．

一方，右半球損傷例は比較的良好な言語能力を背景に，コミュニケーション障害が出現する．また，左片麻痺，左半身の感覚障害，左半側空間無視も生じる．

6) 運動障害性構音障害 (dysarthria) と失語症の鑑別

(1) 運動障害性構音障害と失語症

運動障害性構音障害と失語症の鑑別点として，失語症は音韻，語彙，統語の表出と理解の障害であり，発声発語器官の運動障害，声や共鳴の異常はない．

一方，運動障害性構音障害では声に関して開鼻性，気息性，無力性，努力性の特徴がみられる．四肢の筋緊張亢進に相応して努力性が生じ，痙性の発語となる．構音は歪み，プロソディでは速度が低下する．抑揚については大小の変化が乏しい．

(2) 音韻性錯語，発語失行および運動障害性構音障害

発語失行は運動障害性構音障害と比べて，リズム，ストレス，イントネーションは正常で，発話を時間的に延長してもプロソディ障害は軽減されない．同一の発話を反復して表出すると，その構音の誤りは非一貫的である．例えば，/ s / が / t / に置換したとしても，次回には正しく構音される．プロソディの障害には，発話速度の低下，音の引き延ばしや途切れ，発話の抑揚や大きさの変動が認められる[43,44]．発語失行は失語症の発症初期に多く出現するが，発話量が減少している場合も多く，その場合には発語失行の診断は困難である．発語失行は単独でも出現するが，ブローカ失語の部分症状であることが多く，他の失語症のタイプでは発語失行は出現しない．純粋の発語失行例では流暢型に相当する発話の長さと文法的形式を示す．

失語症にみられる音韻的な誤りとして発語失行と音韻性錯語を挙げることができるが，この両者の鑑別ポイントを**表2**に示す．

7) 重症度およびタイプの診断

SLTA などの失語症検査の各下位検査では，失語症を重症度別にみると，多くの下位検査で軽度，中度，重度の間の成績差は著明である．失語

[表2] 発語失行と音韻性錯語の違い

	発語失行	音韻性錯語
症候のレベル	症候群	症状
転置	少ない	多い
置換する語音予測	可能	困難
プロソディ	異常	正常
発話開始の困難	みられる	みられない
病巣	左半球前方	左半球後方
右片麻痺	伴う	伴わない

症のタイプ別成績では，いずれの下位検査でも健忘失語の成績が最も良く，全失語が最も不良で，ブローカ失語とウェルニッケ失語はその中間の成績を示す．WAB 失語症検査ではモダリティ別の得点を算出し，流暢性得点と聴覚的理解得点の二重乖離によってブローカ失語とウェルニッケ失語の鑑別を行う．失語症鑑別診断検査においても流暢性尺度が用意されており，同様の判定をすることができる．SLTA では検査成績に基づいて失語症のタイプを診断するような標準的手続きが明記されていない．前記したように健忘失語や全失語の成績は他のタイプと明らかに相違しており，検査成績から診断的情報を得ることができる．伏見[36]は口頭命令と文の復唱の両下位検査の成績差が失語タイプ間で異なることを指摘した．すなわち，超皮質性感覚失語では口頭命令＜文の復唱，伝導失語では口頭命令＞文の復唱，ブローカ失語では口頭命令＞文の復唱，ウェルニッケ失語では両課題とも不良である．表3に各失語型で成績の低下を示す SLTA の下位検査を示す．

2 ｜ 経過と予後

失語症の言語機能回復は発症初期に大きいが，数年間という長期にわたり改善が続くことが知られている．急性期には脳浮腫の消退や神経回路の生成など，生理的な修復のメカニズムが働く．一方，回復期から生活期には言語訓練を通じて機能再編成および新規の学習が生じる．この時期には積極的な言語学習を行わなければ，言語機能の改善は生じない．言語治療終了後に言語機能低下が

[表3] 失語症の重症度およびタイプ別の SLTA 下位検査での成績低下 [45)]

下位検査	失語症の重症度	失語型
聴く		
単語の理解	重度	ウェルニッケ失語，全失語
短文の理解	中・重度	
口頭命令に従う	軽度以下	ウェルニッケ失語，全失語
仮名の理解	中度以下	ブローカ失語，全失語
話す		
呼称	中度以下	ブローカ失語では発語失行が呼称成績に関連し，語頭音の手掛かりによって促進される．ウェルニッケ失語では錯語が呼称成績に関連し，語頭音は無効である．
単語の復唱	重度	ウェルニッケ失語＞ブローカ失語
動作説明	中度以下	ブローカ失語：名詞＞動詞 ウェルニッケ失語：動詞＞名詞
まんがの説明	軽度以下，重度では反応できず	
文の復唱	軽度以下，重度では反応できず	
語の列挙	軽度以下，重度では反応できず	
漢字・単語の音読	重度	
仮名 1 文字の音読	中度以下	ウェルニッケ失語＞ブローカ失語
仮名・単語の音読	中度以下	ブローカ失語，ウェルニッケ失語，全失語
短文の音読	軽度以下	
読む		
漢字・単語の理解	重度	ウェルニッケ失語，全失語
仮名・単語の理解	重度	ブローカ失語，全失語
短文の理解	中度以下	ブローカ失語＞ウェルニッケ失語
書字命令に従う	軽度以下	
書く		
漢字・単語の書字	軽度以下	
仮名・単語の書字	軽度以下，中・重度では漢字単語＞仮名単語	
まんがの説明	軽度以下，重度では反応できず	
仮名 1 文字の書字	中度以下	
漢字・単語の書取	軽度以下	
仮名・単語の書取	軽度以下，漢字単語＞仮名単語	
短文の書取	軽度以下，重度では反応できず	
計算	中度以下，加減算＞乗除算	

生じることも指摘されている [46)]．言語機能回復には年齢，損傷部位，失語型，言語モダリティが関与する．

1）言語治療の有無による回復の差

言語治療を行った方が行わない場合よりも大きな改善が得られるかという問題は，言語治療の根幹にかかわるが，失語症者に対して「言語治療を行わない」という対応が実際的ではないために，研究データがほとんどない．前島 [47)] はわが国の研究としては唯一非訓練例の成績を示している．それによると非訓練例の改善はほとんど認められなかった．また，前島 [48)] は別に自主訓練と刺激法に基づく治療を受けた例を比較しているが，自主訓練例に比べて刺激法による治療を受けた例の改善度は有意に高かった．

2）言語治療効果の年齢別比較

年齢別比較を行ったいずれの研究においても若年者は中高年者に比べ大きな効果を示した．効果は長期経過を扱った研究で大きかった．

3）言語治療効果の発症後経過期間別比較

発症後経過期間別の検討では，1年以上経過すると改善は比較的小さいが，1年未満では6か月を超えても大きな効果が認められている．失語症者の長期経過について調べた調査[49]では多彩な症状が長期間経過後にも残っている．また自らの障害に対しても，長期経過後もいらついたり悩んだりしている例が極めて多く，その活動レベルも高くはない．

4）言語治療効果の病巣範囲別比較

佐野[50]らは病巣範囲別に効果を比較した．その結果，いずれの病巣であっても大きな効果が得られた．病巣類型別に改善の大きさを比較すると，中大脳動脈灌流域全般にわたる広範病巣では前方限局，後方限局，基底核限局に比べて大きな改善が認められた．広範病巣例では発症初期には重度でも，長期にわたって改善を示すため，長期間の経過を追跡すると，当初からの改善は大きくなる．一方，限局病巣例では障害が軽度であり，改善が検査上反映されない．

5）言語治療効果の失語型別比較

失語型別にみると混合性失語は効果がみられず，運動性失語に比べ感覚性失語での効果が大きい．運動性失語では書字・書き取りよりも呼称に大きな効果が得られたのに対し，感覚性失語では呼称よりも書字での効果が大きかった．当初得点が低い課題に大きな効果が認められる．

6）言語治療効果の言語モダリティ別比較

言語モダリティ別に改善の大きさをみると，改善が大きかった言語モダリティは，聴覚的理解，自発話，自発書字であった．一方，改善が小さかった言語モダリティは，仮名1文字，復唱，読解，計算であった．当初から比較的高成績の課題では改善は小さくなる．

聴覚的理解は発症後半年以降には大きな改善はみられず，発症後早期に実用レベルに達したと考えられる．長期にわたって自発話の諸課題は比較的良好な改善を示した．自発話は多くの言語機能が関与している複合的な機能であり，その改善には長期を要すると考えられた．

復唱は比較的単純な課題で，改善が初期に限られ，改善幅も小さかった．音読も復唱と類似した改善傾向を示したが，全経過での改善幅はより大きかった．これらの課題は聴覚的あるいは視覚的に目標となる音，単語，短文が与えられており，発話過程が共通していることから類似した改善を示したものと考えられる．

読解では漢字単語，仮名単語，短文の理解は初期から高得点で，改善幅が小さかった．これに対して「書字命令に従う」は初期は低成績で，改善幅が大きかった．漢字単語の理解などの諸課題は語彙の意味理解によって正答し得るが，「書字命令に従う」では語彙の理解に加え統語の理解もなされなければならない．また，「手前」「横」など空間的な位置を示す語彙を正しく理解しなければならず，課題内容が異なっている．

自発書字の諸課題は困難で，長期的に大きな改善を示した．自発書字には語想起と文字想起，書字表出過程が含まれ，複合的な言語機能である．したがって困難であり，かつ回復に長期を要するものと考えられる．特に「まんがの説明」課題は文章レベルの書字課題であり，文を自発的に生成し，書字を行う極めて複合的な言語過程であり，回復に時間を要すると思われる．

以上のように，単語および短文の聴覚的理解や復唱など，その処理過程が比較的単純で正答率が高い諸項目は初期に改善し，最終的にその改善幅は小さかった．一方，自発話や書字，談話レベルの課題など，複合的な処理過程を含む課題では長期にわたって大きな改善幅を示した．

3 ｜ 訓練・援助方針の決定

　評価結果に基づいて訓練・援助の方針を決定する際の留意事項について述べる．

1) 発症からの期間に応じた言語訓練の展開

　原因疾患が脳血管障害や外傷性脳損傷などの非進行性疾患がリハビリテーションの対象になることが多いが，認知症疾患や脳腫瘍など進行性疾患の場合がある．非進行性の疾患では積極的な機能訓練を行うが，進行性疾患では機能維持が目標となる．発症からの経過期間によってリハビリテーションの目標は大きく変わる．急性期では精神症状も言語症状も大きく変化する．変化を追いながら言語機能を全般的に刺激促進する．また現在可能なコミュニケーションの方法を確認し，家族や医療関係者と失語症者本人とのコミュニケーションを成立させる．

　急性期に続き回復期では，全般的に言語機能を促進していく．単語レベル・短文レベルなどの処理可能な言語素材のレベルをみていくと，発話に比べ聴覚的理解の方が良好であることが多い．単語理解が可能であれば理解できる単語について復唱や音読などを用いて発話機能を高めていき，短文レベルへと進めていく．短文レベルでは文完成課題を用いて理解から発話へとつなげていく．このような言語モダリティ別の機能水準の評価はSLTAなどの総合的失語症検査から目標となる課題を選ぶことができる．全般的促進を行ったあとでは個別的な言語知識の障害が明らかになる．具体的には音韻，意味，統語，文字のそれぞれの知識をさすが，このような詳細な言語知識の障害については損傷部位や様々な掘り下げテストの結果から検討していく．

　回復期から生活期では，地域生活への移行と展開を目指して失語症者自身や家族の要望に基づいた援助を，地域関係者を巻き込んで進めていく．この際には世界保健機関（WHO）の国際生活機能分類（ICF）に基づいて重層的な評価が必要に

なる．このようなアプローチを生活参加アプローチと呼んでいる．

2) 各種評価成績の生かし方

　急性期から回復期にかけての精神症状の評価では，通過症候群と認知症の鑑別が重要である．当初せん妄などの重篤な精神状態を呈していても発症後3か月以内で大きく改善する可能性がある．うつ状態を含め，精神状態が改善し失語症者本人の訓練への協力，さらに言えば主体的な努力が得られるか否かによって訓練課題の負荷のかけ方が大きく異なってくる．先に述べた個別的言語知識の学習にはかなりの負荷がかかるので，本人の努力なしに進めることは難しい．

　総合的失語症検査のうち，SLTAは音韻・単語・短文レベルで言語モダリティごとの成績を明らかにすることができるので，良好なモダリティで言語知識を活性化しておき，次に不良なモダリティを促進する総合的言語刺激を計画しやすい．また，下位検査ごとに6段階の評価を行っており，段階3のヒント正答と段階4の不完全正答はもう少しで正答となり得る，改善が見込める課題であり，訓練課題に採用する目安となる．

　WAB失語症検査は症候学に基づいて障害の性質，特にタイプ分類が可能であり，障害に応じた訓練課題を検討する上で有用である．失語症鑑別診断検査は多くの問題からなっており，他の検査では得られない情報が得られる．重度失語症検査は，非言語的コミュニケーションの訓練を行う上で必須の検査である．SLTA補助テストは，SLTAの成績から計画した訓練よりも，発展した訓練を検討する上で有用であるとともに，構音訓練が必要な音が明らかになる．失語症語彙検査，標準抽象語理解力検査およびSALA失語症検査は，語彙知識の障害内容を詳細に分析することができ，音韻・意味知識の再建を目指す訓練を計画する上で有用である．失語症構文検査は統語知識の障害に対し，構文レベルに応じた階層的な訓練を検討することができる．トークンテストは処理可能な情報の量を明らかにすることができ，訓練

3) 生活期の援助

　失語症者の生活期の豊かな地域生活を援助するために海外では「失語症センター（aphasia centers）」が設置され，言語病理学者（speech pathologist），ソーシャルワーカー，ボランティアなどとともにグループ活動が展開されている．失語症者を「失語症を有する人々（people with aphasia）」と呼び，失語症者本人と家族が主体的で平等に活動に参加している．そのような援助活動の背景になる考え方は WHO の ICF であり，ICF モデルを失語症者に適用したモデルが「失語症を有して生きる：成果指標の枠組み」（A-FROM）である[54]．このモデルは失語症者の生活機能を分析するためのモデルであり，失語症状，参加，環境，個人の4領域の中心に失語症を有する生活を置いている．このモデルに基づいた質問項目も開発されている[55]．

　わが国では多くの生活期失語症者がデイサービスを利用しており，特に失語症者を対象とした失語症デイサービスが一部の地域で行われている．その他には，訪問リハビリテーションと失語症友の会が失語症者の地域生活を支えている．失語症者向け意思疎通支援事業も開始され，生活期の失語症者が利用できるサービスが増えつつある．また，生産活動に参加するための社会的支援として，就労継続支援施設 A 型および B 型があり，B 型を利用している失語症者もいる．また，地域活動支援センターを利用している失語症者もいる[56]．これらのあらゆる場面でコミュニケーション活動を促進する働きかけを行い，本人と家族の QOL を高める配慮が必要である．また，失語症者にかかわる医療，リハビリテーション担当者は，地域の社会福祉サービスとの連携をさらに進める必要がある．

文献
1) 田中恒孝：脳卒中の精神医学，金剛出版，1989.
2) 森　悦郎，三谷洋子，山鳥　重：神経疾患患者における日本語版 Mini-Mental State テストの有用性．神経心理学，1：82-90，1985.
3) 加藤伸司，長谷川和夫，下垣　光・他：改訂長谷川式簡易知能評価スケール（HDS-R）の作成．老年精神医学雑誌，2：1339-1347，1991.
4) 日本失語症学会：標準失語症検査，新興医学出版，1975.
5) 種村　純，長谷川恒雄，岸　久博：標準失語症検査（S.L.T.A.）の構造と失語症臨床評価との関連について—因子分析による検討—．失語症研究，4 (2)：629-637，1984.
6) WAB 失語症検査作成委員会：WAB 失語症検査，医学書院，1986.
7) 笹沼澄子，伊藤元信，綿森淑子・他：老研版 失語症鑑別診断検査 D.D.2000，千葉テストセンター，2000.
8) 竹内愛子：重度失語症検査，協同医書出版社，1997.
9) 日本失語症学会：標準失語症検査補助テスト，新興医学出版，1999.
10) 藤田郁代，物井寿子，奥平菜保子・他：TLPA 失語症語彙検査，エスコアール，2002.
11) 藤田郁代，三宅孝子：STA 新版失語症構文検査，千葉テストセンター，2016.
12) 平口真理：新日本版トークンテスト，三京房，2010.
13) 綿森淑子，竹内愛子，福迫陽子・他：実用コミュニケーション能力検査，医歯薬出版，1990.
14) 藤林眞理子，長塚紀子，吉田　敬・他：SALA 失語症検査，エスコアール，2004.
15) 宇野　彰監修，春原則子，金子真人：標準抽象語理解力検査，インテルナ出版，2002.
16) Davis GA, Wilcox MJ：Adult aphasia rehabilitation: Applied pragmatics, College- Hill Press, 1985.
17) Prutting C, Kirchner D:Applied pragmatics, In Gallagher T, Prutting C (Eds.) Pragmatic assessment and intervention issues in language, Colledge-hill Press, San Diego, 1983.
18) Blovert L, Koster C, Van Mier H, et al.:Verbal Communication abilities of aphasic patients:the everyday language test. Aphasiology, 1：463-474, 1987.
19) 日本高次脳機能障害学会（旧・日本失語症学会）：標準高次動作性検査（SPTA）失行症と中心として，改定第2版，新興医学出版社，1999.
20) 日本高次脳機能障害学会（旧・日本失語症学会）：標準高次視知覚検査，新興医学出版社，1997.
21) 若松直樹，穴水幸子，加藤元一郎：Rey Auditory Verbal Learning Test (RAVLT)．日本臨牀，増刊号：279-284, 2003.
22) Benton AL:The Revised Visual Retention Test, Clinical and Experimental Applications,The State University of Iowa,Iowa City, 1963.（高橋剛夫訳：改訂版視覚記銘検査，三京房，1985）
23) Lezak MD 著，鹿島晴雄監修：レザック神経心理学的検査集成，創造出版，2005.
24) 杉下守弘：日本版ウエクスラー記憶検査法，日本文化科学社，2001.
25) 綿森淑子，原　寛美，宮森孝史・他：日本版リバーミード行動記憶検査，千葉テストセンター，2002.
26) 日本高次脳機能障害学会：標準言語性対連合学習検査

（S-PA），新興医学出版社，2014.

27) 鹿島晴雄，加藤元一郎：慶應版ウィスコンシンカード分類検査，三京房，2013.

28) 今村陽子：臨床高次脳機能評価マニュアル2000，新興医学出版，2000.

29) Reitan RM:"Validity of the Trail Making test as an indicator of organic brain damage". *Percept Mot Skills*, **8**：271-276，1958.

30) 日本高次脳機能障害学会：標準注意検査法・標準意欲評価法，新興医学出版，2006.

31) 鹿島晴雄，加藤元一郎，本田哲三：認知リハビリテーション，医学書院，1999.

32) 加藤元一郎：前頭葉損傷における概念の形成と変換について．慶應医学，**65**：861-885，1998.

33) 鹿島晴雄，三村 將，田淵 肇・他：BADS遂行機能障害症候群の行動評価・日本版，新興医学出版，2003.

34) 小野 剛：簡単な前頭葉機能テスト．脳の科学，**23**：487-493，2001.

35) 竹中 晋，椿原彰夫：失語症・高次脳機能障害者の医療管理．よくわかる失語症と高次脳機能障害（鹿島晴雄，種村純編），永井書店，2003，pp164-172.

36) 伏見貴夫：文献例SLTA成績の統計的分析−タイプと重症度についての検討−．高次脳機能研究，27：70-71，2007.

37) 山本晴美：失語症患者とともに生きる．婦人公論，5月号，314-321，1989.

38) Benson DF:Classical syndromes of aphasia, In Boller F, Grafman J(Eds.) Handbook of Neuropsychology, Vol.1, Elsevier, Amsterdam, 1988, pp267-280.

39) Kertesz A:Aphasia and associated disorders:taxonomy, localization, and recovery, Grune and Stratton, New York, 1979.（横山 巌，河内十郎監訳：失語症と関連障害，医学書院，1982）

40) 大橋博司：失語症，第5版，中外医学社，1976.

41) Benson DF:Aphasia, alexia and agraphia, Churchill Livingstone, New York, 1979.（笹沼澄子訳：失語・失読・失書，協同医書出版社，1983）

42) 種村 純：失語症の鑑別診断．失語症臨床ハンドブック（濱中淑彦監修，波多野和夫，藤田郁代編），金剛出版，1999，pp539-546.

43) Brookshire RH: An Introduction to Neurogenic Communication Disorder, 4th Ed, 1992.（笹沼澄子監訳，勝木 準訳：神経疾患によるコミュニケーション障害入門，協同医書出版社，1996）

44) 平山恵造：構音障害と失構音，神経学的視点から．脳と神経，**46**：611-620，1994.

45) 種村 純：臨床編 痴呆の評価 認知機能障害の個別的評価に関する神経心理学的検査 失語 標準失語症検査（SLTA）．日本臨床，**61**（増刊号9）：300-303，2003.

46) 中川良尚，佐野洋子，北條具仁・他：失語症の超長期的経過 失語症の機能低下について．高次脳機能研究，**31**：373-383，2011.

47) 前島伸一郎，種村 純，重野幸次・他：失語症非訓練例の回復について．リハビリテーション医学，**29**：123-130，1992.

48) 前島伸一郎，土肥信之，渡邊佳弘・他：脳梗塞による失語症に対する言語訓練の効果について 訓練例と非訓練例の比較検討．総合リハビリテーション，**24**：649-653，1996.

49) 佐野洋子：失語症とその社会復帰．*JOHNS*，**3**：1117-1125，1987.

50) 佐野洋子，小嶋知幸，加藤正弘：失語症状の病巣別回復経過の検討．失語症研究，**20**：311-318，2000.

51) 宇野 彰，肥後功一，種村 純：Token Testの臨床的解析と尺度化の試み．失語症研究，**4**：647-655，1984.

52) Robinson RG, Szetela BM : Mood change following left hemispheric brain injury. *Annals of Neurology*. **9**：447-453，1981.

53) 上田敬太，村井俊哉：抑うつ・不安．失語症セラピーと認知リハビリテーション（鹿島晴雄・他編），永井書店，2008，pp548-556.

54) Kagan A, Simmons-Mckie N, Rowland A, et al.：Counting what count: A flamework for capturing real-life outcomes of aphasia intervention. *Aphasiology*，**22**：258-280，2007.

55) 鈴木朋子：失語症者の生活評価尺度開発のために—ALA（assessment for Living with Aphasia 使用の試み—．健康医療科学研究，**4**：59-71，2014.

56) 種村 純，椿原彰夫，植谷利英・他：障害者福祉分野における失語症の社会的支援に関する実態調査．高次脳機能研究，**33**：37-44，2013.

（種村　純）

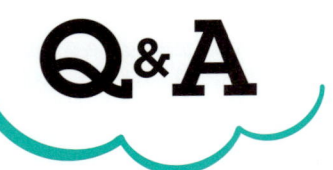

[問題]

1. 失語症者の語用論的行動はどのような行為を評価すべきか答えなさい.

2. 失語症に関連して生じる認知機能障害として，どのような認知機能を評価すべきか答えなさい.

3. 失語症と鑑別すべき障害との鑑別点をそれぞれ答えなさい.
①認知症：
②錯乱状態：
③統合失調症：
④右半球損傷：
⑤運動障害性構音障害：

4. 失語症の言語機能回復に影響する要因をすべて答えなさい.

[解説]

1. 発話行為（発話の明瞭度，声の強さ，声の質，プロソディなど），命題行為（語彙の選択と使用，単語間関係など），発話媒介行為（発話することにより相手に何らかの効果をもたらす；指示・従順，質問・応答，要求・応答など）と発話内行為（発話行為がもたらす機能；話題の選択・導入・維持，役割交換の開始・応答など）

2. 非言語的知能，失行失認，記憶障害，注意障害，遂行機能障害，社会的行動障害

3. ①認知症の精神機能は高度な機能から順に，言語機能も順序的に進行する. 記憶などの知的障害，感情，意欲，人格の障害あるいは変容を示す. 失語症では意味，統語，音韻知識のいずれも障害される. 記憶，認知は保存されており，気分や行動は通常適切である.
②錯乱状態は急性発症で，びまん性脳病変であり，病態認知や記憶の障害を伴う. 失語症ではコミュニケーション障害が前景となり，性格変化はほとんど生じない.
③統合失調症は聴覚的理解，読解，発話，書字の能力は正常であり，これらが障害される失語症と区別される.
④右半球損傷は比較的良好な言語能力を背景に，コミュニケーション障害が出現する. 失語症では音韻，意味，統語に関する言語能力の障害を示す.
⑤運動障害性構音障害では声の障害，痙性の発語，構音の歪み，発話速度の低下が生じ，抑揚も乏しい. 失語症は音韻，語彙，統語の表出と理解の障害であり，発声発語器官の運動障害，声や共鳴の異常はない.

4. 言語治療の有無，年齢，発症後の経過期間，病巣部位，失語型，言語モダリティ

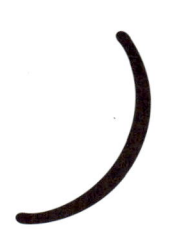

第4章 訓練・援助

1 リハビリテーション過程

　失語症のリハビリテーションでは，言語機能の低下が社会復帰の阻害要因となるため，言語機能訓練が中心になるが，コミュニケーション活動が社会活動の基礎となることから，言語訓練はコミュニケーション活動の拡大に結び付けられていなければならない．失語症者において社会適応の困難はコミュニケーションの問題として発生し，コミュニケーション活動は言語機能が支えている．ここでの言語機能とは，その言語の音，単語，文，談話を聞く，話す，読む，書く能力であり，言語情報処理能力と表現される．その機能は言語使用の正確性の観点から評価され，個人に内在している，あるいは大脳の言語関連領域で処理されると考えられる．一方，コミュニケーション活動は個人では成立しない．話し手と聞き手の2者間で情報がやり取りされ，話し手と聞き手の役割が毎回交代する．話し手はその前の会話内容に関係した新しい情報を発信し，もしうまく伝わらなかったら，言い方を変えて再度伝える．したがって，言語情報処理の訓練を行った後で，そこで得られた単語や文を活用したコミュニケーション活動を行ったり，最初からコミュニケーション形式で言語訓練を行ったりする．コミュニケーション活動は対人行動であり，言語機能ばかりではなく，社会的機能が基盤になる．失語症は左大脳半球の中大脳動脈灌流域の脳梗塞，あるいは左大脳半球の脳出血によって出現することが多く，社会的行動障害を示すことは少ないが，外傷性脳損傷や認知症疾患などが原因である場合には，社会性に関する対応も必要になる．

　失語症のリハビリテーションは，発症直後の援助から，言語機能の改善のための言語訓練，コミュニケーション活動の確保と拡大への援助，失語症により失語症者とその周囲の人にもたらした心理・社会的問題を乗り越え，良い適応状態を作り出すための援助までを包括する．これらの極めて長期間にわたるリハビリテーション・プログラムが適正に用意され，運営されるためには，失語症者にかかわるすべてのスタッフ，言い換えれば言語聴覚士，医師，看護師，作業療法士，理学療法士，医療ソーシャルワーカー，介護支援専門員などが，失語症者のもつ多彩な症状や心理・社会的問題，対応の仕方，予後の把握などについて，正しく統一的な見解をもつ必要がある．言語聴覚士は失語症者のためにこれらのリハビリテーションチームのコーディネーターの役割とともに，失語症者が発信できない訴えやニーズを他のスタッフに伝達する役割も担う．

1 障害の諸側面

　障害の諸側面を考える際の総合的で概念的な枠組みとして，「ICF（International Classification of Functioning, Disability and Health：国際生活機能分類）モデル」が世界共通で用いられている．言語聴覚障害に関しても米国言語聴覚士協会（American Speech-Language-Hearing Association：ASHA）が評価・介入の枠組みとして ICF を採用している．ICF モデルでは，生活機能を「心身機能・身体構造」「活動」「参加」の3つのレベルからとらえている．これらの3つのレベルは，「健康状態」と「背景因子」の間にダイナミックな相互作用がある．「障害」のマイナスな状況を生活機能（プラス）の中に位置付けて，障害を減らすだけでなく，プラスをみつけて発展させようとする．「背景因子」として，「環境因子」と「個人因子」の影響を把握する．「活動」と「参加」については，能力と実行状況を区別してとらえる．

心身機能（body functions）とは，身体系の生理的機能（心理的機能を含む）である．身体構造（body structures）とは，器官・肢体とその構成部分などの，身体の解剖学的部分である．精神機能（特に言語機能に関する精神機能），音声と発話の機能，各臓器の機能などが含まれる．機能障害（構造障害を含む）（impairments）とは，著しい変異や喪失などといった，心身機能または身体構造上の問題である．神経系の構造，目・耳および関連部位の構造，音声と発話に関する構造，各臓器の構造，運動に関連した構造などを含む．

活動（activity）とは，課題や行為の個人による遂行のことである．参加（participation）とは，生活・人生場面（life situation）へのかかわりのことである．活動制限（activity limitations）とは，個人が活動を行う時に生じる難しさのことである．参加制約（participation restrictions）とは，個人が何らかの生活・人生場面にかかわる時に経験する難しさのことである．活動と参加には以下の項目が挙げられる．学習と知識の応用（聞く，読む，書く，問題解決，意思決定など），一般的な課題と要求（課題の遂行，ストレスとその他の心理的要求への対処など），コミュニケーション（理解，表出，会話など），運動・移動（交通機関を利用しての移動など），セルフケア，家庭生活（住居やサービスの入手，家事，家庭用品の管理，他者への援助など），対人関係，主要な生活領域（教育，仕事と雇用，経済生活），コ

ミュニティライフ・社会生活・市民生活．

環境因子（environmental factors）とは，人々が生活し，人生を送っている物的な環境や社会的環境，人々の社会的な態度による環境を構成する因子のことである．環境因子には以下の項目が挙げられる．生産品と用具（個人消費，移動・交通，コミュニケーション，教育，仕事，文化・レクリエーション・スポーツ用，宗教，公共の建物，私用の建物，資産など），自然環境と人間がもたらした環境変化（自然地理，人口，気候，災害，光，時間，音など），支援と関係（家族，親族，友人，知人・仲間・同僚・コミュニティの成員，権限をもつ立場にある人々，下位の立場にある人々，対人サービス提供者，保健専門職など），態度（家族，親族，友人，知人・仲間・同僚・コミュニティの成員，権限をもつ立場にある人々，下位の立場にある人々，対人サービス提供者，保健の専門職者など），サービス・制度・政策（消費財・生産財，建築・建設，住宅供給，コミュニケーション，社会保障，保健，教育と訓練，労働と雇用など）．

失語症者の評価に際し，心身機能・身体構造の面に対しては，言語および認知機能の評価がなされ，さらに身体合併症を評価する．活動の面に対しては，機能的コミュニケーション評価を行い，ADL および日常生活関連活動（Activities Parallel to Daily Living：APDL）の評価を行う．参加の面に対しては，ICF の項目について評価点をつける方法がある．実際には，失語症者が家庭・職場・学校などの場に参加して，通常携わる活動について他者との交流の状態を明らかにする．そして目標となる活動への参加を阻んでいる障壁を「機会の障壁」と「アクセスの障壁」に分けて検討する．

Eadie ら[1]は，コミュニケーションにおける参加を「知識，情報，考え，気持ちなどが交換される生活場面に参加すること」と定義した．米国言語聴覚士協会のコミュニケーション生活の質尺度（American Speech-Language-Hearing Association Quality of Communication Life Scale：

ASHAQCL）では，以下のように「コミュニケーションにおける参加の項目」を挙げている．コミュニケーションをとる，職場・学校で必要とされるコミュニケーション，家族・友人との付き合い，会話への参加，テレビなどでニュース・スポーツ・話の筋がわかる，電話，私の話をみんなが理解する，家事．Eadie らは，「これらの活動について障害者自身による優先順位付けや満足度の評価を考慮すべきである」と述べた．

また，コミュニケーション活動分析的評価法（Communicative Profiling System）は，失語症者と家族にとって重要な活動と社会的交流を明らかにする．日常的に参加している場面や，接触のある人々を特定し，コミュニケーションの状態を記述する[2]．

2 | リハビリテーションの流れ

佐野[3]は，「失語症者では言語機能の障害により社会的コミュニケーションに困難を示す．その結果として，思考，学習，会話，職業生活など人間としての基本的活動に支障が出る」ことを指摘した．そして「失語症者のリハビリテーションは，そのような状況に陥った失語症者が生活を再建し，より良い適応状態に達するまでの支援プロセス全体を包括するものである」と述べた．

さらに，失語症のリハビリテーションの時系列的展開について，急性期，訓練前半期，訓練後半期，フォローアップ期に区分している．

①急性期（発症後 1 か月程度まで）：評価を行い，病状を家族と当事者に説明し，コミュニケーション・ルートを確保して，不安に対応する．訓練としては失語症状に応じた訓練ルートを模索し，注意のレベルを上げるための課題を行う．

②訓練前半期（発症後 6 か月から状況によっては 1 年半くらいまで）：集中的な機能回復訓練を行う．個人訓練を行うとともに，他の失語症者との接触や，障害受容を進め，コミュニケーション活動を実際に応用する．趣味活動や社会の動きなど，興味・関心を拡大する．心理・社会的な問題に対して多職種による全人的な支援を心掛ける．退院後に行うことができる社会活動，趣味などの個人活動を徐々に進めるよう促す．必要な社会資源の情報を提供し，早すぎる現職復帰は避ける．この時期に「十分な言語訓練を行った」という実感が障害受容には不可欠である．

③訓練後半期（発症後 3 年程度まで）：訓練頻度を落とし，自立的な訓練に移行し，発症から 3 年程度を目処として社会復帰する．失語症者が機能回復訓練を希望しており，回復が見込まれる時は，可能な限り高い頻度で訓練を継続する．就労日常生活の拡大，生きがい作りなど，生活再生への支援を行う．

④フォローアップ期（その後のすべての時期で，援助を必要とした時）：症例によっては心理的な不安定さや生活範囲の縮小に伴う機能低下が生じ，家族も閉じこもりがちになる．病院の外来，デイサービスなどの介護保険の現場，就労支援機関，地域社会や保健所との連携などといった広い領域で見守り，いつでも相談に応じる．機能低下を予防するために社会参加の機会を提供する．若年の症例では機能回復が長期に認められることがあり，訓練の希望があれば機能回復への援助を行う．

3 | 多職種連携

今日，医療福祉サービスは専門分化して多様性を増し，さらに医学的治療モデルから包括的な生活障害のケアモデルへと枠組みも拡大していることから，多職種連携が必須である．医療現場においても地域においても，医療ソーシャルワーカーや介護支援専門員の統括機能が必要とされ，さらに，各職種が独自にコーディネーターとしての自らの役割を果たす．継続的なケアのためには，様々に専門分化した専門職が連携していかなければならない．医療だけ，リハビリテーションだけではなく，もっと生活全体をみつめ，それをトータルに支援していくことが社会的に必要となっている．介護保険制度は，様々なサービスを組み合

わせて在宅などで生活を支えていく仕組みである．その過程において，ケアマネジメントの手法が導入され，多職種連携が具体的に展開される．近年では地域包括ケアが求められており，一人ひとりの生活を全体的にとらえたうえで，地域におけるサービスを効率的に利用していくことが必要となっている．支援の活動場所を病院・施設と地域（在宅）に分類し，そこで多機関か単一機関か，多職種か単一職種かによって，実際の多職種連携の展開を整理して考えることができる[4]．

2 失語症セラピーの理論

1 歴史[5,6]

失語症の古典論の成立以前は，失語症は舌の麻痺によるものであるという考え方と，言語記憶の障害であるという考え方が対立していた．治療については，首にお灸のような熱刺激を与えて舌を動かそうとしたり，残語や歌を使って訓練を進めたりしたことが記載されている．Broca[7]は言語野の反対側の機能を開発することを目的として，子どもの言語習得をもう1回繰り返すことによって，患者の語彙が増えたと述べた．このような考え方は，当時の聴覚障害児の言語教育法の応用であった．Kussmaul[8]は発音訓練で治療者の口の運動に着目させる方法や，健忘失語（失名辞失語）に語の第1音節を聞かせて単語を引き出す方法を推奨した．また，聴覚障害児教育の視・触覚法を失語症の治療に導入し，鏡を用いて治療者と患者自身の発語運動を視覚的に比較するとともに，触覚的に治療者の口や喉頭を手で触れて発声発語運動を模倣する訓練をさせた．

20世紀初頭に，失語症言語治療に大きく貢献したのはGutzmannであった．Gutzmann[9]は言語障害の学校を開き，患者が馬車に乗って行き先が言えなかったことに対して言えるように訓練す

るなど，実用的コミュニケーションの考え方を導入した．基本的には聴覚障害児の教育法を踏襲し，復唱の際に治療者の口元や鏡を用いて患者自身の口元をよく見せたり，子どもの語音の獲得順序に従って構音訓練を行ったりした．母音から始まって，破裂音，摩擦音，子音プラス母音の順序を定式化した．書字訓練，喚語訓練にも様々な手掛かりを利用し，口，頬の形で文字を示唆する音声図法を考察した．このGutzmannの視・触覚法は盛んに行われたが，Fromentがこれに対する批判を行った．Froment[10]は運動失語でも完全に発話が出なくなる例は稀であり，きれいな構音の残語がある場合が多いことから，失語の本質は個々の音を作ることではないと主張した．そして，Fromentはできるだけ多くの聴覚刺激を与える方法を用いた．

第一次世界大戦後に，Goldsteinは現在のリハビリテーション医学の考え方を先取りした再教育組織を作り上げた．医師，心理学者，学校教員，言語療法士，職業訓練指導者が，医学的治療，心理・教育学的訓練および作業療法を実施した．包括的検査法の中で実験・臨床心理学的方法を導入し，復職の実状や種々の症状の推移に関する統計資料を残した．Goldsteinは患者の障害に対する評価とともに，残された作業能力の評価も不可欠であると考えた．受傷前の機能がある程度残されている場合には，その機能の基礎にある心身的過程を直接訓練し，完全に失われたものについてはこれに代わる機能を学習，訓練することを論じた．

米国では，1920年代に言語病理学（speech pathology）が発展して大学に独立の講座ができ，1925年に米国言語聴覚士協会が結成され，これによって言語病理学者（speech pathologist）が養成されるようになった．また，Weisenbergら[11]は詳しい治療経験をまとめ，患者の個別性を重視し，無意味音節よりも語，句，文を用いることを勧めた．

第二次世界大戦以降は，リハビリテーション医療の発展とともに言語治療が広く行われるように

なり，治療成績に関する実証的研究がなされるようになった．

現代の失語症言語療法の原理については，行動変容法と刺激・促進法を分けるのが通常である．この他にLuria[12, 13]の機能再編成法も特殊な立場とみなされた．また，語用論（pragmatics）の立場からコミュニケーション行動・手段の変化を目指す立場もある．

2 ｜ 行動変容法

行動変容法では，最も単純なものから始めるという原則からオペラント条件付けを用いた検討において，視覚的弁別のような非言語課題が用いられた．Tikofskyら[14]は，そのような課題を用いた検討を行い，失語症者では健常者に比べて条件付けが成立するまでに時間がかかると述べた．Goodkin[15]は，保続（前課題での反応語がその次の課題においても反復して出現する現象）と，その他の不適切行動が条件付けを用いたことによって改善したと述べた．Laneら[16]は，/t/と/d/の弁別を条件付けることに成功した．

Holland[17]は，失語症のリハビリテーションにおけるプログラム学習は，失語症の言語症状に基づき，言語要素の内容および提示順序についての心理言語学的分析が必要であるとしている．学習の段階として，再認，模倣，復唱，学習した反応レパートリーからの自発的選択を挙げている．プログラム学習の適用研究から，重度失語症者でも視覚的形態の対応付けや自分の氏名の書字などは学習可能である．また失語症者では健常者に比べ，より細かいステップ，より多くの反復，より体系的な課題構成が必要だとされる．Hollandら[18]は，トークン・テスト（色・形・大きさの異なったトークンを選択させる聴覚的理解の検査）をプログラム学習によって失語症者に獲得させることを試みた．訓練の結果，軽度失語症者では改善が認められたが，中度および重度の症例では改善が認められなかった．また類似の課題への学習の転移は認められなかった．

行動変容学派の失語症言語治療に対する大きな貢献の一つは，単一症例に対する特定の治療の効果を検討するための実験計画を開発したことである．訓練方法を厳密に規定し，訓練開始前にベースラインを測定するなど，プログラム学習の技法を構成したBase-10システムが開発され，訓練経過を量的に表現するうえで広く用いられている[19]．

①誤りなし学習

失語症では呼称課題などで誤った回答を行うと，それがその後も持続し，正しい単語の想起を妨げてしまう．この誤反応を避けるために，誤りなし学習の手法が用いられる．呼称訓練では特に誤り反応が多く出現するために，誤りなし学習の手法が用いられる．一般的には，目標語の物品や，絵・写真とともに目標語の音声あるいは文字が提示され，失語症者はそれを繰り返す．すなわち，復唱あるいは音読と同様の手続きである．

②誤りあり学習

物品や絵・写真に対して，手掛かりなしか，語頭音・語頭文字の手掛かり後に呼称する．

誤りなし学習と誤りあり学習のどちらが有効かについて，研究がなされている．最終的な呼称成績を比べると誤りなし学習は必ずしも高成績ではなく，特に誤りあり学習で反応後に正答を与え，最大限の手掛かりから最小限の手掛かりへ階層的に手掛かりを与えると，成果は最大になることが示された[20]．また，言語機能以外の注意，再生記憶，ワーキングメモリーが良好であれば誤りあり学習，記憶などの機能が不良であれば誤りなし学習がより効果的である．

③手掛かり漸減法

まず最大限の手掛かりを与え，徐々に減らしていき，最終的には手掛かりなしで正答できるようにする．

④逆向的連鎖化

まず最終段階の一歩手前の状態で正解してもらい，次に完成型から少し離れた段階で回答し，最後には最初の状態から回答してもらう．

3 ｜ 刺激・促進法

1914 年に Froment と Monad が，古典的な教育的アプローチに対して，生理・心理学的方法を提起したことに，刺激・促進法の理論的立場は集約される．失語症とは，解剖・生理学的基盤が損傷されたために，すでに獲得された言語機能が低下することであり，ある特定の語などが失われた状態ではないため，幼児の言語発達とは異なった方法で治療されるべきであると主張された．この考え方では，行動変容法が解剖学的側面について局在論と対応しているのに対し，刺激・促進法は全体論と関連している．

Wepman[21]は，「刺激」「促進」「動機付け」の3つの基本概念を提唱した．刺激によって変化が生じ，言語に要する統合をもたらすため，失語症者を促進される状態におかなければならない．促進とは，刺激からの情報を用いる「生理的な」レディネスの内的状態である．そして刺激・促進の両者を関連付けるために，失語症者は動機付けられていなければならない．そして動機付けには，それ以前の治療の成否，患者自身の問題についての認識が関連する．具体的な治療では，課題中心ではなく個々の患者に合わせることや，「全人的」に扱うことを目指す．さらには，言語行動の促進には思考過程を重視する必要があり，そのためにはコミュニケーション行動に治療の重点を移すことが必要になる．実際の言語訓練を進めるにあたり，患者の病前の生活から関心があるとわかっている話題を用いて，徐々に対象の視覚提示を増加させる方法を使用した．そのために患者に合わせて選択された写真を示すテクニックを用いた．

Schuell ら[22]は，聴覚刺激を特に強調し，言語聴覚士は障害された過程が最大限に機能するように刺激するべきだと考えた．感覚刺激は，脳内に様々な複雑な事象を生じさせる唯一の方法である．そして失語症には聴覚処理の障害があるため，適切な聴覚刺激を強力に，反復して与えることを原則とした．反応を生起させ，その反応を矯正することは最小限にとどめる．失語症検査の因子分析法による検討によると，症例間の相違は基本的に重症度の相違であった．これは，すべての失語症者に何らかの聴覚的理解障害，そして聴覚的言語性短期記憶障害があるからである．また，聴覚系は発話のフィードバックによる調節も行うことを重視した．わが国においても Schuell の方法は広く取り入れられている．

このように目標となる語や文を直接刺激して促進させる方法以外にも促進の現象は数多く記載されている．Kreindler ら[23]は，これらを間接的言語促進と直接的言語促進に分けて整理した．

間接的言語促進とは，目標となることばを与えずに，関連する条件を調整することによって促進を行う方法であり，以下の種類がある．

情緒的状態を高める：患者が感情的になって驚き，喜び，怒りなどを表すことばを思わず発する．

具体的状況に置く：あることばが使われるべき具体的状況では，そのことばが発せられる．

自動言語に導く：いろは，50 音，序数，曜日名などの系列語や決まり文句，メロディのついた歌詞の中に含まれていると，通常は発せられない単語が発話可能となる．

思考の連想：煙草とマッチのように連想を利用して語を想起させる．

言語刺激の強度・速度を変化させる：患者に聞かせることばの強さ・速さが適切であると理解が促進される．

直接的言語促進とは，目標とすることばを与える方法であり，同時的言語促進と継時的言語促進が含まれる．同時的言語促進は，種々の言語モダリティを同時に強力に与える方法で，Schuell の刺激法はこれに含まれる．継時的言語促進には，Weigl の遮断除去法（deblocking method）があり，これは目標となる言語行動の前に関連した遂行可能な言語課題を行わせると促進がみられることを指している[24]．

4 | 機能再編成法

Luria[12] は特定の機能に対しては多くの神経組織が関与しており，それらはシステムをなしていると論じた．機能障害はこの機能系の一部の損傷によって生じるが，機能系の構成要素と，それらをつなぐ経路のどこが障害されているかを同定することが，機能再編成法を用いるための前提となる．言語機能間および関連認知機能の乖離を利用し，保たれている機能を利用して特定の言語機能を成立させる．

柏木[25] は失語症における機能再編成法の適用例として，仮名訓練，九九訓練，音声言語と文字言語の乖離を利用する方法，言語理解と文脈・状況把握力との乖離を利用する方法を挙げている．

①仮名訓練

平仮名の音読および書字の障害に対して，仮名1文字ごとに患者が想起しやすい単語（キーワード）を決めて（例：「あ」に対して「足」，「い」に対して「胃」），1音とキーワードの対応を訓練して音読，書き取りへと導く．

②九九訓練

音声言語に依存して学習，使用している九九を，文字言語系を通じて再学習させようとするものである．

③音声言語と文字言語の乖離を利用する方法

文字言語は音声言語主導のもとに習得され，運用されているため，音声言語の障害に伴って文字言語もいったんは障害されるが，文字言語刺激を受けるにつれて機能再編成が生じ乖離がみられるようになる．

④言語理解と文脈・状況把握力の乖離を利用する方法

理解の障害を緩和する言語訓練の方法として，文脈や状況判断のような手掛かりが豊富に存在する自然な会話を重視する．

5 | 遮断除去法

Weigl は遮断除去法を提唱した．これは目標となる言語行動の前に関連した遂行可能な言語課題を行わせると促進がみられることを指している[24]．失語症者では，言語理解，呼称，復唱，音読，書字などの言語モダリティによって言語情報処理能力に差があり，健常な言語モダリティで特定の単語や文を反応した後一定時間には，それまで正答不可能であった言語モダリティで，正答できるようになることを遮断除去（deblocking）現象という．遮断除去法には2つの前提条件があり，①2つの言語モダリティのうち一方は障害されており，他方は障害されていないこと，②これら2つの言語モダリティで処理されるべき一定の項目（語や文）があることである．良好な言語モダリティと障害された言語モダリティを組み合わせたものを単一的遮断除去法（simple debloking），良好な言語モダリティから1つの障害された言語モダリティを遮断除去した後に，別の言語モダリティを順次遮断除去する方法を連鎖的遮断除去法（chain deblocking）という．実際には言語モダリティ間の成績差に基づいて，組織的に言語訓練に利用する．一般的な失語症訓練は，良好なモダリティと不良なモダリティを組み合わせることが多い．

6 | 語用論的アプローチ

コミュニケーション機能の分析法として，語用論的アプローチが適用されてきている．語用論とは状況的・社会的文脈における言語使用を研究する学問分野である．個々のコミュニケーション行動がどのような機能を担っているのか（命令，質問，印象付け，聞き手に対するラポールをつけるなど）を分析する．語用論についての検討によれば，多くの失語症者では言語表出に問題があっても，うまくコミュニケートできることが認められている．語用論的立場からの介入では，言語だけ

ではなく，言語における社会的相互作用の技能を教える．また，語用論的立場からの失語症訓練法がまとめられており，失語症者のコミュニケーションの有効性増進法[26]と呼ばれている．PACEでは，①新しい情報の交換，②コミュニケーション手段の自由な選択，③会話における対等な役割分担，④コミュニケーションの充足性に基づいたフィードバック，以上の4原則に基づいて訓練が展開される．

7 認知神経心理学的アプローチ

認知神経心理学的アプローチとは，言語情報処理過程における障害部位を同定することにより，適切な言語知識を訓練する方法である．

各種検査や症状の分析を行った結果から，症状の障害メカニズムを推定し，モデル仮説を各症例に立てることは，その後の訓練計画立案の基礎となる．このような場合には，通常はまず症候学的タイプに分類されるが，それだけでは訓練方針および課題は実際には決まらない．認知課題に内在する過程および表象のうち，どれが障害され，どれが保持されているのかを同定するために，認知過程のモデルを用いる．治療は障害された認知過程の改善，あるいは保持された認知過程を通じて代償を行う．治療手続き自体は認知神経心理学的モデルに基づいていない．学習の原理，より良い成績をもたらす入力方法，その他の治療ストラテジーが用いられる．

認知課題の情報処理モデルとは，特定の課題（例：呼称）に必要な操作を解決するためのメカニズムについての表象（視覚的・意味的・音韻的情報），また事前の表象からそれぞれの表象を算出するために必要な過程の系列的セットであり，障害された過程を特定することができる．

一例として，対象物呼称の過程を検討すると，①絵や実物を視覚的に分析する，②対象物の意味をとらえる，③意味記憶において表象された単語の意味を発話表出辞書を用いて単語の発話形式を明確にする，④音韻表出バッファーで個々の発話

音声が表象され，それらは位置的に符号化される，⑤実際に発話される，という過程が考えられる．最初の視覚情報処理段階での障害では，触運動的表象と結び付ける．視覚表象を意味記憶へと結び付ける段階の障害では，視覚刺激，対象物の名称，物品の触運動的刺激を与える．発話表出辞書で対応する語彙を検索する段階の障害に対しては，絵や実物と対応付けることなど，意味表象を強める．音韻表出バッファーでの音の選択・配列の障害に対しては，復唱，仮名音読，モーラ分解・抽出などの音韻的訓練が行われる．構音運動実行に至る障害に対しては，構音運動自体の訓練がなされる．このように障害のレベルを分析することによって，適切な訓練法を選択することができる．同様の認知モデルが，文字の読み書き，失行症，相貌認知などについて広く活用されている．

8 拡大・代替コミュニケーション（AAC）

拡大・代替コミュニケーション（Augmentative and Alternative Communication：AAC）を活用する目的は，生活活動に積極的に参加する能力を高めることである．AACの対象者には，失語症者と失語症者を取り巻く人や環境も含まれる．AACを利用することにより，残存能力を用いて，コミュニケーションの機会を提供することができる．コミュニケーション場面では，失語症者に対してコミュニケーション相手がコミュニケーションの成否を握ることになる．コミュニケーションとは，多くの手段を用いる過程であり，AACや自然な発話，ジェスチャーなど，「使えるものは何でも使う」という方針に基づく．

1）グループ分け

Garrettら[27]のAACの活用状況による失語症者のグループ分けでは，コミュニケーションパートナーの支援を必要とするか，自立してコミュニケーションをするかによって大きく2群に分かれ，さらにそれぞれ3群に分かれる．

(1) コミュニケーションパートナーの支援を必要とする群

グループ 1

発展段階の人たちと名付けられ，認知・言語面に重度の障害があり，発話，シンボルの使用，会話理解が困難で，指さしやうなずきなど，基本的な合図によるコミュニケーションもほとんどない．このグループの目標は，好きな物に手を伸ばしたり，嫌いなものを押しのけたり，うなずいたりするなどの同意や拒否の合図を確実にすることである．さらに，日常生活に必要な物品を実際に選んだり，趣味活動に必要な物品をカタログから選んだりすることが目標になる．

グループ 2

状況文脈を利用して選択を行う人たちで，自ら会話を始めることは難しいが，適切な支援があれば基本的なニーズを伝えたり，会話に参加したりできる．このグループの目標は，文字単語，段階尺度，地図などの選択肢を指さして答えること，ジェスチャーや文字単語などを交えたパートナーからの発声などに答えること，ジェスチャーやイントネーションの変化などを使って自ら質問すること，パートナーのメッセージを理解したかどうかをはい・いいえ反応などで示すことなどである．

グループ 3

自立前の状態にいる人たちで，構造化された言語療法場面では AAC を用いてコミュニケーションを行うことができるが，自然な会話場面では自分の考えや思いの伝達方法を思い付くことができない．このグループの目標は，ローテク AAC やハイテク AAC を使って自己紹介すること，映画の半券など記念の品や新聞の見出しなどを示して会話を開始すること，スクラップブックから必要な情報を探して質問に答えること，発話生成機器に録音してあるメッセージを利用して質問に答えることなどである．

(2) 自立してコミュニケーションを行う群

グループ 4

機器の保存メッセージを使う人たちで，馴染み深い環境の中では AAC 機器に保存しているメッセージを自力でみつけて使うことができる．発話や書字，AAC 活用の制限は大きく，馴染みのない話題について新しい情報を生成することは難しい．このグループの目標は，コミュニケーション場面で必要な語彙を選んだり，録音したりすること，実際の生活の中でも練習し，AAC を活用することのメリットを実感して受け入れていくこと，失語症のことを知らない人とのやりとりに AAC を使うというように AAC の活用範囲を徐々に広げていくことなどである．

グループ 5

新しいメッセージを作り出す人たちで，文字や発話によって断片的であるが，新しい情報を生成できる．発話能力には制限があるが，ジェスチャー，描画，単語を書くなどのスキルが保たれているため，独自のメッセージを作り出すことができる．このグループの目標は，AAC と自然なコミュニケーションを併用して情報を伝えること，馴染みのある人やない人と様々な場面で会話をすること，ポインティングノート（コミュニケーションノート）や発話生成機器の中から必要なページを探し出して利用すること，会話のつまずきを解決する様々な修復ストラテジーを系統的に利用することなどである．

グループ 6

特定のニーズをもつ人たちで，日常のコミュニケーションは自立しているが，正確さや効率が求められる特定のコミュニケーション場面で困難を感じる．このグループの目標は，発話生成機器に録音してある簡単なメッセージを電話でのやり取りで利用すること，特定の場面でニーズを伝えるために伝達カードを利用することなどである．

2) 評価

AAC を用いた対応を進めるためには，失語症者の AAC に関連した能力の評価が必要になる．失語症検査による言語機能の評価以外にも，ジェスチャー，文字，地図，ポインティングノートの中のシンボルを用いる能力，表情や描画の能力，

失行・麻痺などの動作能力，視野・視力などの視覚機能，エピソード記憶，会話のターン交替やうまく伝わらなかった時の修正などの語用論的能力，注意機能などを評価する．さらに，家族から失語症者の興味，自叙伝などの情報を聞く．適用するAACの種類によって必要となる能力が異なる．ポインティングノートを用いるのであれば語彙の理解とカテゴリー分類能力，パソコンを用いるのであればパソコンの基礎知識と入力の方法が必要となる．片麻痺の症例では，シフトキーを押しながら他のキーを押すことが困難となる．個々の失語症者によって適用可能なAACの種類が異なり，複数の手段が利用可能なことが重要とされる．重度の失語症者は，自発的にAACを使用することは困難で，パートナーが失語症者とコミュニケーションをとる際の手段となる．

3) 方法

①ジェスチャー

　非言語的なコミュニケーション手段として自然で，道具を用いる必要がないので使用しやすいが，失語症者では失行症を合併することが多く，AACとして獲得や使用が難しいことが多い．道具を用いる動作によってその道具を示したり，その行為を示したりすることになるので，実物の使用から始めて，徐々に動作絵や物品画からジェスチャーを表出する訓練を行うようにする．PACE訓練においても積極的に使用してもらう．

②描画

　描画はノートに記録として残り，情報を追加したり，コミュニケートした内容から課題を作成したりすることができる．しかし失語症者では，構成障害を併せもつことが多く，その場合には模写で訓練したうえで，獲得および使用の可能性を検討する．

③ポインティングノート（コミュニケーションノート）

　失語症者にとって重要な情報をまとめておき，会話などで利用するもので，重度の失語症者では写真や絵を用い，文字を読むことができれば文字で示す．会話のパートナーには，本人の意思を確認するためにポインティングで反応してもらう．言語聴覚士との訓練でコミュニケートした内容を順次付け加えていく．それをカテゴリーや場面別に再構成する．また，住所や家族の名前，体調（1〜10などで示す），カレンダー，時計，通院先などの病院の情報，趣味や行事，食べ物，衣類などに関する情報を入れておく．さらに生まれた場所，若い頃の写真，職業などの生活史を盛り込んで，話題を展開する方法もある．本人にとって関心のある広告，地図，カレンダー，パンフレット，料理本などを用いてコミュニケーションをすることも多い．会話の際にはノートに文字で選択肢を示し，選んでもらうことが多い．

④VOCA（voice output communication aid）

　発声発語が困難な人を対象とし，あらかじめよく使用するメッセージを録音しておき，ボタンを押すことでそのメッセージが流れるものである．吉畑は[28]重度失語症者の交流会でメンバーの名前を録音しておき，失語症者が司会をする際にVOCAを利用してメンバーを指名する例を挙げている．

⑤その他の電子機器

　ハイテク機器では，パソコンのワープロソフトの誤字脱字のチェック機能，オートコンプリート機能（平仮名を1文字入力すると，その文字を含む単語一覧が表示される）などは，失語症者にとって便利である．電子辞書に偏や旁，画数を入力することでその単語を引き出し，意味理解や音読に利用する．携帯メールの絵文字を利用すると失語症者同士の理解が高まる．文章を音声で読み上げるソフトや話しことばを文字に変換するソフトも利用することができる．失語症者の症状に合わせたAACのフィッティングが必要である．

3 失語症セラピーの実際

1 言語モダリティ別成績に基づく訓練法の組み立て方

　ここでは患者個人の言語情報処理能力を高めるために行われる課題的な訓練について紹介する．通常の言語訓練で用いられる課題は，言語様式（言語モダリティ）別に分類される．言語モダリティとは，言語情報処理における入・出力モダリティの組み合わせによって表される．入力モダリティは「聞く」「見る」，出力モダリティは「動作をする」「話す」「書く」である．失語症では言語モダリティ間に成績差がみられ，保たれている言語モダリティと損なわれた言語モダリティを組み合わせることによって，損なわれた言語モダリティの反応を改善しようと言語訓練を計画する．一般的に言語モダリティ間で難易度をみると，多くの患者では言語理解（聴覚的理解，読解），発話，書字の順に難しくなる．

　言語モダリティ間に難易度の系列があることは言語モダリティの組み合わせを行う時の順序を考えるうえで参考となる．従来から聴覚的な言語刺激を強力に行うことが強調されてきた．言語理解が前提となって発話へ，さらに書字へという順で行い，困難な書字は当初は無理に組み込まなくても良い．課題語や文の複雑さは，重症度，訓練の進行によって変わってくる．漢字・仮名の成績差も考慮に入れ，組み合わせを考えることができる．以上のような各言語モダリティを組み合わせて行う訓練は，「総合的訓練」と呼ばれ，課題に用いる言語刺激のレベルによって「単語レベルの総合的訓練」「短文レベルの総合的訓練」と表現される．言語訓練を開始して一定期間は，各患者の重症度に応じて総合的訓練を行い，言語機能の全般的促進を行うことが望ましいと考えられる．

　総合的訓練によって全般的な言語機能の促進を

行った後には，各患者に固有の障害が明らかになってくる．音読は可能だが復唱は困難で促進されない，漢字書字は可能だが仮名に直せないなどである．次の段階では，各患者のモダリティ別の障害パターンからことばの表出に結び付く一定のルートを仮定し，そのルートを習得させる訓練を計画する．失語症の障害パターンとして，ことばを音として処理する過程（音韻系路）に障害がある場合と，ことばの意味を処理する過程（意味系路）に障害がある場合を分ける考え方がある．音韻系路に主な障害がある場合には，復唱を用いても発話に結び付かない．このような場合には，漢字を用いて意味系路を活用することを考える．漢字の書字を練習し，書字した漢字を音読することによって呼称に至ることが可能である．こうした一連の訓練を続けた結果，最終的には書字なしでも呼称が可能となることを筆者は何例も経験した．これらの言語モダリティの組み合わせ方は，個々の患者の障害パターンによって考えられるべきものであるが，刺激がすぐに消失してしまう聴覚刺激よりも文字を用いる方が訓練を行いやすく，また宿題を与えるなどして訓練量を増やすためにも好都合である．

　言語モダリティを組み合わせること以外に，様々な手掛かりを活用することで，ことばの表出を促進しようとする方法がある．呼称しようとしているものの使用法を言うなど，その語との連想を利用する．文脈や，主格，目的格にあたる名詞および助詞を与えて用言の表出を促す（例：「木の葉が」を与えて「落ちる」を表出してもらう）．この場合に，さらに副詞や擬態語を与えるとより効果的かもしれない（例：「木の葉がハラハラと」→「落ちる」）．また，形容詞や連体修飾語文節から名詞の表出を促す（例：「日本一高い」→「富士山」）．単語の最初の音節を与えることもよく行われる（例：「ほ」→「ほん」，「つ」→「つくえ」）．こうした手掛かりが実際のコミュニケーションに活用できるようになるためには，手掛かりを自分で与えられる方が良い．その意味では語頭音の手掛かりよりも語連想や文脈を与えるもの

の方が自ら活用しやすい．自ら活用しやすい方法としては，文字に書いて音読すること，同意語，反意語，定義・音の似た語を言うこと，ジェスチャーをすること，仮名を漢字に，漢字を仮名に直すことなどがある．

失語症者の言語機能，あるいは処理可能な言語課題は，取り扱う言語素材と言語モダリティによって決まる．失語症者は高頻度な単語のような単純で容易な言語素材では正答できても，複雑な構文や低頻度で抽象的な単語を多く含む文は理解できない．一方，言語モダリティは失語症の症候論では最も基本となっているが，通常，各言語モダリティは独立的にとらえられている．しかしモダリティ間で同一の単語や文を用いて直接成績を比較すると，やさしいものから難しいものに向かって言語理解，発話，書字の順序性を示す[29]．言語訓練の目標を立てる際には，どの言語モダリティが改善するかについて予測し，さらにどのようにして目標のモダリティの正答を導くかを計画する．

2 ｜ 言語モダリティ別成績による改善のタイプ

失語症のタイプ，標準失語症検査（SLTA）の言語モダリティ別の成績，モダリティ間言語促進，言語促進実験後3か月のSLTA成績の改善モダリティ間には**表1**のような関連性がみられる[30]．これらの関連性によって5型に分類された．

①言語理解のみが保たれている

主に混合型失語の症例にみられる．聴覚，視覚とも入力機能は保たれているが，発話，書字の両表出機能は障害されている．言語促進は得られないか，あるいは言語理解モダリティ間で促進が生じる．すなわち聴覚的理解，漢字読解および仮名読解の中で保たれたモダリティで，正答した後に障害されたモダリティで正答できるようになる．表出機能の障害のために促進は言語理解面に限られる．そして3か月後には言語理解モダリティが改善する．

②言語理解が保たれ，復唱・音読は一部正答，呼称および書字は障害

ウェルニッケ失語およびブローカ失語の症例にみられる．復唱・音読で一部正答できることから，語想起，すなわち意味を抽出して発話表出のために単語を音韻的に符号化することは障害されているが，聴覚あるいは視覚的に単語が与えられればそれを発話表出することができる．言語促進は言語理解モダリティの事前刺激後に発話モダリティ，すなわち復唱・音読，呼称が促進される．聴覚的，視覚的な入力によって発話表出の経路が活性化される．そして3か月後には言語理解および発話の諸モダリティが改善する．

③言語理解，復唱・音読が保たれ，呼称は一部正答，書字は障害

ウェルニッケ失語およびブローカ失語の症例にみられる．言語促進は発話モダリティ間（例：音読後に呼称など）で生じる．意味抽出および音韻的符号化が不十分ながらも機能しつつあり，復唱・音読によって単語が直接与えられ，意味抽出および音韻的符号化の障害が補われ，促進が生じる．3か月後には発話の諸モダリティが改善する．

[表1] 失語症タイプ別の SLTA 成績，言語促進，改善

失語タイプ	SLTA成績				言語促進	改善
	理解	復唱・音読	呼称	書字		
混合型	○	×	×	×	なし・理解→理解	理解
W・B	○	△	×	×	理解→発話	理解・発話
W・B	○	○	△	×	発話→発話	発話
W・B	○	△	△	△	発話→書字	発話・書字
健忘	○	○	△	△	理解→発話→書字	発話・書字

W：ウェルニッケ　B：ブローカ

④言語理解が保たれ，復唱・音読，呼称，書字は一部正答

ウェルニッケ失語およびブローカ失語の症例にみられる．聴覚・視覚入力の機能は良好で，表出の諸モダリティも比較的良好であることから，意味抽出，発話および書字表出がある程度機能的とみられる．言語促進は発話の諸モダリティの事前刺激後に書字モダリティの成績が改善する．発話表出によって単語の音韻的な形態が形成されることが，理解よりも書字表出に有効である．単語レベルあるいは音レベルで発話から書字への変換が行われるものと考えられる．3か月後には発話および書字が改善する．

⑤言語理解，復唱・音読は良好，呼称，書字は一部正答

健忘失語の症例にみられる．聴覚・視覚入力の機能は保たれていて，意味抽出を含め，発話，書字の表出機能が幾分良好である．言語促進は言語理解から発話，書字まで，どのような良好なモダリティであっても，どのような不良なモダリティであっても生じる．意味抽出および音韻的符号化により，単語レベルでも1音レベルでも，発話から書字への影響が生じる．3か月後には発話，書字の成績が改善する．

言語促進と3か月後の改善は極めてよく一致する．以上に述べた促進の背景となる過程がその後の言語学習の基礎になる．また一部正答可能な言語モダリティが，より良好な言語モダリティの前刺激によって促進され，その促進の経路が反復して刺激を受けることで学習が成立し，改善に結び付く．

以上のことから，症例ごとの単語レベルの言語モダリティ別成績，遮断除去法に基づく促進パターン，SLTAの3か月間の改善に共通して，やさしいものから難しいものに向かって，①言語理解，②発話，③書字の順序性が認められた．この順序性に基づいて言語訓練の計画を立てる必要がある．

以下に遮断除去法に基づく促進方法，すなわち

言語モダリティの具体的組み合わせについて，認知論的解説をする．一般に促進が生じる背景には一度活性化された過程は，再度活性化されるための閾値が低下するという仮定がある．漢字読解により，その単語の意味処理過程が活性化している．聴覚的入力過程は，それ自体では正答に至る経路全体を活性化することはできないが，事前の意味処理過程の活性化により，聴覚入力のみで正答に達する全過程が活性化可能となると考えられる．

3 | 言語モダリティ別促進過程

1）言語理解の促進パターン[31]

単語の聴覚的理解，漢字読解，仮名読解の間に成績差を示した重度失語症者では3タイプの理解障害のパターンが見出され，それぞれについて以下のような促進が認められる．

①聴覚的理解・漢字読解良好，仮名読解不良

仮名を1文字ずつ音に変換することに障害があり，仮名単語に対する音韻的符号化・意味抽出がなされないと考えられる．一方，聴覚，漢字で与えられた単語を単語単位で処理することには問題はない．こうした症例では発話表出過程も重度に障害されており，仮名読解を促進するストラテジーが残されていない．単語は音，文字，意味のいずれについても他の単語との結び付きが多く，またモダリティ間の関連性も強い．しかし，仮名と音は1対1の対応であり，この対応関係が障害された場合には回復は困難である．

②漢字読解良好，聴覚的理解・仮名読解不良

仮名・音変換とともに聴覚からの入力も障害されている．このタイプでは漢字読解後に聴覚的理解が促進される．漢字読解によって意味抽出がなされれば，単語単位の処理という共通性をもつ聴覚入力系にも影響がおよぶ．

③聴覚的理解・漢字読解・仮名読解のいずれも不良

各入力過程の複合的障害とみられる．このタイ

プでは良好なモダリティがないために促進の組み合わせが得られない.

2) 発話の促進パターン[32]

単語の復唱, 漢字音読, 仮名音読, 呼称の各発話モダリティに成績差を示す中度失語症者における単語の発話障害パターンと言語促進法について解説する.

①音読・復唱良好, 呼称不良

語の想起は障害されているが, その後の発話表出過程は保たれており, 語が与えられれば適切に発話される. このタイプでは, 漢字・仮名音読後および復唱後に呼称の成績が改善する. このタイプは言語理解は良好であり, 意味抽出は障害されていない. したがって, 呼称障害は意味抽出ではなく音韻想起の水準である. 各発話モダリティにより単語の音韻形式に関する情報が事前に与えられることによって, この音韻想起の水準の障害が補われる.

②音読良好, 復唱・呼称不良

ブローカ失語例にみられ, 聴覚および対象物からの視覚認知では発話表出に至るだけの十分な活性化ができないが, 文字からの音韻化は保たれている. このタイプでは, 漢字・仮名音読後に復唱および呼称が促進される. 音読, 特に漢字音読が良好に保たれていれば, 音韻化の障害は小さく, 発話促進成績は良好である.

③復唱・仮名音読良好, 漢字音読・呼称不良

左半球後方病巣のウェルニッケ失語例または混合型失語例にみられる. 音韻的情報が与えられれば発話表出に至ることができるが, 意味的情報では音韻化ができない. このタイプでは, 仮名音読後および復唱後に漢字音読が促進される. また, 復唱後や仮名音読後に一部の対象で呼称の促進が認められる. 復唱後の漢字音読の促進は, 保たれた仮名・音変換が聴覚入力系と視覚入力系を関連付け, 促進を成立させているとみられ, 呼称が促進される場合も音韻処理が機能的なこのタイプでは, 音韻表象が保たれることによると考えられる. 仮名音読後の漢字音読促進は, 不十分な漢字

入力による音韻化が仮名音読によって音韻形式が実現され, フィードバックされることで可能になる. 呼称の促進も同様に, いったん活性化された語の音韻表象からのフィードバックと考えることができる.

④仮名音読のみ良好

様々な失語症タイプを含むが, 共通に側頭葉病巣をもち, 表層失読の特徴を示す. 聴覚・視覚的に与えられる単語からは発話表出に至らないが, 音の単位で仮名・音変換によって音韻表象に達する. それがフィードバックによって発話表出される. 意味処理が障害されているこのタイプでは, 仮名音読後に復唱, 漢字音読, 呼称が促進される. 仮名音読によって音韻化され, 障害された発話表出が回復される.

⑤漢字音読のみ良好

音韻処理が不良なウェルニッケ失語で深層失読の症例である. このタイプでは, 漢字音読後に呼称が促進される. 意味抽出には障害はなく, 漢字音読が可能であるように音韻化の障害も大きくはないので, 呼称の経路が促進を受ける. 一方, 復唱と仮名音読は促進されない. 仮名・音変換が障害されたこれらの症例では, 仮名音読は回復されず, 復唱についても聴覚入力系とのつながりは生じないと考えられる.

⑥復唱のみ良好

聴覚入力系のみが発話表出に結び付く. 意味抽出が十分になされず, 音としてそのまま復唱されている可能性がある. このタイプでは, 有効な促進法を見出すことができない. 意味抽出および仮名・音変換が障害されているので, 漢字・仮名音読, 呼称のいずれの経路も回復されない.

3) 書字の促進パターン[33]

単語の漢字および仮名の書称・書き取り成績の間に差を示す中度から軽度の失語症者における書字モダリティの障害パターンとモダリティ間の促進法について解説する.

①書き取り＞書称

このタイプでは呼称が不良で, 読解, 音読に漢

字・仮名の差はなく，文字の認知，書字に基本的な障害はない．絵・対象物や単語の分類，抽象語の理解が障害され，意味抽出から発話・書字の表出に際して単語を想起することに障害がある．このタイプでは，書き取り後に書称が促進され，また読解・復唱・音読後にも書称が促進される．単語の想起に基本的な障害があるこのタイプでは，書き取りにおいて聴覚的に単語が提示され，書字表出されることで，意味抽出から単語の文字表象は活性化されている．この過程が書称を阻害していることから，書き取り後には書称が可能となる．一方，読解・復唱・音読後では書字表出を行わないために単語の文字表象は活性化されず，書称は促進されない．

②漢字書字＞仮名書字

　深層失書を示す症例群で，ブローカ失語，ウェルニッケ失語および混合型失語の症例にみられる．音を仮名に変換する過程に障害がある．漢字書称が良好な症例と不良な症例があり，漢字書称が良好な症例では漢字単語の文字表象が活性化可能であるが，漢字書称が不良な症例では意味抽出から漢字単語の文字表象の活性化の過程にも障害がある．このタイプでは，漢字書字やその他のモダリティによって仮名書字は促進されない．音・仮名変換過程は仮名書字を行うこと以外に活性化されることはなく，その障害は回復されない．

③仮名書字＞漢字書字

　表層失書を示す症例群で，左頭頂葉，左側頭葉に病変がある．漢字単語の文字表象活性化の過程が障害されている．このタイプでは，仮名書き取りはどの症例も良好だが，仮名書称が保たれている症例と保たれていない症例がある．仮名書称が良好な症例では単語の音韻的表象を活性化することができるが，仮名書称が不良な症例では聴覚的に単語が与えられることによって，意味抽出から音韻表象の過程がはじめて活性化される．このタイプでは仮名書き取りおよび仮名書称後に漢字の書き取り・書称が促進される．単語の音韻的表象と文字表象とのつながりが形成されることによってこの促進が生じる．

④全書字モダリティとも障害

　前刺激モダリティが得られず，書字は促進されない．写字が有効なことがある．

4 | 言語モダリティ別訓練課題 [35, 36, 41]

1) 聴覚的理解の訓練課題

　語音認知の課題：語音認知課題として，音・文字（音素・書記素）マッチング，語音弁別，単語・絵マッチングが用いられる．手掛かりとして口形を見せる．語音弁別課題では，単音，有意味語，非語の順に進め，また弁別素性の違いは3素性の違いから2素性，1素性の違いへと減らしていく．音・文字マッチング課題で正解文字を先に示す，誤りなし学習の方法もある．訓練成果に関連する失語症者側の要因は，障害の性質や重症度で，全失語や聴覚失認，語音聾の症例で効果が報告されているが [42]，新造語ジャルゴン例では効果が認められなかった．また，復唱も語音認知の訓練に用いられる．正しく認知されていれば正しく復唱でき，表出を伴うことで音韻表象が明確になる．構音が障害され復唱が困難な場合は，この限りではない．復唱する目標刺激が長くなると困難となる．非語は有意味語よりも困難である．仮名書字が保たれている症例には，書き取りを行っても良い．

　ポインティング課題：聴覚情報の受容，処理，把持を目的とする．ポインティング後に，口頭表出によって話しことばの訓練に使用できる．①名称を言われた絵または実物，②用途や機能について述べたもの（例：書く時に使うもの），③文末の空白部分に対応する項目，④質問の答えに該当する項目（例：台所にあるもの），⑤述べられた文によく合う項目（例：忙しい人）などを指さしで反応させる．絵，聴覚的提示単語と文字単語のマッチングで，選択肢の意味的関連性を増大することで難易度が高くなる．また，これらの対が正しいか否かの判断の形式で行うこともある．

　指示に従う：様々な言語情報が含まれた聴覚的

理解課題である．名詞以外に以下の情報を理解する必要がある．①動作（例：ペンを取ってください），②実物を用いた位置関係（例：コーヒーカップの前に鉛筆をおいてください），③1動詞に対する名詞句の格関係．

質問に対する「はい・いいえ応答」と内容の正誤の判定：視覚的障害がある症例でも用いることができる．絵や物品を用いないので，目の前にないものでも抽象語でも材料にできる．「はい・いいえ」で発話産生できない場合は，それを示すカードの指さしやうなずき，首振りで返答させる．①一般的な情報（例：佐藤栄作は岸信介より前に首相になったか），②言語情報の保持（例：牛，馬，犬，木，ライオンはみんな動物か），③先に与えた文についての質問，④絵を見せ，それについての質問．

代償的理解訓練：口唇の動きを読んだり，文字を活用したりする．単語の意味処理課題を系統的に組み合わせた訓練法も開発されている．

2) 発話の訓練課題

(1) 語想起の課題

喚語困難は言おうとする意味内容に対して，言語音が想起されないために生じる．語頭音のヒントや復唱など，音を提示した場合は喚語が促進されやすいが，自力でヒントを作れないという問題がある．

(2) 復唱の課題

復唱は発話を促進するうえで有効である．入力側である聴覚的理解，特に語音認知の改善を目的にする場合もある．復唱は自習や宿題として行う場合には，録音装置を用いる．訓練材料は，単語や定型句，挨拶，日常的な言い回し程度で，長い素材は適さない．

(3) 音読の課題

音読は自発話の改善に結び付く．漢字の音読は症例によって意味を示したり，音を提示したりすることによって促進される．漢字の音読の難易度は，画数や病前の使用習慣，社会生活での使用頻度の影響を受け，具体的な意味よりも抽象的な意味の方が難しい．仮名の音読は，仮名1文字から音への変換過程の障害が認められる場合に障害される．復唱的に音を提示することによって音読が促進される．仮名で使用頻度の高い単語は，仮名1文字よりも音読されやすいことがある．また，仮名音読は文字によるフィードバックがあるため，音の選択・配列の訓練として用いやすい．①文字，単語を音読する．②治療者と同時に音読する（斉唱）．③復唱しながら音読する復唱的音読を行う．それぞれ音韻表象が減衰している場合に有効である．また，記憶に依存する必要がない．④文章を音読する．

3) 読字の訓練課題

意味と漢字とのマッチングによって辞書経路での読解を訓練する．一方，音韻レベルの障害に対しては音読が中心となる．音読が可能でも意味を理解することが困難な場合には，聴覚的な意味理解の訓練を行う．聴覚的理解で述べた諸課題を文字で入力することで読解課題とすることができる．以下の課題形式が用いられる．①絵と単語・文をマッチングする．②言われた文字を選ぶ．③新聞記事や長文を要約する，質問に答える．

文字入力辞書の障害を表層失読と呼び，規則語および非語の音読が可能で，規則化錯読を示す．訓練として，①文字・音（書記素・音素）変換の増強を行う．このためにキーワード法，すなわち熟語をキーワードとした漢字1文字と対連合学習（例：路と道路）を行う．②文字単語の短時間提示によって文字表象を増強する．表層失読例は同字異音異義語の音の相違は正しく認知することができない．

4) 書字の訓練課題

書字訓練は単語水準では発話に代わるコミュニケーション代償手段を獲得する意味がある．文水準では語想起が十分でないと実用的な水準までは到達しない．発話に関する諸課題に対し，書字反応させることで適用できる．①写字，②単語・文を完成させる〔例：「高層（　）築」「（　）をか

つぐ」」，③よく書く単語・文（例：氏名，住所，数字）．

（1）書き取りの課題

書き取りは，聴覚的に与えられた語音や意味に対応した文字を書く過程であり，単語や文が聞き取れなかったり，意味がよく理解できなかったりすると，書き取りの障害を引き起こすことになる．漢字の場合，語音を繰り返したり，意味を示したりすることで促進され，字形の一部を提示することによって書字が完成することがある．仮名の障害の多くは，音から仮名1文字に変換することが困難な場合である．音と仮名文字との1対1対応の再学習は困難なことが多い．課題は言語素材の水準に応じて，①文字の書き取り，②漢字・仮名単語の書き取り，③1短文の書き取りを行う．

（2）書称の課題

自ら文字を想起し，あるいは音を想起した後に文字に変換する過程が書称である．呼称と共通性が高く，喚語が困難だと書称も困難である．一般的には音韻経路を用いて行われるが，漢字や高頻度の仮名単語では，意味から直接文字に至る辞書経路を用いることがあり，呼称は困難でも書称が可能になることがある．訓練では，漢字は写字を用いて行うことが多い．宇野ら[59]はブローカ失語症例を対象に，呼称できない単語について漢字の書称訓練を行い，その中で書称・音読を通じて呼称に至るという呼称訓練方法を提案した．呼称できない単語20語を2週間，書称訓練したところ85%呼称可能となったが，語頭音のヒントや復唱を用いた音韻的な呼称訓練後には30%の正答率であり，有意に高い効果が認められた．音韻処理経路に障害がある症例において，漢字書字は保たれている視覚・意味経路を利用することになると考えられる．

5 語彙・意味の訓練

単語の理解過程では，音韻入力辞書（既知の聴覚的に与えられた単語を再認する）と意味システム（単語の意味の貯蔵庫）の両者が活性化される．聴覚的理解の治療は，これらのメカニズムの活性化を目標とする．ことばの記号を操作する能力の障害，具体的には「聞く」「読む」「話す」「書く」の能力低下が生じるほとんどの失語症者に対して，呼称を含む語彙の理解，発話，書字の語彙訓練が必要である．また，復唱や音読は可能であるが意味理解が困難で，表出面で意味性錯語，意味性錯読，意味性錯書を示す意味処理障害症例に対して，意味表象を活性化させる．意味的訓練は音韻表象を活性化させるための音韻訓練と対置される．

呼称訓練の一部としての意味訓練は，単語と絵のマッチング課題がよく用いられている．訓練の刺激語は音声あるいは文字で提示される．単語と絵のマッチング課題では，音声または文字で入力し，ポインティングするまでに音韻入力辞書や意味システムなどの各過程を活性化させることができる．音声あるいは文字で提示された単語と絵のマッチング後に呼称成績が改善し，単語と絵のマッチングが良好，不良にかかわらず，この方法は呼称改善に有効である．これは，意味的に関連した複数の単語を区別する意味素性を活性化することが語彙処理成績の改善に結び付くためと考えられている．語彙処理を行う前提として意味表象を活性化するために，単語と対象物を対応付けることになる．失語症例によくみられる失名辞は単語の音韻形式が想起できない障害であるが，安定的な呼称促通のために目標語について，聴覚的理解，漢字読解，仮名読解，漢字音読，仮名音読，復唱などの意味表象と音韻表象の両者を活性化させる手続きがとられる．

1）語彙・意味の訓練課題

単語を音声あるいは文字で与えて絵や実物を結び付ける．また，復唱，音読，呼称，書称，書き取りなど語彙の心像を何らかの反応形式に変換する．

（1）単語認知（音韻入力レキシコン）の訓練課題

聴覚・文字単語と物品・絵のマッチング課題，

文字単語のカテゴリー分類，文字単語と関連語の
マッチングを行う．後幾の2課題は文字認知と
いう別のモダリティを通じて意味処理を行うこと
で単語の表象を明確にする．カテゴリー分類で
は，単語間の意味的関連性が高い組み合わせか
ら，低い組み合わせに進める．カテゴリーの数も
1から2，2から3と順に増やす．手掛かりとし
てジェスチャーを用いることがある．これも聴覚
的理解の障害を補うことになる．文字単語の関連
語マッチング課題は，課題単語に最も意味が近い
単語をリストの中から選ぶ課題で，手掛かりとし
て単語の音や意味情報，さらにはジェスチャーを
与える．

「構文理解の課題」は「4）構文の訓練」（125
頁），「談話理解の課題」は「3）軽度失語症」の
「高度な課題」（128頁）で述べる．

(2) 意味理解の訓練課題

ポインティング課題：109頁を参照．

**質問に対する「はい・いいえ応答」と内容の正
誤の判定**：110頁を参照．

odd one out課題：3つ以上の単語か絵を提
示し，同じ意味カテゴリーに含まれない1つの
単語か絵を選ぶ．含まれる単語の関連性が高けれ
ば難しく，関連性が低ければ容易である．

絵や単語のカテゴリー分類：絵や単語を指定さ
れた1回に与えられる項目の数，分類されるカテ
ゴリー間の類似性が難易度に影響する（例：野菜
と果物の間での分類よりも，野菜と乗り物の方が
容易である）．

絵と単語の組み合わせの正誤判断：目標語と意
味的に類似した単語を用いることで困難な課題を
作ることができる．

関連語のマッチング：選択肢の中から意味的関
連語を選ぶ．上位・下位，属性など意味的関連性
を変化させることができる．

類義語の生成：課題語の意味的関連語を自ら述
べる．対象者の意味野の広がりがわかる．

定義文と単語のマッチング：定義に合う単語を
選択する．単語の概念的特性により難易度が相違
する．

絵の特徴の叙述に関する正誤判断：絵が表す単
語の意味と説明する文の組み合わせが正しいかど
うかを判断する．概念の機能や属性に関する知識
を確認できる．

単語間の意味的類似性判断：単語対の意味が類
似か非類似かを判断する．意味カテゴリーや抽象
度など単語の特性により成績が相違する．

これらの課題で正答を得られない場合には，正
答が示す以前に以下のような教示を与えて，応答
を促す．①一般的記述のレベルで意味を教える．
すなわち，それぞれのカテゴリー上位の特徴を教
える（例：野菜の特徴について説明する．トマト
であれば，茎や葉がある，毎年種から育つ，赤い
実がなる，柔らかい，甘酸っぱい，サラダにのせ
る，大きいものと小さいものがあるなどが挙げら
れる）．②その項目を同定する特殊な詳細（意味
特徴）を教える．

**意味素性分析（semantic feature analy-
sis）**：呼称できない目標語の絵が提示され，その
用途や特徴，使用場所，意味カテゴリーなどを表
す語を患者と言語聴覚士で挙げた後，最終的に目
標語が言語聴覚士によって与えられる．聴覚情報
の受容，処理，把持を目的とする．また，呼称で
きない絵の意味情報を提供し，類似の対象に関す
る意味素性を対比させる．

対象物認知訓練：視覚意味過程の障害による呼
称障害例に対し，視覚対象のカテゴリー名称やそ
の対象物の視覚的特徴を述べる．言語聴覚士が視
覚的意味的情報を要約し，患者が目標語を反復す
る[39,40]．

(3) 喚語の訓練課題

喚語困難は言おうとする意味内容に対して言語
音が想起されないために生じる．ウェルニッケ失
語症例では語頭音が手掛かりとなり，呼称が促進
されるという報告がある[34]．復唱など，音を提
示した場合は喚語が促進されやすいが，自力でヒ
ントを作れないという問題がある．意味処理面に
障害を有する場合，単語と絵または文字を用いた
理解訓練を行うことで呼称を改善させる．また，
絵の意味的詳細に関するはい・いいえ応答などを

行う．こうした課題を遂行する中で患者はその単語を言うことになり，訓練に音韻的成分を追加することになる．意味・音韻表出訓練法は語想起の通常過程と並行しており，最も効果的である．

(4) 文字を用いた意味の訓練課題

語の連想：自由連想では，与えた単語と関連した単語（例：動物や野菜の種類など）を言わせる．反意語では「暑い－寒い」，関連語は「机－椅子」などを課題とする．

文の完成：重度～中度患者で，口頭表出に障害をもつ患者に適応する．他の文脈では単語を表出できない患者でも，句や文により喚起されると表出が可能になる場合がある．日常生活上頻繁に見聞きする単語2語の組み合わせを含むものや，意味的関連性に依存して効果が得られるものは，誘発刺激文として有効性が高い．課題として，①「一杯の（コーヒー）」「（封筒）に切手を貼る」のように句や文の空白を埋める課題，②「（　）を押す」「（　）をください」のように名詞を挿入する課題，③「本を（　）」「車を（　）」のように動詞を挿入する課題がある．「今日，健二は（　）を買った」のように挿入する単語を限定しにくい文は，目標語を引き出す効果が薄いので注意が必要である．

質問に答える：文を与えて質問する．例えば，「男の子たちがサッカーをしている」という文に対して，「男の子たちは何をしていますか？」と質問し答えさせる．また，文章を聞いた後で質問し答えさせる．

与えられた単語を用いた作文：「几帳面とは？」「株主とは？」など，単語を定義付ける課題や，文頭・文末の語を与えて作文をさせる．

自発的に話す・会話：絵の呼称，物品の機能・絵の情景・動作を説明する．

2) 意味処理を再建する課題

意味と音韻の両方に障害がある失語症者に，語想起を促進する目的で用いられる．単語と絵のマッチング，単語と絵の対の正誤判断，単語と意味特徴との対に対する正誤判断，意味特徴の産生，カテゴリー分類，関連語判断などを行い，手掛かりとして意味情報を提供する．これらの意味課題を行った後に呼称を行う．意味セラピーは非訓練語への般化が大きい．対象者は喚語困難を示し，音韻障害は軽度，復唱は良好，語の理解障害も合併している症例で，理解治療が語想起を促進する．

絵のカテゴリー分類では，カテゴリー間の意味的関連性があるほど課題が困難になる．意味理解課題には，聴覚・絵・文字マッチング，正誤判断があり，意味的に類似した選択肢が含まれると困難になる．

系統的プライミング：意味的・音韻的に関連した単語および無関連の単語の組に対し，聴覚・絵マッチングと復唱を行った直後に呼称を行う[43]．

意味的関連語による呼称促進：呼称促進の様々な手掛かりの中で，語頭音が最も即時的促進効果が高いことが知られている．一方，意味的手掛かりの意義は持続効果にあると考えられる．

意味処理障害を中核とした超皮質性感覚失語と，意味処理，音韻処理の両面に障害を示すウェルニッケ失語の症例を対象として，意味的手掛かりと音韻的手掛かりの呼称に対する効果を比較した[44]．事前の検査で呼称が不可能であった12カテゴリーの単語に対して，「カテゴリー」「属性」「事例」の3種の意味的関連語に，「語頭音」を加えた4種の手掛かりをランダムに提示し，その後の反応を観察した．カテゴリーは「雲」に対して「天候」，「線路」に対して「交通」，「豆腐」に対して「食べ物」など，属性は「歯」に対して「噛む」，「足」に対して「歩く」，「町」に対して「商店」など，事例は「病気」に対して「風邪」，「草」に対して「はこべ」，「掃除」に対して「ちりとり」などであった．

超皮質性感覚失語症例では，語頭音の手掛かりよりも意味的関連語の方が呼称促進の効果が大きかった．意味的関連語の中でも，カテゴリーおよび属性が有効であり，意味的関連語によって類義的錯語が多く導かれた．目標語と関連した，非常に特殊な単語が頻出した．例えば，「雲」に対し

て「モンスーン」,「肩」に対して「筋骨」などである.また,絵の一部,細部を描写するという特徴もあった.例えば,「晴」に対して「そよ風が吹いている」,「足」に対して「水虫」などの反応があった.事例の正答促進率が低く,無反応も多くみられた.これはより特殊な単語を表出しやすい本症例には,下位の事例よりも上位のカテゴリーの方が有効で,属性も目標語の水準を示す機能をもったと考えられる.語頭音の手掛かりの後では類音的錯語が多くみられた.24時間後に行った呼称でも,この手掛かりの効果が持続した.この症例は,呼称の際に非常に特殊な,細部にわたる単語が表出されることが多く,カテゴリーおよび属性の手掛かりが,より一般的水準へのシフトをもたらすことが考えられる.促進実験を行った24時間後に促進されて正答に至った単語と,促進実験に用いられなかった単語の中で,促進語と同一カテゴリーの単語および異なったカテゴリーの単語の呼称を行った.超皮質性感覚失語症例では,カテゴリーおよび属性によって促進された単語はよく保たれ,事例および語頭音によって促進された単語は維持されなかった.波及効果については促進語と同一カテゴリーの単語は,別のカテゴリーの単語に比べて正答率が高く,波及効果も認められた.

一方,ウェルニッケ失語症例では語頭音の正答促進効果が非常に大きく,語頭音提示後の誤反応として,類音的錯語および新造語がみられた.超皮質性感覚失語例に比べると意味的関連語の促進効果は小さく,誤反応としても類義的錯語の比率が低かった.誤反応の内容が多彩で,意味的関連語の促進効果にも一貫性が認められなかった.効果の持続性について各手掛かりの間に差は認められなかった.促進語と同一カテゴリーの単語への波及効果はみられなかった[44].

系統的意味訓練:同じ訓練語群に対して,カテゴリー分類や機能について選択肢から選ぶ課題,属性について選択肢から選ぶ課題,意味的関連語を選ぶ課題を系統的に行い,深い意味処理を行う.これらのうち,意味関連の課題には,次のような課題がある.①意味カテゴリーが異なる語を選択する,②意味的関連がある語を選択する,③反意語と関連する語を選択する,④適切な形容詞が使われている文を選択する,⑤下位概念語を選択する,⑥語句・文の意味的正誤を判断する,⑦目標語句の定義文を選択する,⑧テキスト中の意味的に不適切な表現を選択する.

意味特徴訓練:意味的障害を有する症例では,意味表象の特殊な詳細を失っていることから,呼称できない単語の意味情報を与える.密接に関連した対象間を対比し,相違点を選択したり,記述したりする.絵に示された単語の意味的詳細について記述し,それが正しいかどうかの判断を行う.また,課題語の意味特徴を記述する.

意味システムへのアクセスの促進:この段階の障害は語義聾と呼ばれ,聴覚入力を介さない意味処理課題は良好で,Pyramids and Palm Trees test(与えられた単語・絵と意味的に関連のある単語・絵を選ぶ odd one out 課題による検査)は,健常範囲の成績である.一方,聴覚的に与えられた単語と絵のマッチング,定義,類義語判断の成績は低下する.さらに,単語の聴覚的理解の成績に心像性効果と頻度効果が認められる.また,全般的に単語理解について,聴覚的理解に比べ読解の成績が非常に良好である.

訓練課題として,文字で与えられた定義を読んで判断する,文字単語の類義語判断など良好な言語機能を用いて意味課題を行う,聴覚的に単語の定義を聞いて判断する,単語を音読や復唱する,文字とともに聴覚的に単語を提示し,類義性の判断を行うなどがある.

また,喚語困難などで示される単語の障害,音韻処理の障害は比較的軽度,喚語困難が顕著で復唱は比較的良好,喚語困難だけでなく語の理解障害も併発している症例に適応する.

意味的関連語による呼称促進訓練では,意味理解障害を中核とした超皮質性感覚失語患者は,語頭音の手掛かりよりも意味的関連語で呼称促進効果が大きく,意味的関連語の中でもカテゴリーおよび属性が有効である.訓練語のみの意味処理成

績が改善する例，訓練語のカテゴリーに般化する例，訓練語の意味カテゴリーを超えて般化がみられる例と，様々な結果が示されている．これらの結果の相違は患者の障害のレベルに基づいている．すなわち，語の意味的知識が失われている症例では成果は訓練語に限られるが，意味システムへのアクセスの障害であれば，意味システムへのアクセスの仕方を身につけることによって，一定の範囲で効果に広がりが得られると考えられている[39,40]．

3) 効果研究

遮断除去法の訓練では，意味処理障害例として漢字読解良好，聴覚的理解・仮名読解不良例のうち，仮名・音変換ともに聴覚からの入力も障害されている例において，漢字読解後に聴覚的理解が促進されている．また，復唱・仮名音読良好，漢字音読・呼称不良であるウェルニッケ失語例，または混合性失語例では，絵の呼称や文字の音読など意味的情報では音韻化ができないが，復唱および仮名音読が良好で，音韻的情報が与えられれば発話表出に至ることができるため，復唱および仮名音読後に漢字音読が促進される．呼称の促進は復唱後も仮名音読後も一部の対象で促進が認められ，復唱および仮名音読でいったん活性化された語の音韻イメージからのフィードバックによって呼称が促進されると考えられている[37]．

単語の意味の貯蔵庫である意味システムは，言語機能の中心的役割を果たし，理解と表出の両者にかかわる．意味的訓練は，音韻処理に比して意味理解障害が顕著な意味処理障害例（例：健忘失語，超皮質性感覚失語，語義失語を呈する意味性認知症の症例，一部のウェルニッケ失語でこの障害を有する症例）に対して，意味表象を活性化させるための方法である．訓練では，カテゴリー分類や類義語判断などの単語の意味を用いて判断を求める課題を行う．意味処理障害とは，復唱や音読は可能であるが意味理解ができないという受容面と，意味性錯語，意味性錯読，意味性錯書を中心とした表出面の障害である．音韻の聴知覚や文字の視知覚障害で生じる意味の理解障害を除く．認知神経心理学的な症候論に従えば，語義聾，深層失語，深層失読，表層失読，深層失書，表層失書の症例にこの障害が含まれる．このような症例に対しては，単語と対象物とのマッチング課題に加えて，単語のカテゴリー分類や意味的関連性を変化させる課題，定義や用途，特徴，使用方法など，より深い意味処理を要する課題を行う[38]．

6 | 音韻の訓練

音韻的訓練の目的は，音韻出力辞書からのアクセスおよび非語彙ルートからのアクセスにより，音韻出力バッファーにおける音韻処理過程を促通することである．言い換えると，単語を想起する際に，または仮名文字を音読する際に，その語の音韻を心に浮かべる機能を高める．音読，復唱，音節数や語頭音の判断，音の合成など単語の音を心の中で明確にする作業を行う．仮名音読では復唱的に音を提示することで音読を促進できる．仮名文字により音の配列・選択機能についてフィードバックを与える．1文字から単語，そして復唱，斉唱，さらに復唱的音読（文字を読みながら復唱する）へと，段階的に音韻情報を与えていくことができる．漢字の仮名ふりの成績には，訓練語のモーラ数，心像性，親密度，頻度，読みの一貫性が関係する[45]．

音韻出力辞書へのアクセス障害，すなわち言いたいことばの意味はわかっているが，その語の音韻が思い浮かばないという古典的な失名辞の状態では，文字・音変換を増強する．音韻的訓練と意味的訓練を組み合わせる．音韻的誤りを防止するために，語頭音を与えて手掛かりを音読させ，復唱させる．

音韻出力バッファーの障害（心の中で音がはっきりしない状態）は伝導失語例にみられ，語彙表象は意味システムで正常に活性化しており，言いたいことばの意味は明確で，何度も言い直して目標語に近付こうとする修正行為がみられる．これは，良好なフィードバック能力を反映している．

音韻操作訓練（モーラ分解・抽出・分節化），仮名文字訓練が行われる．具体的には，単語の音読，復唱，呼称を行う．音韻のリハーサルには復唱を行う．音韻的手掛かりの階層としては，単語の韻，語頭音，復唱の順に目標語音に近付いていく．

単語の音韻的訓練では，単語の音韻的知識の判断を行わせ，押韻判断課題（2語の語尾の音が同一かどうかを判断する課題），音節数判断課題，語頭音判断課題が用いられる．同様に音韻的質問階層では，音節数，語頭音，同韻語の判断を行う [46]．

復唱は発話を促進し，文字と組み合わせて使用することもある．モーラ数の少ない単語から系統的に進める．非語を用いることにより語彙知識によらない刺激を用いることができる．

複合的障害に対する音韻的訓練として復唱を行い，モーラ数を系統的に変化させ，非語によって音韻情報のみに基づいた訓練を行うことができる．仮名音読では復唱的音読（文字単語を提示しながら同時に聴覚的に読み方を与え，その後に音読する方法）も行う．また，訓練素材は1文字から単語に進める．漢字の仮名ふりを実施するうえでは，モーラ数，心像性，親密度，頻度の要因によって難易度が異なる．同音異義語は読みの一貫性が低く，正しい読みを想起することが困難である．

モーラ分解・抽出課題：音韻表象を再構築するために用いられる．単語のモーラ数を把握し，仮名文字と結び付ける機能を有している．また音読も行われる．

音節の分節化課題：聴覚的に単語・非語を与え，語頭・語尾音節を仮名文字から選択する．語頭・語尾音に注目し，音韻を分節・操作する．有声・無声，構音点，構音方法および視覚的類似性などが1つ相違した仮名文字を選択肢に用いる．

押韻判断課題：1対の単語の語尾音が同一か否かを判断する．この課題では仮名文字を用いず，また表出を必要としない．表出の誤りを回避し，音韻表象のみとらえることができる．刺激には絵画，聴覚，漢字文字を用いる．成績にかかわる単語の性質として2単語が韻を踏んでいるか，2単語の最終音節にかかわる文字が同一かどうかが挙げられる．誤りの傾向には，音韻操作の障害とともに意味によるアクセス障害が影響する．

合成課題：「花」に「時計」を加えて「花時計」とするように，複数の構成要素を合成する．

削除課題：「しまうま」から語尾の「ま」を取って「しまう」とするように，単語から特定の音を削除する．

反転・逆転課題：「すいか」を「かいす」とするように，音の配列順を逆にする．

置換課題：「テント」→「テンキ」→「エンキ」→「エノキ」とするように，単語の語頭・語中・語尾など1文字を変えて，別の単語を作る．

音韻操作課題：音韻出力バッファーのみの障害に有用で，短文までの意味処理と仮名音読が可能な症例に対して，音韻表象の保持と再活性化を促す目的で，仮名文字を用いた表象の操作を行う．以下の方法によって，伝導失語例の音韻性錯語が減少した．①50音表・絵カード・目標語音を用意し，②目標語音数の白紙カードを提示し，③目標語音を50音表から選択し，④絵の呼称を行う．一方，ウェルニッケ失語症例では効果は不安定であり，音韻表象以外の表出過程の障害がこの成績に関与したと考えられる [47]．

幅広い入力モダリティによる音韻訓練：仮名文字が実用レベルでなく，モーラ分解・抽出が困難である重度の音韻障害の例に行われる．単語の音節構造，特に第1音節に注目させ，①目標語を絵で提示し，②音節数に応じた数字カードを選択してもらい，③語頭音節の文字カードを選択し，④呼称する [48]．

代償的語想起訓練：①文字・音変換過程を活用する．文字をコンピューターに打ち込んで，コンピューターの辞書機能を利用し，語頭音を生成する．②ジェスチャーを加えることで発話を改善させる．動詞の表出に結び付きやすい．失行例では発話の改善は得られないが，ジェスチャー自体が改善する．

7 | 発話動作・構音の訓練

発語失行（失構音）に対する訓練である[49]. 構音（発話）運動に対する訓練であり，語彙の想起や音韻の想起への働きかけは発語失行の訓練ではない．音声についての知識に基づいて，構音（発話）運動を再構築する．視覚刺激，体性感覚刺激を用いて構音（発話）運動を促通する．構音器官の運動に焦点を当てた訓練方法として，視覚的あるいは聴覚的なフィードバックを用いる．口唇の訓練はビデオカメラのモニターと録音した音声を併用すると良い．

発語失行はブローカ失語の構音面の障害であり，構音訓練だけを単独で行うのではなく，失語面の訓練とともに行う．発語失行の構音訓練は，音の想起が正確に行われていることが前提となる．音の想起が十分かどうか，仮名書字により音の想起を確認する．構音目標となる単語の仮名書称や漢字の仮名ふり，文水準では情景画の書字説明や作文などを行う．

1）訓練の対象とする音

模範となる構音（発話）運動を，視覚的に提示することが可能な音なのか，そうでない音なのかを考慮して訓練課題を選定する．有声音と無声音との対比，構音点，構音様式で分類する．

2）訓練の方法

動作の視覚提示可能な音に対しては，口形提示（斉唱）を行う．口形と構音をVTR教材にまとめ，自習に用いる．発語失行の構音は症例によって特徴が異なるため，訓練は必ずしも口唇から始める必要はない．しかし，症例にとって口唇の開閉を視覚的・聴覚的にフィードバックすることは，舌の動きのフィードバックよりも単純なため，一般的に容易である．訓練に用いる材料は単音から開始し，単語または2，3音節の繰り返し語や文を用いる．動作の視覚的提示が困難な音に対しては，発声発語器官を図解して指導する．

3）構音訓練素材

有声音と無声音の対立，構音様式，構音点に関する指導と訓練を組織的に行い，単音節（短）→単語（短）→単語（長）→句→文へと進めていく．この際に構音結合の難易度を考慮する必要があり，このための教材集が発行されている[50, 51]．構音運動が複雑に組み合わされた単語の方が，場合によっては文よりも困難な課題となり得る．自由会話では課題訓練時の視覚的にフィードバックされた情報を想起しながら発話してもらう．患者が誤った構音に気付かない場合には，治療者はできるだけ音を提示せずに，患者の構音を復唱してみせるか，もう一回繰り返して発話するように求め，自己修正を促す．

自習用としては動画に手本を示した構音や構音動作を記録するのも一つの方法である．また，発語失行の構音は，非構音時の構音器官の運動と関連があり，口腔顔面の動作訓練を行うことにより，訓練効果が得られたという報告がある[103]．いわゆる「口の体操」のような構音器官の運動訓練を自習用に編集するのも良いと考えられる．

4）訓練手順

（1）発話活動の開始

発症時には発声，舌の突出，あるいは，舌，口唇，下顎の大まかな意図的運動ができないことがある．しかし通常，重度の口腔失行は長くは続かず，手探りで試行錯誤の構音運動をしながらも発話が可能になる．

（2）発声の訓練

発声が困難な症例には，発声を促すよう直接的な働きかけを行う．

①喉頭に触れ，それを押し，治療者と一緒に / ah/ と言う．

②咳から長く呼気を続けて発声へと移行する．

③ため息をつくことから発声に進む．いったん声が出たらそれを引き延ばす．

④治療者と一緒にハミングする．短いメロディや調子を試みる．歌詞を与えることで発話に移行

できることもある．発声がうまくいったら，発声
につながった活動を何回も繰り返し練習する．

(3) 構音運動の開始

　発声できるようになったら，2〜3の母音と1〜
2の子音を産生する．

　母音：二重母音および母音 /ah/，/oh/，/ee/，
/oo/ を産生するため，一連の開口と舌の構えを
行う．治療者とともに鏡に向かい，母音による口
唇の形の違いを確認する．

　口唇の運動：/m/ 産生のための口唇閉鎖を模
倣し，そして /m/ と母音と組み合わせて音節を
発話する．口唇の運動を強調するために /oo/ と
/ee/ を交互に構音し，語頭の子音に /w/ を用い
た音節を発話する．

　舌の運動：治療者が la-la-la でメロディを口ず
さむのを真似し，その時の自分の舌の動きを見
る．

　口の体操：笑う，しかめ面，巻き舌，治療者の
示した口唇の点を舌で触れる．

(4) 自動的反応の活用

　自動的あるいは反射的な発話反応はしばしば流
暢に正しく出るが，意図的な反応で構音の誤りが
出現する．慣れた表現を練習する．数唱，曜日な
どの自動的で系列的な表現，「おはよう」「こんに
ちは」「こんばんは」「ありがとう」「さようなら」
「知りません」などの日常的表現，童謡，テレビ
の宣伝文句，よく知っている歌などを用いる．

(5) 音素の表出訓練

　復唱や自発話から構音困難な音を明らかにす
る．まず音のレベルで訓練する．

　①大きな鏡の前に治療者と患者が並んで座る．
統合刺激法（発話と構音運動を同時に提示）と呼
ばれる．

　②構音点を教える．舌や口唇のあるべき位置を
教え，患者のその部分に触れ，触覚や運動覚の情
報を強調する．個々の音素を構音する際の器官の
位置を示した図を与える．これに仮名文字を併用
する．

　③構音訓練の順序：構音様式による難易度に
従って構音訓練を行う．容易な音素〔例：鼻子音

（/m/）や無摩擦継続音（/w/)〕から始める．こ
れらの音は，はっきりした視覚的な手掛かりを与
えることができる．その後，破裂音，摩擦音，破
擦音へ進む．まず視覚的な手掛かりのある音（/
p/，/b/，/n/，/t/，/d/，/f/，/v/）を最初に行
い，その後，構音点が見えにくい音へ進む．続け
て練習する音は異なった音が良い．例えば，/p/
の後は /b/ よりも /f/ を選ぶ方が良い．

　④発話の単位は，音素単独，子音と母音の音
節，短い音節の連鎖から長い音節の連鎖へ進めて
いく．日常会話では，句を徐々に長くしていく．
文の復唱，音読，自発話の順に進める．構音器官
の動作を監視する．音素を予測して構音の構えを
準備する．自分の発した音を厳密に評価する，
誤った場合は自己修正するなど，自らの構音活動
を意識することを勧める．

(6) メロディック・イントネーション・セラピー (MIT)[52,53]

　重度のブローカ失語症者でも，しばしば歌を歌
うことができる．メディック・イントネーショ
ン・セラピー（melodic intonation therapy：
MIT）は，この現象を利用して，言おうとする句
や文を一定の音楽的パターンにのせて歌うように
話す訓練法である．

　ブローカ失語で，聴覚的理解には障害がなく，
自己の発話の誤りに気付くことができ，常同的な
発話では構音は正確で，発話の誤りには自己修正
を行い，情緒的にも安定した症例が適応となる．
こうした症例は，MIT 終了後にはブローカ失語
が改善し，統語レベルの訓練に移行できる．ま
た，ウェルニッケ失語，超皮質性失語，全失語，
伝導失語は，MIT の対象とはならない．

　話しことばのプロソディに含まれる3つの要
素（メロディ，リズム，強勢）を図示する[50]．
教材は意味的にも統語的にも完全で，正常な句や
文を用いる．

　①手でタッピングしながらメロディをハミング
する．

　②手でタッピングしながら抑揚をつけた文を治
療者に合わせて斉唱する．

③②と同様にして復唱する．

④叙唱，すなわちプロソディ・パターンをつけた文を歌うように唱える．最初は治療者と斉唱し，次に復唱する．

⑤通常の話しことばのプロソディで文を復唱する．

8 | 読字の訓練

1）表層失読

表層失読の訓練では，視覚的単語表象の明確化が重要で，絵・文字マッチングや短文を単語で区切る課題が用いられる．

■読解訓練を行った表層失読の症例[55]

60歳代の女性，右利き．脳出血により左頭頂・側頭葉に病巣を有する．神経学的には右不全麻痺と右同名半盲，精神的には明らかな知的低下はなく，多幸的でやや脱抑制的であった．言語症状はウェルニッケ失語を示し，聴覚的理解・読解は短文レベルで，語性錯語・音韻性錯語が出現した．音読では，意味性錯読と文字・音対応の読みの誤りを示した．

語彙課題では，語彙判断，同義語判断に困難を示した．訓練では絵と漢字単語のマッチング，短文・複合語中の形態素の確認を行った．

語彙判断課題では，漢字の視覚認知において，単語は単語と認めたが，非語も単語と判断した．漢字非語は1文字の意味処理に基づいて有意語と判断されたと解釈される．仮名の単語および非語の音読課題では誤りは示さなかった．漢字単語では，意味性錯読（例：苺→みかん，昨日→きょう），規則化錯読（regularization errors．例：薬物→くすりぶつ，赤飯→あかはん），1文字のみ読む（例：煙突→…とつ…わからない）反応が観察された．

同義語判断課題では，同義語は同義語と判断したが，異義語を同義語と判断し，単語の意味表象が拡大していると解釈された．単語形式を認知することに障害があり，入力辞書から意味システム

へのアクセスが障害されていると考えられた．

訓練は視覚的単語形式を認知する機能の改善を目指して行った．

①絵カードとその単語に対応した漢字単語およびその単語に意味的に類似した漢字単語をダミーとして提示し，選択させた．

②短文を提示し，その短文にある漢字四字熟語の単語ごとに絵を提示した．

③漢字四字熟語の単語ごとに区切ってもらった．誤りがあった場合は，熟語を構成する単語の横に絵を提示した．

訓練前後で語彙判断の正答率は，漢字非語0%→44%，仮名単語97%→97%，仮名非語56%→91%と漢字・仮名ともに非語で成績が改善した．また，音読成績は，正答33%→67%，規則化錯読11%→15%，1文字のみ読む17%→6%，意味性錯読20%→11%，わからない19%→1%と改善した．

■意味へのアクセス障害による表層失読の症例[55]

20歳代の男性．脳出血により左側頭葉皮質下に病巣を有する．

聴覚・視覚的理解は，SLTA・構文検査では全問正答．失語症語彙検査の意味カテゴリー検査では，96/100でカテゴリーの特異性は認めなかった．しかし，既知感がない単語があった．発話は流暢で稀に喚語困難を示した．音読では仮名単語は良好で，漢字単語では規則語の音読は可能だが，不規則語は困難であった．

この不規則語の音読障害に対し，森[56]の音読課題成績を親密度別にみると，正答率は高親密度単語（親密度6以上）57%，中親密度単語（親密度5以上～6未満）18%，低親密度単語（親密度4以上～5未満）0%であった．書字は仮名では書けたが，漢字は想起が困難であった．以上のように親密度に応じた語彙知識があり，カテゴリー特異的な障害はなく，不規則語が音読は困難であったことから，意味へのアクセス障害と考えられた．

訓練は以下の3課題を行った．

①意味がわからない単語と同義語を示す単語，

ダミーを提示し，同義語を選択させた．

②正しい文とその文の中の単語を他の単語に入れ替えた文を提示し，正誤判断をさせた．

③既知感のない単語に仮名を与え，国語辞典で意味を調べた．また，類義語辞典で同義語を調べた．

その結果，語義について患者の内省が「こんなことば見たことない」から，「知っているような気がする」に変化した．音読は漢字の非典型発音語の正答率は，高親密度単語86％→100％，中親密度単語18％→71％，低親密度単語0％→45％と改善した．

2）深層失読

深層失読では，意味システムおよび文字・音対応の障害を示し，規則語，不規則語は読めるが，非語が読めず，非語を単語のように読む語彙化錯読を認める．深層失読では，音韻処理経路とともに意味処理経路にも障害があり，意味性錯読を示す．意味システムの訓練として絵・文字マッチングを行う．その際，誤りを訂正し，その後に再提示する．また，文字・音変換の訓練として語頭音の表出により単語の正しい発音を導き，意味的誤りを防ぐ．また，キーワード法で仮名文字と音の対応を図る．

■深層失読の症例[57]

30歳代の男性，右利き．脳梗塞にて発症した．言語症状では聴覚的理解が低下し，読解はさらに低成績であった．1～2文節の発話，空語句（empty speech）が多く，語性錯語も出現した．復唱は単語レベルで良好で，音読は漢字単語では錯読が著明であった．書字は重篤に障害されていた．

訓練では以下の6課題が用いられた．①キーワードの呼称訓練，②キーワードについて絵と仮名単語の対応付け（マッチングさせて音読する），③モーラへの分解（絵カードを提示して呼称させて，モーラ数をおはじきで示す），④音韻抽出（音読・書字），⑤音と仮名文字を対応付ける（ポインティング・音読・書字），⑥仮名単語の音読・

書字練習．

その結果，1仮名1文字の正答が著明な改善を示した（57％→84％）．深層失読に特徴的な品詞効果が仮名単語で消失し，漢字単語も減少した．抽象語の音読も漢字・仮名ともに改善し，仮名無意味綴りの成績も向上した．仮名単語の誤りとして，「かげ→かけ」などの誤りが増加した．しかし，漢字の誤りの本質には変化がなかった．

音韻出力辞書へのアクセス障害に対しては，文字・音変換を増強する必要がある．音韻的誤りを防止するために語頭音を与えたり，復唱後に音読させたりするなど，手掛かり音読を行う．

3）音韻失読

音韻失読では，単語の音読が保たれるが，非語が障害され，非語をしばしば形態的に類似した単語に読み誤る（語彙化錯読）．非語の中でも文字形態は非語であるが，音韻形態は単語となる同音疑似語の音読はそうでない非語（非同音非語）より良好となる．単語，特に高心像語の音読は保たれている．文字を用いない音韻課題でも非語に強い障害が現れ，音韻失読の背景に全般的な音韻障害が想定される[105]．訓練法としては後述する「仮名文字訓練法」（122頁）のように文字に対応したキーワードや各種の音韻操作課題が用いられる[106]．

唐澤ら[107]は，音韻失読例に音韻操作課題として2モーラ語2語の語尾音を抽出して，その語尾音2モーラを結合する課題や，順序情報処理課題として3モーラ非語を1モーラずつ聴覚提示し，与えられた順に3モーラを結合する課題，じゃんけんや指折りの動作を系列的にすばやく行う系列動作課題を約3週間実施した．その結果，非同音非語の音読が有意に改善し，音韻操作課題，順序情報処理課題ともに成績が向上した．音韻操作と順序情報処理が有効であることを示した．

4) 純粋失読

　純粋失読では，自発書字と書き取りは可能であるのに，自分の書いた字を読むことができない．以下の訓練法が試みられている．

　運動覚促通法：書かれている文字を自分の指を動かしてなぞってみたり，あるいは空書したりする．これは運動覚という別の回路を利用することによって，言語領に情報を送り込めることが多くなり，音読が可能になる．

■ **単語全体読みを促すフラッシュカード訓練を行った純粋失読の症例**[54]

　20歳代の男性，右利き．左後頭葉の脳動静脈奇形（AVM）摘出術後．左後頭葉切除および左脳梁膨大・頭頂葉後部・側頭葉内側面に梗塞巣を認めた．神経学的には右同名半盲，神経心理学的には軽度の失読（純粋失読），ごく軽度の漢字の失書，失算，言語性短期記憶障害が認められた．

　訓練は単語レベルで逐字読みではなく，単語を全体として読むことを促す目的で，「なるべく単語全体を一度に見てわかったらすぐに音読をする」と指示を与えた．音読に正答したら，すぐに次のカードを提示した．30枚のカードを1セットとし，音読時間を測定した．カードは患者に貸し出し，反復訓練を行った．訓練の結果，単語の音読時間は仮名2〜3文字語で改善を示し，音読時間の短縮が非訓練語へも般化した．4〜5文字語では訓練語は改善したものの，非訓練語への般化が乏しかった．

■ **漢字1文字に対するキーワード法を行った純粋失読の症例**[58]

　40歳代の男性．健忘失語を示し，仮名の読み書きは良好である．一方，漢字に失読失書症状を呈した．熟語をキーワードとして漢字1文字の音読改善を目的に対連合学習訓練を行った．漢字1字と熟語を提示する．例えば，「路」と「道路」を一緒に提示する．その結果，有意な改善と持続的な訓練効果が得られた．

■ **漢字音読・書称による呼称訓練を行った症例**[59]

　50歳代の男性，右利き，中度〜重度のウェルニッケ失語．漢字音読，漢字書称，仮名書称を用いた呼称促進訓練を行った．原因疾患は動静脈奇形による脳内出血．神経学的には運動障害はなく，右同名半盲が認められた．急性期のCTでは，左半球側頭葉から頭頂葉の皮質下に高吸収域が認められた．

　言語症状について，聴覚的理解は単語レベルの理解が可能であった．語音認知は軽度障害で，聴覚的把持スパンは単語，数字とも2単位と低下していた．聴覚的理解の主な障害は，意味理解の段階と考えられた．読解では，短文レベルの理解が可能であった．漢字単語は仮名単語より良好で，仮名単語の読解では音読をしてから理解に至った．発話では，自発話は流暢で，発話量は多かったが，内容語が少なく，喚語困難が著明であった．音韻性・意味性錯語，保続がみられた．復唱は高頻度単語レベル，呼称は重度に障害され，ジェスチャーや迂言，時には漢字書字によって示そうとするが，発話できなかった．探索行動，字性錯語が頻出し，保続もみられた．音読は仮名が良好で，漢字は不良であった．書称では漢字の方が仮名よりやや良く，書き取りでは仮名の方が良好であった．書称と書き取りを比較すると，書き取りの方が良く，語想起障害を反映していた．漢字単語についてほとんど意味理解はしていたが，音読は困難であった．仮名は逐字読みで，音読できなければ意味理解ができず，音韻性錯読が頻出した．

　本症例は音韻処理が大きく障害されており，呼称および漢字音読は困難である．また，音の把持が悪く，音韻的表象が短時間で消えてしまう．したがって従来の刺激法，すなわち聴覚的言語刺激，復唱を用いた呼称訓練には限界があった．呼称訓練法については，呼称に比べ漢字音読の方が良好であること，呼称の際に漢字書字を伴う場合があること，仮名音読は良好であることから，これら3モダリティによる訓練の後に呼称成績が

向上するかどうかを検討した．漢字書称はそれ自体困難であったが，漢字書称できた単語はその後呼称できた．仮名書称でも一部は呼称に結び付いた．この結果から，2〜3モーラの漢字で書ける単語について漢字書称を中心とし，その後に音読，仮名ふり，呼称の順に訓練を行った．その結果，漢字書称および呼称が大きく改善した．実際の症例では障害の機制が複合的であることが多く，複数のモダリティを併用することが良い結果をもたらす．

9 書字の訓練

1) 表層失書（語彙性失書）

単語表象が失われる（喪失）か，弱くなって（減衰して）いて，音・文字対応規則に依存する．非語の書き取りが可能で，不規則語は規則化の誤りを示す．規則性効果，頻度効果が認められる．

絵・文字マッチング：文字表出辞書の機能を高めるために行い，特に不規則語や同音異義語を取り上げる．類義語判断によって意味特徴を明確にする．

音・文字対応の訓練：音・文字対応の機能を最大限に高めるために，キーワード法を用いる．

書字の知的解決：辞書を活用する．また，不規則語，同音異義語を正確に教える．

穴埋め後写字訓練：単語の一部分の仮名，あるいは漢字部首が欠けている刺激を用いて，空いている箇所に仮名文字または漢字部首を配列し，その後に写字を行う．

写字・再生訓練：写字を反復した後に再生する．

言語モダリティ間促進：理解，復唱，音読後に，仮名書き取り・書称が促進される．

2) 深層失書，音韻失書

深層失書は意味システムと音・文字変換に障害を有する．その結果，意味性錯書が出現し，非語の書字が困難である．

一方，音韻失書は音・文字変換の障害であり，以下の意味システムの訓練を除く訓練が適応となる．

意味システムの訓練：意味性錯書に対し，意味カテゴリー内で類義語間の弁別特徴に注目させる．

音・文字対応の訓練：キーワード法を用いる．

言語モダリティ間促進：漢字・仮名単語の音読，あるいは復唱で正答した後に，漢字書き取りおよび書称を行う．一般的には写字，音読ないし復唱的音読（復唱しながら音読する），書き取り，書称の順に行う．漢字書字から仮名書字の促進は得られない．これは語彙レベルの表象の活性化と音レベルの処理に相互関連性が乏しいことによる．一方，仮名書字から漢字書字の促進は可能である．

仮名文字訓練法：ブローカ失語では，構音，仮名文字，音韻抽出の3つの能力の間に密接な関係がある．これらを考慮した仮名文字訓練法が開発されている[60]．この訓練は音韻抽出能力を高め，その後，仮名文字および構音の改善を図り，最終的には仮名文字の実用化を目指す．

(1) 仮名文字訓練法の実際

段階1 単語の構音

構音検査を行い，音による難易度の相違を明らかにする．

①常に正しく構音することができた音．
②浮動的に正しく構音できることがあった音．
③常に構音できなかった音．

訓練は以下の順序で進める．

①構音ができたりできなかったりする音の改善を目的として，常に正しく構音できる音と組み合わせた2〜3モーラ単語の練習をする．弁別素性の離れた組み合わせの方が容易である．
②常に構音できない音の訓練を行う．
③口形や構音方法の図示・解説を行う．
④仮名文字を提示して行う．

段階2 単語（キーワード）の書字練習

正しい構音で呼称ができるようになった単語のうち，各清音が語頭につく単語で，患者にとって身近な2〜3単語をキーワードとして選択する．キーワードは語頭の仮名文字を想起あるいは確認

する「鍵」となる．キーワードを，仮名文字で書けるように練習する．

段階3　モーラへの分解練習

キーワードで練習した後，それ以外の単語についても行う．最初はゆっくり単語を言わせながら，モーラの数だけおはじきをおいたり，丸印を書かせたりする．次に，それらの外部的な助けを借りなくても，頭の中で単語をモーラに分解し，そのモーラ数を示すことができるようにする．

段階4　音韻抽出練習

ことばを，その構成単位（具体的にはモーラ）に分解し，それらの個々の単位と聴覚印象および構音動作を結び付ける．「アタマ」の「ア」と「アシ」の「ア」が同一の単位であることを認識する．

①部分的復唱：キーワードを仮名文字で書いたカードを提示し，治療者がゆっくりその単語を言い，患者はその単語の最初のモーラの音のみを復唱する．キーワードでこれらができるようになったら，キーワード以外の単語についても行う．

②単語の中の指定された音の位置の選択：キーワードを仮名で書いたカードで提示し，治療者がゆっくりその単語を言って聞かせた後，そのうち1つの音を言い，その音がどこにあるか単語カードを指さしさせる．

③指定された音で始まる単語の選択：キーワードを仮名で書いたカード，または絵カードを数枚提示し，「"サ"で始まることばはどれですか」のように特定の音で始まる単語を選ぶ．

段階5　音と仮名文字との対応練習

個々の音と個々の仮名文字を結び付けるための訓練である．

①個々の仮名文字の選択（キーワードを使用）：個々の仮名文字カード5〜10枚を提示し，キーワードを用いて，例えば「"サカナ"の"サ"はどれですか？」のように問い，カードの中から選ばせ，同時に書かせる．

②個々の仮名文字の選択：①と同じく，仮名文字カード5〜10枚を提示し，「"サ"はどれですか？」のように問い，カードの中から選ばせると

同時に書かせる．できない場合は，キーワードを想起するよう促す．

③個々の仮名文字の書き取り：「"サ"と書いてください」のように言い，書き取らせる．できない場合は，キーワードを想起するよう促す．

段階6　段階3〜5の応用練習

仮名文字の実用化のための初期の訓練である．個々の仮名文字カード5〜10枚を提示し，それらの音でできるキーワード以外の単語を治療者が言い，書き取らせる．その際にまず治療者は，その単語がいくつの音（モーラ）からできているかを問い，患者にその数だけ丸印を書かせる（モーラへの分解）．次に最初の音を言わせる（抽出）．そして，その音に対応する仮名文字を提示したカードの中から選ばせ，書かせる（対応）．文字が選べない場合は，キーワードを想起するように促す．同様に，第2モーラ，第3モーラについても行う．最初は治療者が誘導して行わせるが，その後は患者自身で行わせる．さらに，仮名文字カードを提示せずに行う．

段階7　合成練習

治療者が，まずキーワードをモーラごとに区切って言って聞かせ，患者に単語として言わせる．次に，キーワード以外の単語についても行う．キーワード以外の単語について，それらを仮名文字で書いて提示し，音読および読解をさせる．

段階8　仮名文字の実用化練習

漢字の仮名ふり，および仮名を読んで漢字を書く練習を行う．その後，文の書き取りや作文練習を行う．

3) 純粋失書

単語の長さの効果がみられるが，これは短期貯蔵の容量制限によって生じる．文字の表象が異常に速く消失する．頻度，心像性，品詞，音・文字対応の規則性などの効果はみられないが，書字素材の長さが影響し，長い文字列を書くことは困難で，単語内の系列的順序性が不明確になる．錯書として文字の認知と配列の誤り，脱落，置換，転

置などが生じる[61]．わが国の頭頂葉病巣の純粋
失書例では，漢字と仮名のいずれにも正答文字と
類似した形態の文字を書き，仮名では置換がみら
れる．自発書字と書き取りに障害がみられ，写字
は保たれている．前頭葉性の純粋失書では，仮名
の置換と省略がみられ，また仮名の配列順序を誤
る．左頭頂間溝皮質・皮質下と左中前頭回後部
（Exner の書字中枢）の間のネットワークで，書
字のワーキングメモリーが成立すると考えられて
いる[62,63]．

　治療では，自己修正能力を高める．単語の語頭
よりも語尾で誤る．音読して文字を確認する．こ
れによって発話過程における語彙・文の知識を活
用することができる．また，視覚的表象と照合す
るために書いた文字を自ら確認し，特に音節数の
長い単語の誤りを修正する[61]．

10 ｜ 文・統語の訓練

1) 文レベルの訓練の適応

　藤田[64]は，文レベルの訓練を導入できる症例
の条件として，基本的な意思伝達手段が確立して
いること，理解訓練では名詞が約 80％理解でき
ること，産生訓練では名詞を約 30 語以上発話お
よび復唱ができることを挙げている．石坂[65]は，
単語の聴覚的把持が 2 単位以上であることも条
件に加えている．

2) 文・統語訓練の実際

　従来から用いられてきた文レベルの訓練課題に
は，動作絵・情景画・4 コマまんがなどの説明や，
刺激絵を正しく説明している文を選択させる課
題，助詞の選択・補完課題，文型の変換課題，語
または文節の並び替え課題などがある．どの課題
についても，「主語＋動詞」や「目的語＋動詞」
などの二文節文から始め，徐々に複雑な文型を学
習していくという方法がとられている．

　文表出の訓練：一連の主題群（いくつかの文）
について，これらの課題を系統的に組み合わせ

る．①目的語＋動詞の 2 文節文と動作絵を対応
付ける．②その刺激文を音読する．③文の目的語
と動詞を区別する．④意味的に合う動詞と名詞を
対応付ける．⑤対応付けた文を音読する．⑥その
文と動作絵を対応付ける．⑦その動作絵について
動作説明，すなわち自発的に文を発話する．⑧動
作絵と名詞を提示して動詞を言う．⑨動作絵から
文を言う．主語，あるいはもう一つ目的語を加え
た文で行う．

　動詞の産生訓練：動詞により支配する名詞の数
が異なっており，「赤ちゃんが笑う」のように，
主語となる動詞のみが必要な動詞がある．また，
「母親が赤ちゃんを抱く」のように，主語のほか
にヲ（対象格）またはニ（目標格）をとる名詞が
必要な動詞がある．名詞の意味的制限とともに構
文に対応した動詞の別を考慮に入れる．動作絵に
対する動詞の想起，あるいは提示された名詞に合
う動詞の想起の課題形式で行う．1 文完成課題で
は，（本を～，車を～）のように動作を表すこと
ばを選択する．また，（～を押す，～をください）
のように動詞に合う名詞を入れる．

　**擬音擬態語および副詞を用いた動詞発話の促
進**[66]：動詞を修飾する語である擬音擬態語およ
び副詞と動詞との間には慣用に基づく対応があ
り，動詞を表出させるためのヒントとして擬音擬
態語や副詞が用いられる．金子ら[66]は短文を発
話することに困難を示すブローカ失語，ウェル
ニッケ失語，混合型失語の症例を対象として，擬
音擬態語および副詞を用いた動詞表出訓練を行っ
た．第 1 段階では，動作絵を提示し，主部を聴
覚的に与えた後に，擬音擬態語・副詞を聴覚的に
与え，動詞表出の高い促進効果を認めた．第 2
段階では，擬音擬態語・副詞の復唱後に動詞を表
出させ，第 1 段階同様の促進効果を認めた．第 3
段階では，擬音擬態語・副詞が自己産生的手掛か
り（self generated cue）として獲得されるよう
に，各動作絵について主部を与えた後に，擬音擬
態語・副詞を自発的に表出するよう求め，さらに
動詞の発話を行わせた．擬音擬態語は副詞に比べ
重度の症例でも自発的に表出された．これは擬音

擬態語が音韻的にも単純な形式（2音節程度の繰り返しが多い）で，指示対象を直接叙述するような語と対象との未分化性が効奏しているように考えられた．さらに，代動詞「する」を付加することで（例：ヨチヨチする），動詞を代用することが可能な点も失語症者の文発話の1方法として有益であると考えられる．また副詞は，発話されるとほとんどが正しい発話と結び付いていた．

3）統語知識の訓練

特に統語知識を訓練するためには，助詞の知識を問う課題として助詞を選択し，その後に補完する課題が用いられる．また，能動態と受動態の間での変換，単文と複文，重文など，文型を変換する．また，単語または文節を並び替える整序課題を行う．これらの課題は，「主語＋動詞」や「目的語＋動詞」などの2文節文から始め，徐々に複雑な文型に進める．

文型に合わせた文の作成：1語を選択して指定された文型を作成する．「〜が〜で〜する」の文型に選択肢を組み合わせて入れる．

文の書き換え：態を変換する．例えば，「父が私を叱った」を“される”立場に立った言い方に変える．

2つの文をつなぐ：「音楽を聞く」と「勉強する」を「ながら」を使ってつなぐ．

応用的な課題として以下の課題が行われる．

質問に答える：①文を与えて，質問する（男の子たちがサッカーをしている，男の子たちは何をしているか）．この課題は文を構成する動詞と名詞句の役割関係の理解を促すマッピング・セラピーとして用いられる．②日常よく使う質問（年齢，住所，気分など）を行う．③一般的な質問（現在の首相，家への道順など）を行う．

整序課題：与えられた単語を正しい順序に並べる（「荒天となった」「雷の」「雨や」）．

定義課題：単語の意味を説明する．

内容を語る課題：物語，ラジオ・テレビ番組の説明を行う．自発的に話す，あるいは会話課題として，物品の機能を説明する，絵の情景を説明する，情景画や実際の動作を説明する，特定の話題を設定して会話したり，自由会話を行ったりする．

4）構文の訓練

失文法や錯文法を示す文法障害に対しても，障害の機序に沿った訓練方法を選択することが望ましい．意味理解障害のために助詞の運用や理解を誤るならば，意味理解障害に対する訓練が優先されるし，喚語能力の問題が大きいのであれば，喚語訓練が主たる訓練となる．いずれにせよ，文水準の発話や書字が可能で，コミュニケーションの実用性が確保されていることが前提となる．一般に発話と書字，聴覚的理解と視覚的理解が並行して障害されることが多いため，自己修正しやすい文字言語で訓練を行うと良い．文章完成の穴埋め問題や作文を通して訓練することが可能である．

以下に藤田ら[67-71]の報告に基づいて，構文の訓練法について述べる．構文訓練の目的は個々の構文を獲得させるのではなく，構文の処理力を段階的に再確立することを目的とする．

治療の出発点と目標点の決定：既述した失語症構文検査で判定されたレベルが出発点となる（語の理解が80％可能となってから開始）．目標点は予後を推定し，決定する．

治療プログラムの作成と実施：課題文は構文の理解力および産生力の階層に従って段階的に導入する．

構文の理解力の階層は，次の通りである[104]．レベル1以下；文の理解が不可能．レベル1；名詞間の意味的可逆性がない非可逆文だけが理解できる．レベル2；文中の名詞を入れ替えても意味が成立する文（可逆文）のうち，文頭の名詞句が動作主格である文が理解できる．レベル3；補文（文中に埋め込まれた文）のない可逆文を助詞ストラテジーによって理解する．レベル4；補文を含む文を助詞ストラテジーによって理解する．

また，構文の産生力の階層は，処理にかかわる要因の組み合わせによって各階層が定義される．レベル1〜3は，補文を含まない文を産生する．

レベル 1；主語（が），間接目的語（に），直接目的語（を）からなる基準文型の非可逆文が産生できる．レベル 2；基準文以外の非可逆文（意味格2）と文頭が動作主格の基準文型の可逆文が産生できる．レベル 3；基準文型以外の非可逆文（意味格3）と文頭が動作主格でない基準文型の可逆文が産生できる．レベル 4；基準文型以外の補文を含まない可逆文と基準文型の補文を含む可逆文が産生できる．

　課題文は文構造と弁別的に理解，産生すべき名詞と動詞の数を変数として作成する（理解ではこれらの文は選択肢となる）．例えば，非可逆文の「母がリンゴを食べる」文型では，「母」と弁別する語として「子ども」，「リンゴ」と弁別する語として「パン」を用い，「母がリンゴを食べる，子どもがリンゴを食べる，母がパンを食べる，子どもがパンを食べる」の 4 文を課題文とする．可逆文では逆の関係の 2 文を同時に取り上げる（母が子どもを叩く，子どもが母を叩く）．

　モダリティについては「聴覚的理解→復唱→発話」の系を確立する．聴覚的理解課題では，文を聞き，該当する絵を選択させる．絵のポインティングの前もしくは後に文を復唱させる．復唱は文を音響的に保持する力を確立する目的と，文を遅延模倣し，発話を導く目的で行う．その後 1 枚ずつ絵を提示し，文を発話させる．

　音声系の課題だけでは聴覚的理解や発話の確立が困難な場合は，「読解→聴覚的理解」や「文字による文構成・音読→発話」を行う．最終的には音声系の確立をできるだけ図る．反応の正誤を知らせ，強化する．

　構造が同じ文への般化や，実際に使用する場面への般化を図る．各反応を正誤で評価する．次のステップへは 75 〜 80％の正答率を 2 回得た時点で進む．

　マッピング・セラピー [72]：失語症の統語障害について，Linebarger [73] はマッピング仮説を唱えた．文レベルの表出を誤るブローカ失語 4 例に対して，与えられた語の連鎖が文であるか（文法的に適切），文でないか（文法的に不適切）を判

断してもらったところ，高い正答率を示し，統語的適切性の知識が保たれていることが明らかになった．したがって，ブローカ失語の文理解障害は統語を解析する（parsing）レベルではなく，統語構造から意味を解読するレベルにあると考えられる．

　マッピングとは，文法的構成素（主語，目的語）と意味役割（動作主，対象）を関係付けることであり，マッピング障害に対する訓練方法として，マッピング・セラピーが開発された．マッピング・セラピーは，動詞を中心に構成される主題関係（動作主，対象などの項構造）の同定と，統語構造へのマッピングの機能を高める方法である．

　文法判断検査は，2 文節文であれば「猫が寝ている」に対して，単語あるいは語順を入れ替えて「が寝ている猫」，あるいは助詞を入れ替えて「猫に寝ている」という非文を作成する．3 文節文であれば「猫がねずみを追いかける」に対して，単語あるいは語順を入れ替えて「追いかけるをがねずみ猫」，あるいは助詞を入れ替えて「猫をねずみに追いかける」のように作成する．

　マッピング・セラピーは，主語・目的語などの統語範疇に「動作主」「対象」などの意味役割をマッピングすることを目指す．文を聞き，「誰がしたのか（動作主の同定）」「何をしたのか（動詞の対象）」「誰にしたのか（対象の同定）」などを確認する．非可逆文「子どもが本を読んだ」，可逆文「猫がねずみを捕まえた」，転換語順「ねずみを猫が捕まえた」，受動態「ねずみが猫に捕えられた」のような各種の文形式で行う．

　滝沢 [74] による訓練手続きでは，まず，次のような文を視覚的に提示する（お父さんがお母さんを呼んでいる）．WH 疑問文の設問形式で，動作，動作主，対象などを同定してもらう．具体的には，「どうしていますか」「誰が呼んでいますか」「誰を呼んでいますか」と聞く．

　土橋 [75] は，形態処理自体の能力は比較的保たれているが，3 文節以上の文の構造化が困難なブローカ失語の症例に対して，6 種類の文型「①動

作主（が），②動作主（が）＋道具（で），③動作主（が）＋対象（を），④動作主（が）＋対象（を）＋道具（で），⑤動作主（が）＋場所・着点（に），⑥動作主（が）＋対象（を）＋場所・着点（に）」を理解させ，繰り返し発話させる訓練を行った．意味的な役割の理解課題では，文を聞いて「誰がしたか」「何を」「何に」を質問し，要素を確認する．次いで，文中の1要素を変えた文の相違を理解してもらう．「女の子がケーキを食べる」に対して，「男の子がケーキを食べる」．この場合には，主語を変更した文を対比させる．この他，目的語，動詞を変えた文を比較する．

11 ｜ 重症度別の言語訓練の組み立て

1) 重度失語症

重度といってもコミュニケーションをする能力が全くないわけではない．コミュニケーションの能力が低くなり，他人の力を借りなければならない，すなわち自立度が低くなっているのである．

重度失語症者は，受容面も表出面も重度に障害されていて，モダリティのどれかが他のモダリティよりも良好であることはない．つまり，話す，聞く，読む，書くのすべてのモダリティが障害されている．残されたコミュニケーション能力を知り，生かす方法を探る．

まず聴覚的理解が残されているかどうかを検討して，はい・いいえ応答ができるように練習する．口頭で「はい・いいえ」が言えなくても，頭を振るなどの動作で示すようにする．選択肢を与えておいて患者に選ばせる方法もよく用いられる．指さしの習慣をつけることが有益である．重度例で改善が期待されるモダリティは言語理解であり，聴覚的理解と漢字読解を中心に訓練を進める．言語理解訓練の具体的手順は，次項に述べる通りである．重度失語症者に適用されるコミュニケーションの補助手段としては，後述する「4｜実用コミュニケーション訓練（129頁）」で述べるポインティングノートおよびジェスチャーが挙げられる．

2) 中度失語症

中度失語症者では，聞く，話す，読む，書くの各モダリティの間に成績の差がみられる．したがって，残存した言語機能を活用して障害された言語機能を補っていくことが対策の中心テーマとなる．

中度失語症者では，流暢型のウェルニッケ失語と非流暢型のブローカ失語では訓練方法が大きく異なるので，分けて記載する．

①ウェルニッケ失語

理解障害への対策：ウェルニッケ失語症者とコミュニケーションをとる場合には，理解障害への対策が必要である．文脈があって話が続いている時には良好な理解を示していても，話題が変わると途端に理解が悪くなるので，話題を変える時にはそのことを言い，さらに新しい話題について漢字で紙に書いて示す．その他，絵や実物などの具体的な手掛かりを与える．遠方からの連絡の場合には電話よりも手紙の方がよく伝わる．繰り返して言う，ゆっくりと話しかける，説明を簡潔にする，患者が話した内容を確認する，録音して何回も聞く，合間に休止を入れる，強調をつけるなどの対応が有効である．

会話のコントロール：患者は話しかけると多弁で，べらべらととどまることを知らないような場合がある．これを止めてよく聞いてもらう必要があるので，ゆっくりと話をして自分の話している内容をよく聞くようにしてもらう．そして自分の誤りに気付いたら，話を中断して自ら修正するように求める．最初は聞き手側で誤りを知らせるようにして，患者の誤りを聞き手がフィードバックして，患者の話している内容を確認しながら会話を進める．話の流れを止めるためには質問することも有効である．患者が相手の話を聞く構えができていない場合には，患者の注意を引きつけるために「聞いてください」と合図をする．アイ・コンタクトが取れてから患者に対して話しかけるようにする．与える情報を少しずつ追加していく方

法をとる．話題がどんどん変わることがないように，患者に質問をして話題の展開をコントロールする．

喚語困難への対応：喚語困難に対しては時間を十分にかけることが大切で，聞き手はいらいらしたり，せかしたりすることのないようにする．目標となることばと意味や音が似ていることばを与えると，正しいことばが出てくることがある．

②ブローカ失語

うまく言えないことを強く意識していて，訓練に対して非常に積極的である．

言語課題：文法的複雑さを徐々に上げていくために，文章完成問題を用いて，選択肢から選ぶことから始めて，難易度を上げていく．

会話の練習：患者が話すことを励まし，足りない部分を補いながら会話を進める．発話には時間がかかるので，対話者は十分に待つことが必要である．時間をかけている間に患者は心の中で発音して，発話音声を明確にしていく．同意語，反意語，目標語の音節の数，上位概念など，意味，音，その他の手掛かりが有効である．

発話の代償手段：発話障害が重度な場合には，代償手段の利用が必要となる．絵を描く，実物を見せる，書字する，相手の質問の一部を復唱的に用いて答える（例：「今日は病院に行きましたか」→「今日は病院に行きました」）などがある．代替コミュニケーション手段として人工言語や手話が適用される場合があるが，失語症者ではシンボルの操作に障害がある場合が多いので，うまく使える人は多くない．

3) 軽度失語症

コミュニケーションの自立度がかなり高く，一見元に戻ったかのような印象を周囲に与え，本人も大きな期待をもつことが多いが，いくつかの問題点が残されている．

聴覚的理解面：一度に多くの情報を受け取ることが難しく，連続した複雑な指示に反応できない．

発話面：喚語困難がしばしば認められる．抽象

語や固有名詞は出にくい傾向にある．

読字面：字面は追えても内容がよくわからない，読んだ内容をすぐに忘れてしまうといった長文レベルでの障害が残る．

書字面：書くことについては大きな障害が残ることが多く，漢字が思い出せない場合と，仮名が思い出せない場合がある．また，構文的に単純な文は書けても，複雑な文は書けない．

社会復帰の問題：軽度失語症者では社会復帰が実際的な目標となるが，職場に戻っても以前と同じレベルで仕事ができるわけではない．この点を本人も周囲もよく認識して，適切な対応ができなければ不適応に陥ってしまう．復職できたとしても閑職に回されてつらい思いをすることもある．しかし，生活のために職を辞めることはできない．現職に復帰できなくて，家庭内の地位も保持できず，再び病院に入院して言語訓練を受けることを希望することもある．もちろん反応の仕方は人それぞれであるが，日常生活でのコミュニケーションが自立できたとしても，職業上必要とされる言語能力との間にはギャップがある．

教材：軽度失語症者は，自分で教材を選択し，自習することができる．短い文章の読解，漢字書き取り，助詞を抜いた文の完成などがよく用いられる．より実践的な課題として，日記をつけたり，手紙，挨拶の原稿などを作成したりする．

仕事に関係付けた訓練：仕事に関係した本やパンフレットなどを教材として音読や説明をしてもらい，職業復帰の実際的な準備を行う．職業上緊張を強いられる場面の模擬訓練を行い，慣れてもらう．新聞やその他の短い文章を利用して，内容の説明，音読，読解を行う．

ことばを補助する手段：コミュニケーションをより有効に行うためには，自分用の情報のストックが必要である．軽度失語症者では，手紙や書類を書くための慣用的表現の用例や手ごろな辞書を利用する練習をしたり，ワープロの辞書機能を利用して漢字を実用的に用いるといった健常者が用いる言語補助手段を用いたりすることができる．

高度な課題：①談話水準の言語理解・言語表

出，②長文の書き取り，③5〜6桁以上の数字の書き取り，④長文を聞いて要旨を口頭・書字で発表，⑤長文を読んで要旨を口頭・書字で発表，⑥4コマまんがの口頭説明，書字説明，⑦テーマを決めた作文，⑧文法の正誤判定，⑨各種国語教材や語学教材の借用，⑩ワーキングメモリーに負荷をかける課題・言語性記憶課題などがある．

4 実用的コミュニケーション訓練

　コミュニケーションの目的は，互いを理解し，安定した人間関係を作り上げること，自らの欲求・意図をことばに表し，相手に伝えることによって明らかにすることである．社会関係の形成，維持とともに，自分を明らかにする機能，自己を認識し形成する機能がコミュニケーションにはある．コミュニケーションは，生きがい，QOLの中核である社会活動や自己認識に直接関連する．他の感覚・運動機能の障害は，目的を達成するための手段が失われたと感じられるのに対し，コミュニケーションはそれ自体が目的である．したがって，コミュニケーションの訓練は，それ自体が楽しみとなるように進める．

　周囲の人々といかにコミュニケーションをとるか，その質を向上させるかが問題となる．そのためには以下の事柄が必要である．

1 可能なコミュニケーション手段と注意事項の周知

1) リハビリテーションスタッフや家族に対する失語症者とのコミュニケーション原則の周知徹底

　言語障害者の社会参加を支援するパートナーの会である和音は，失語症会話パートナー養成講座を開講している経験から，失語症者との会話の原則を以下のようにまとめている[76]．

　①会話の基本：ゆっくりはっきりと話す．短く，わかりやすいことばで話す．繰り返し言って

みる．先回りしないで，しばらく待つ．話題を急に変えない．

　②話しことばの工夫：「はい・いいえ」で答えられる質問をする．用意された答えの中から選んでもらう．

　③様々な手段や道具の活用

　④確認の仕方：異なる角度から質問をする．身ぶりや文字，絵を使う．長文は要点を解説する．誤りは訂正しない．

2) 各失語症者における理解および表出のレベルとその代償法の具体的指導

　理解については，周囲の人は過大に評価しがちであるため，漢字単語の提示を聴覚的質問とともに与えるように促すと良い．重度の理解障害の例でも，家族と患者の間にノートを介在させ，質問を漢字単語で書いて音声とともに提示し，○をつけさせることを続ける．ノートの中にコミュニケーションの記録がたまっていくことも，後に表出の手掛かりとなる．

　音声で表出ができない場合には，カテゴリー別に絵を貼ったポインティングノートを用意し，要求を失語症者に指示させることが，一般に多く行われる．しかし，失語症者にそれを使いこなすだけの知的水準があり，周囲の人に要求を聞き出す粘り強い愛情がないと，実際に使うことは難しい．極めて重度の例では，抽象的な線画の認知すら不完全であり，何を伝えたいのか，どのカテゴリーにその語が存在するのかを確定できずに終わることもある．重度例の場合には，会話の相手が本人に情報を伝えるためのツールと考える．

　文字理解の良好な例や，喚語困難のある中度・軽度例では，使いたい語，必要な語を中心に，個別に自分で使いやすい単語集を作る．これには家族と治療者の粘り強い援助が必要であり，かつ失語症者のコミュニケーション意欲を高める対策が十分に行われていないと効果を発揮しない．

　絵を描く訓練，ジェスチャーの訓練，書字の訓練は，発語の代償手段として時に有効だが，実用化するまでには，他の患者や家族，スタッフなど

と，それを用いたコミュニケーション体験をたくさん積み重ねる必要がある．家族に対していかに発語を引き出すかの訓練を行うとともに，自分で作り出すことができる手掛かりの語彙と実用化（自己産生的手掛かり）も同時に行う．

2 | 失語症者のコミュニケーションの有効性増進法（PACE）[77]

コミュニケーションは話し手と聞き手の間で相手にメッセージを交換するプロセスであるが，PACE では失語症者と治療者との間の訓練場面で会話の本質的特徴を展開できるように工夫されている．

1) PACE の4原則

(1) 新しい情報の交換

失語症者と治療者の間に新しい情報の交換が行われる．送り手の役割を果たす時の失語症者の目標は，治療者がまだ知らない伝達内容をその治療者に伝えることである．送り手が日常物品の絵を受け手に見えないように持っている．そしてその物品の名称を治療者に伝える．従来の言語訓練では治療者は伝達内容がすでにわかっており，受け手がすでにもっている情報の確認でしかなかったが，PACE では送り手のみがもつことになる．失語症者は治療者にある概念を伝えることに自らのエネルギーを傾けなければならない．

伝達内容の種類は，失語症者それぞれの興味やコミュニケーション能力によって変えることができる．伝達内容のレベルは，①物品，②行為，③物語の3段階で，いずれも絵を用いて，文字の入ったものは使用しない．意味記憶のレベルにおいても，コミュニケーション場面においても，文字を介して指示物に名称が付与されるとは考えられていないからである．伝達内容の第1レベルは物品画，第2レベルは，動作絵によって示される事柄である．第3レベルは続き絵が用いられ，特に言語能力の高い症例では，内容が類似した続き絵のセットの1枚を他のものと混同しないように正確に伝える訓練を行う．他に有名人の

同定なども行われる．

(2) コミュニケーション手段の自由な選択

失語症者は治療者に新しい情報を伝達するためにどんなコミュニケーション手段を用いても良い．言語形式の正確さよりもむしろコミュニケーションの充足度を目指している．失語症者の残存能力や代替コミュニケーション手段の活用を推奨する．患者は言語学的能力ばかり追求しても機能的に無益であることを経験する一方で，不完全な言語でも他の伝達手段を組み合わせて用いることにより，新しい情報の伝達に成功することができる．治療者は自然な場面で失語症者が使うことができる伝達手段とストラテジーをあらかじめ調べておき，患者にこれらの選択肢をすべて示し，どの手段を選択したら良いかを指導する．伝達手段のタイプと数は，それぞれの患者の能力に応じて変わる．通常，発話，書字，会話での自然なジェスチャー，パントマイム，描画，絵・文字・室内の物品のポインティングなどがある．はじめは，患者は自然なジェスチャーを主に用いるが，練習を行ううちにはっきりとしたパントマイムが出現し，治療者を模倣することによってさらに発展する．患者が単語の一部を書いたり，絵を描いたりできるように常に鉛筆と紙を用意しておく．重度の失語症者に対しては，ポインティング用の絵カードを用いる．重度の失語症者にとって絵カードを指すことは，聴覚的理解の練習のためだけではなく，積極的なコミュニケーションの手段ともなる．読むことが可能な患者には，同様の目的で文字カードが用いられる．訓練室以外でも書いたりポインティングしたりできるように，その患者専用のノートが作成される．これはポインティングノートと呼ばれる．

PACE では，特定のコミュニケーション手段の能力を最大限に伸ばすだけではなく，いくつかの手段を組み合わせることを考える．自然な会話において，発話はジェスチャーや文脈と関連しており，発話もジェスチャーも伝達全体の中で一部分の役割を果たしている．したがって，治療者は従来の直接的治療のように個々の伝達手段を分離し

て訓練を組み立てることはしない．例えば，ジェスチャーを伴いながら，目標となる単語を何とか相手にわかるように言えれば，ジェスチャーや単語がそれぞれ独立していては伝えられないような伝達内容のコミュニケーションが成立する．この意味で言語以外の伝達手段を増強することは，すべての患者にとって訓練の目標の一つとなる．

（3）会話における対等な役割分担

治療者と患者が伝達の送り手と受け手として対等に役割を分担することは，患者の伝達の受け手としての役割に注意を払うことを意味する．治療者と患者のやりとりは，対話における役割交換の互換性の原則に基づくことになる．トランプでカードを順に引く時のように，治療者と患者が交代で絵カードの山から1枚ずつ伝達内容を引いていく．患者は1回の訓練の中で，伝達の送り手と受け手の双方を練習することができる．

①送り手としての治療者

患者は伝達手段を自由に選択できるのに対し，治療者は患者に合わせて意図的に伝達手段を選択し，伝達内容のレベルを調整する．治療者は患者に対してコミュニケーションのモデルを自ら提示する．患者が使えるにもかかわらず，まだ用いていない伝達手段をモデルとして提示するのも良い．例えば，物品の説明を行い，患者は応答として物品の名称を答えたり，関連したことばを述べたりする．患者の表出能力が低い場合には，治療者は物品名を述べ，患者はそれを復唱する．伝達手段の組み合わせによるコミュニケーション・モデルを提示する場合には，ポインティングノートの単語を指し示しながらジェスチャーや発話を付け加える．

②受け手としての患者

治療者は患者が伝達内容を理解できたかどうかを確認しなければならない．治療者は患者の受け手としての自然な行動（例：うなずき，微笑，伝達内容に関連する単語の発話など）を理解の表現と見ることができる．前もって患者の理解力レベルを把握し，それにコミュニケーション方法を合わせる必要がある．理解できたかどうかを絵カードや文字カードを提示して確認することができる．

③役割交代

コミュニケーション役割の交代には，送り手からの発話を理解すること，受け手からのフィードバックを分析して自分のコミュニケーション行動を評価すること，相手のコミュニケーション行動の効果に関して受け手としてのフィードバックを与えることなどが含まれる．役割交代は会話の参加者としての患者の自発性を促進する．二人の参加者が相互のコミュニケーションを明確なものにしようとすることで，多様な言語行動を増加させる．患者は受け手または送り手として賛同し，忠告し，説得することによって，治療者からの伝達内容を解読したり，患者が送った伝達内容に対する治療者の理解を助けたりする．

（4）コミュニケーションの充足性に基づいたフィードバック

この原則は，患者が送り手である時に受け手となる治療者の役割に関するものである．

①患者が伝達内容のコミュニケーションに成功したことに対して，治療者の自然なフィードバックが与えられる．通常，言語的に確認する．例えば，剃刀という概念を伝えようとして髭をそる動作をしたら，治療者は「はい，剃刀のことですね」などと返答する．

②患者のジェスチャーや発話による伝達内容がほぼ理解できるが，漠然としていて不確かな場合は，治療者は「髭をそるということですか？」と質問することができる．

③患者の伝達内容の送信が不明確な場合には，治療者は患者のコミュニケーション行動をいぶかしげに，しかし真面目な調子で繰り返したり，真似したりしてフィードバックを行っても良い．その後に，治療者の質問を肯定・否定することができる．

④伝達内容を部分的に推定できた場合には，例えば，剃刀ならば「はっきりわかりませんが，何か顔に関係することですか？」というフィードバックが考えられる．これは，患者にさらに十分な表現をさせるための手掛かりとなる．

⑤患者が伝達内容を伝えることに完全に失敗し

ている場合には，治療者は励ます調子で「よくわかりません，もう一度話してください／示してください」と，患者の伝達方法の改善，別の伝達手段の使用を促す.

⑥治療者は患者のどのようなコミュニケーション行動にも反応するべきである．聞き手が無反応であることは，話し手にとっては否定的な反応に解釈される.

⑦正確な発話を行うことに心を奪われていて，コミュニケーションが成功しただけでは満足しない．いったん伝達内容が伝わると，次には言語形式の正確性を追求しようとする．患者が復唱できるようにその名称をフィードバックとして発話し伝達内容の確認を行う．これは，患者のフラストレーションを和らげ，PACE の進行をスムーズにする.

⑧患者が伝達内容を伝えることができた時に，期待した正確な発話を患者に行わせようとして多くの時間を費やしてはならない．患者の注意をコミュニケーションの基本的目標から逸らすことになってしまう．治療者は患者が伝達内容を伝えることができた後すぐに，送り手の役割に転じて，非コミュニケーション的訓練に移行しないようにする.

⑨患者に残存能力による概念伝達の成功感を味わわせなければならない．残存能力を超えた発話を行わせようとしてフラストレーションを経験させてはならない.

⑩独自のジェスチャーは慣れている治療者には理解できるが，他の人には理解できない．患者のジェスチャーや他の伝達手段が治療者以外の人にも理解できるかどうかに注意を向けなければならない．課題に用いる伝達内容の使用頻度が低くなるようにしたり，その患者に慣れていない別の治療者が定期的にチェックしたりして，患者独自の勝手な伝達方法を見分ける.

2) 言語治療の拡大

セラピストと1対1で練習する個人訓練の他に，集団訓練や自習を行うことによって訓練量を増やすとともに，多彩なコミュニケーション活動を展開する.

集団訓練は楽しむ，知的活動を行う，他人とのコミュニケーションのとり方の実践的練習を行う，集団の世話役を務めるなど，様々な目的で行われる．実際の内容としては，仮名訓練，構音訓練，音読訓練，自由会話などのように個人訓練で行われる内容を集団で行ったり，トランプ，麻雀，歌などレクリエーションの要素を含むものを行ったり，時事問題を話し合ったり，同世代の失語症者が集まって話し合いをしたりする．また，集団の世話役を務めるなどコミュニケーション活動，さらには社会的活動に拡大する．鈴木らによってレクリエーションを中心とした多数のグループ訓練課題が，重症度別，訓練される機能の種類別，病院，失語症友の会，高齢者施設など，集団訓練が行われる場面別に紹介されている[78].

こうした集団訓練を含めて，一日のうち言語訓練の時間は多くはとれないので，自習を行う．多くの施設では，音声と文字・絵画・写真を同時に提示するビデオ教材が用いられ，現在はコンピューターやタブレット PC が使われている．呼称，復唱，音読，書き取り，復唱などの練習に便利である．実際の言語訓練で最もよく用いられるのはドリル類である．単語レベルの練習には絵と文字のマッチングがよく使われる．文レベルの練習には文章完成問題，語順の整序，文の正誤などがある．さらには，漢字書き取り，仮名ふり，助詞入れ，計算などが使われる．日記，作文などもよく行われる.

家族や他の患者，あるいはマスメディアなど，訓練以外から得られる情報も言語機能の改善に大いに役立っている．こうしたものは実生活に基づいた情報であるので，人工的な課題に比べて反応しやすく，また時間的制約もないという利点をもっている．患者自身で自発的に言語活動を行うのでなければ，いくら言語訓練を行っても意味がない．セラピストから手掛かりが与えられるのを待つ姿勢が形成されてしまうのでは，言語訓練はかえって有害だともいえる．失語症患者は言語障

害のために引っ込み思案となっていることが多い．周囲の人々と交流する機会が必要で，セラピストとの自由会話や集団訓練だけでなく，院内の言語障害以外の患者やその他の人々と接する場面を設定する．

5 心理・社会的問題への対応

失語症はコミュニケーションに障害をきたし，社会参加が阻害されることから，失語症者を取り巻く社会環境面に対するアプローチが試みられている[84]．個人として適切な活動に参加できるように社会的アプローチを進めていく．個々人が会話の参加者として技能と自信を向上させることを目標として，会話訓練が行われる．コミュニケーション用の脚本を練習したり，集団で役割演技を行ったりする．自然な相互作用の流れの中で，治療者が手掛かりや促しを与える．また，会話のパートナーを対象とした訓練を行い，生活場面でのコミュニケーション活動を促進する．

佐野[79]は適応拡大への援助のポイントを年齢階層別にまとめている．失語症者が生き生きと安定した状態で生活できているか，そして失語症者の周囲の人々との関係が良好であるかといった視点から，適応の良否をとらえ，その拡大への援助はどうあるべきかを検討している．失語症者とその周囲の人々が苦しむのは，病前と病後の機能のギャップであり，同じ障害レベルであっても病前の機能との差は各人で異なり，障害の影響も当然異なってくる．また，障害を受容していくプロセスも，脳機能のレベルの関与はあるものの，病前の価値観や性格により異なる．そして発症から，3か月，1年，3年と経過していく中で，失語症者の障害のとらえ方は変化していく．同じことが家族など周囲の人々にもいうことができ，経過の中で，障害に対する思いは変容していき，失語症者との間の相互作用で揺れ動き，適応状態は良い方にも悪い方にも変遷していく．より良い適応状態を作り出すためには，それぞれの症例と家族に合った，そして時間的経過に沿った，適切な援助を提供する必要がある．症例のおかれている状況を4群に大分し，援助のポイントを記している．

1) 若年層の失語症者

長期にわたり言語症状の改善が期待できるので，できるだけ高い水準へと治療を継続する．しかし，集中訓練が終わったら，できるだけ早く自立を促し，社会参加する生活パターンを作ることが重要である．社会復帰と並行して，言語治療を続けることが望ましい．心理的に不安定な思春期にあたる場合は，特に保護者からの働きかけが重要である．

2) 中年層の失語症者

まず，3〜6か月で集中的言語治療を実施すると同時に，社会復帰の可能性や家族関係，経済的基盤など，生活基盤の確立のために情報収集や適切な援助を行う．社会的立場によっては，休職期間をできるだけ有効利用して，言語症状を可能な限り改善させ，職業復帰に向けての訓練などを合わせて行う．職場復帰に際しては，言語症状，身体機能，精神機能だけでなく，病前の職務内容，社会的立場，職場側の受け入れ体制，職場の人間関係など，多くの問題がからむので，個々について慎重な対応が必要となる．職場復帰後に不適応を起こす例は少なくなく，復職できなかった失語症者の心理的不適応と併せて，十分な対策が必要となる．長期にわたる失語症者および家族の心理的支持や，趣味の促進など，多面的な援助が必要である．

3) 老年層の失語症者

過重な言語治療は，老年失語症者にとって時には意欲を減退させ，抑うつ状態を増強するので，配慮が必要である．不安感を軽減するためにも，コミュニケーションの確保にまず重点をおき，家族への指導を十分に行うことが望まれる．家庭に戻ってからは，精神機能を低下させないことが，

身体機能の低下を予防するため，自立度の高い生活への指導が重要である．そして，家庭外へ出る機会を作るように，地域リハビリテーション・サービスの利用，老人会や趣味サークルへの参加などを促進する．「できないこと」より「できること」の発見と増進がポイントとなる．

4) 主婦の失語症者

　老年層を除く主婦にとっては，まず自らのADLの自立が先決であるが，家庭における主婦の役割を失わせないためには，早期に家事能力を獲得させ，家庭に復帰させる方が，良い結果を生むようである．そして，他の群以上に，家族が障害を受容できるかどうかが重大な問題となる．日常のコミュニケーションを確保し，家庭復帰して，家庭内の立場が安定した後に言語治療を再開し，じっくり継続していくことが良策と考えられる．

　これら失語症者への援助は，医療，福祉，労働の枠を越えたものであり，有効なチーム・アプローチが必要である．言語聴覚士は，その中で言語症状への援助だけでなく，少なくともチームのコーディネーターの役割を担う必要があるだろう．

1　失語症者における心理・社会的問題[80]

　失語症は，大脳の言語野自体の障害であり，すべての言語機能に障害を受け，コミュニケーション機能の代償も困難である．失語症は重度なコミュニケーションの障害であり，日常生活に極めて大きな制限をもたらす．失語症者の就労世代における職業復帰率は10%以下である．この他にも，生活期失語症者の生活実態調査[81]によれば，テレビを観たり，家族と会話したりすることはできるが，電話，買い物，趣味，家事はいずれも頻度が低く，失語症者のうちの20〜40%が行うことができるにすぎない．高次脳機能障害全国実態調査委員会[82]における失語症者の職業復帰率は8%である．日常的な活動をどの程度行うかを尋ねた回答では，テレビを観る，家族と会話する，新聞を読むといったごく日常的な項目については，失語症者の頻度と健常者である家族の頻度に大きな差異は認められなかった．一方，会合への参加，友人とのつきあい，趣味活動，買い物，家事，仕事，電話などを行う頻度は，家族に比べ失語症者で低い傾向を示した[83]．

　支援者側に立ち，社会福祉的な観点からの失語症支援方法の開発が重要である．失語症は長期にわたり，言語機能が一定程度改善するにもかかわらず，多くの失語症者はコミュニケーション上の問題点を感じており，日常生活に重大な影響をおよぼしている．失語症者は社会的孤立（孤独），自律性の喪失，活動の制限，役割の変化および偏見を経験している．言語機能そのものではなく，その結果としての生活上の問題に対処しようとする．

　「個人の疾病を治す」という医学的な考え方に対して，社会的な考え方では問題が個人の状態と社会的・物理的環境との間の相互作用によって生じると考える．障害とは単に個人内に存する損傷ではなく，社会によって与えられる，障害をもたらす態度や障壁の結果とみなす．このような治療の基本的な考え方の相違を，それぞれ医学モデル，社会モデルと呼ぶ．

　社会モデルでは，コミュニケーションによって失語症者の心理・社会的ニーズを満たす方法を考えることになる．社会が失語症者のコミュニケーション行動を支えられなかった時，失語症者の安心感や生活の質が低下すると考える．一般的には相談と教育が心理・社会的問題に対する基本的なアプローチと考えられる．社会参加を促し，健康的な自己意識を維持させることを目標にして，コミュニケーションの成立を図る．コミュニケーションが成功していれば，情緒的にも安定し，社会的参加も促される．

2　生活期失語症者における抑うつと中年世代における困難

　失語症者は，日常生活の制限も大きく，家族な

どの保護のもとに生活を続けることになる．したがって，失語症者を支える家族の生活を保障する必要があるが，特に就労世代の失語症者の場合には，本人の収入が途絶えて家族が収入面でも生活を支える必要が生じる．しかし，失語症を含めた言語機能障害者の身体障害者手帳の等級は3級ないし4級で，障害年金の対象とならない場合が多い．そのため，家族が働く必要が生じ，家族にとって失語症者の介助に加え，家計の支持，さらには子どもの養育など，極めて大きな負担がかかる．高齢者の場合には，老齢年金が支給されることもあり，就労できないことが大きな問題とはならないが，就労世代の失語症者では，高齢者とは全く異なった生活の問題を抱えている．高齢者に比べて中年期の脳血管障害者にはストレス要因が多い．すなわち，中年期には職場においても家庭においても責任が重い．高齢者では職業上は定年を迎え，家庭的にも子育てが終了して経済的にも負担が軽くなる．

老年期の失語症者に対しては，介護保険によるデイサービスや訪問リハビリテーションが有効に活用されている．中年世代でも脳血管障害は介護保険の特定疾患に含められており，40歳以上であれば介護保険サービスを利用することができる．

中年世代の失語症者においては，就労して社会的責任を全うすることが必要であるが，職場では日常会話レベルを超えた，正確性の高いコミュニケーション能力が求められる．この点が失語症者にとって大きな障壁になっており，就労率の低下につながっている．

佐野は「若くして発症した失語症者の家族の問題は深刻である．…40歳未満発症の失語症者の夫婦には離別の危険が高い．職業をこれまでのように続けられないために起こる経済的破綻問題，子どもの養育にあたり失語症者が親の役割を十分に果たせないための問題，介護にかかわる家族の疲労，失語症者が心理的に不安定であるために起こるトラブルの連続，家族内役割の変化などで家族は疲弊し，失語症者の配偶者が強い抑うつ状態

に陥ることも少なくない」と述べている[85]．

このような過大な負担感に伴い，就労世代の失語症者ではうつ状態に陥ることが多く，場合によっては家族関係が維持できなくなることがある．社会保障によってこのような深刻な問題を救済するために，失語症者の障害等級の見直しと，それに伴う障害年金受給要件の見直しを当事者は求めている[81]．

うつ症状については，50歳以下の生活期の脳血管障害者の8割に抑うつかその他の不安症状が出現するというデータがある．さらに自殺もこの世代で出現しやすい．山本[86]は自殺した失語症者の共通点を次のように挙げている．①年齢が若い．②後遺症の改善に対する失望が強く，障害の受容に欠ける．③職業復帰ができず，生活保護を受けている．④一人暮らしで，精神的・経済的に支える家族がいない．また，このような背景として，左大脳半球前方部損傷によって抑うつが出現するという報告がある[87]．

この年代層の失語症者に対して就労支援は重要であるが，高齢・障害・求職者雇用支援機構の障害者職業センター，障害者総合支援法のサービスのうち，就労移行支援や就労継続支援を利用している失語症者は数少ない．障害者総合支援法に基づいて自立訓練，就労移行支援，就労継続支援を行っている全国の828施設のうち，27%に失語症の利用者がいた．詳細な調査に協力した65施設における失語症者の総数は400名で，全利用者の22.3%であった．これらの就労に向かって支援を利用している失語症者は比較的軽度で，年齢層も低い．すなわち，就労支援機関では就労に結び付き得る対象のみを受け入れており，重度失語症者は対象になっていない[88]．

就労世代の失語症者のうち，比較的重度な者は就労できず，収入面で困難をきたすことが多い．失語症は身体障害者手帳の対象となるが，等級が3級あるいは4級に限られている．身体障害者手帳の等級は障害年金の額に反映され，これらの等級では生活が困難である．就労世代における失語症者に対する就労支援および社会保障の欠落が当

事者によっても指摘されている[89].

3 社会的観点に基づく失語症者支援の方法, 失語症友の会, 失語症会話パートナー

　社会モデルに基づく言語療法が種々に開発されている. 個々人が会話の参加者として技能と自信を向上させることを目的として, 会話訓練が行われる. 会話の代償的ストラテジーを訓練することは重要であるが, この際も自然な会話の流れに則って行う必要がある. 臨床家の指導のもとでコミュニケーション用の脚本を練習することもある. 集団は会話療法の理想的な場面を提供する. 対話的で個別的な技能よりも, 集団での相互作用を重点的に行う. 集団で役割演技を行うプログラムが開発されている. 臨床家は自然な流れの相互作用の中で手掛かりや促しを与える.

　コミュニケーションは, 複数の人々の間ではじめて成立する. したがって, 失語症者本人ではなく, コミュニケーションの相手から地域社会に至る環境の改善まで, 失語症者の社会適応のために欠くことができない. 会話のパートナーを対象とした訓練が広く行われている[90]. コミュニケーションを行う機会がなければ, 言語機能が改善しても意味がない. コミュニケーションを生じさせる遊びや仕事などの生活活動の場面において, コミュニケーション活動を自然に促進する. 医療・福祉サービスの構造と内容を改善する必要もある. 機能障害に対する治療は弱点を強調する結果となるので, 友好的なパートナーとの親しい会話のもとで, 失語症者の自己認識が改善されるようにする. 失語症者の自己主張行動も強化する. 地域社会におけるサービスを利用する権利があるという権利意識も高める必要がある.

　大田[91]は, 退院後の自立生活を維持することが困難であり, 退院時の機能が家庭で低下してしまうことが多いことを指摘している. これは廃用性の変化と考えられており, 身体機能面での廃用性障害が重篤な場合には, 筋の萎縮や関節可動域制限が生じ, 歩けなくなってしまう. コミュニケーション面では積極的に活動を促さないと認知

機能が低下することが確認されている. 在宅障害者では冬期に機能が低下し, 場合によっては寝たきりになってしまうことが報告されている. 特に寒い時期には雪が降れば転倒の危険があるので, 家の中から出られずに, 春には歩けなくなってしまうことが多い. 言語コミュニケーション障害の症例では, 社会的活動に躊躇する傾向が強い. かつての友人などとのつきあいにも消極的である. 言語コミュニケーション障害は社会活動を制限することになる.

　失語症者が生活期にも言語訓練を希望するのは, 言語訓練の場がコミュニケーション活動の貴重な機会になっているためである. 歩行訓練などの運動訓練は, 手足の機能を回復させる方法であり, 手足の運動機能は歩行や日常活動を行うための手段であると認識される. 一方, 言語機能は, 情報伝達, コミュニケーションや社会的活動のための機能であるが, 運動訓練と異なる点はコミュニケーション自体が楽しみとなる点である. 自分の意思が相手に伝わることが楽しいと感じられる. しかし, 失語症者にとってコミュニケーションが成立する場は多くない. コミュニケーションとは, 話し手と聞き手の間に成立するものである. 失語症者が不十分な発話しかできなくても, 聞き手が推測するなり質問するなりすれば, 失語症者の意図が伝わり, コミュニケーションは成立することになる. 言語聴覚士が相手であれば, 場面設定を行い, 失語症者の発話意図を確認しやすくする. それは, 失語症者にとっては貴重なコミュニケーション機会になる. すなわち, 言語訓練は単に機能回復のための手段ではなく, コミュニケーションをとる楽しみを感じられる場であり, それ自体が目的になる. これが生活期になっても失語症者が訓練継続を希望する主な理由であると考えられる. そしてそれが, 家庭や言語訓練の場は好むが, 広い社会に出て行くことを忌避する理由である.

　したがって, 失語症者には自らの失語症を理解し, うまく対応してくれる場が必要である. 大田[91]は, 失語症友の会が有効な手段であること

を指摘している．互いに失語症者として理解し合うことができ，他者から評価を受けることがない「安全な」場である．失語症者のグループでは重症度に関係なく，自分と他の患者を比較して，自分にはない良い点を認めることがしばしばある．これは失語症の重症度の枠組み，すなわち言語機能から個々の失語症者を判断しようとする医療者の介入基準とは異なるもので，「言語機能」で測るリハビリテーションの観点ではない．これは単に人間としての共通性というのではなく，失語症者としての連帯感が反映されているようにも，またリハビリテーションと福祉との観点の相違であるようにも考えられる．このように互いに認め合い，自らの言語障害を隠す必要のない場として，失語症友の会は失語症者の社会復帰の一段階として有用であると考えられる．実際に失語症友の会をリードしている人々は非常に元気で，社会的活動性も高い．もちろん病前には社会的立場の高かった人々が病後も指導者になるのだろうが，失語症であることが本人の幸せな生活に少しも影を落としていないようにみえる人々が，そこにはいる．筆者がかつて勤務していた病院では，その病院で言語訓練を受け，退院した人たちが友の会を作っていて，毎年病院を訪問してくれた．そして入院して言語訓練を受けている患者と会合をもつのであるが，その場面で「もっと元気出して，がんばりなさいよ」といったような，極めて直接的な表現で，言語障害があっても積極的な人生を送るように勇気付けてくれるのである．そこには障害とは別に幸せな生活を築けるのだという福祉の目標となるメッセージが明確に示されている．われわれ医療者は，非指示的カウンセリングの態度をとるようにしていて，このような人生の目標を指し示すような発言はしないが，友の会の人々は自分も同じ失語症者であるからこそ，このような直接的なメッセージを表明できるし，入院患者も反発せずに受け入れるのである．リハビリテーションから福祉への観点の転換にあたって，ピア・カウンセリングの独自の意義があると考えられる．このように失語症者に対する社会的支援組織として失語症友の会は大きな役割を果たしており，全国組織も作られている．全国失語症友の会連合会では，聴覚障害者に対する手話通訳者や要約筆記奉仕員と同様に，失語症会話パートナーの配置を行政による事業として行うよう求めている．

4 | 家族へのサポート

失語症を支える家族の困難は，経済的な問題，コミュニケーションの問題，失語症者の精神的問題に大別することができる[89]．

経済的な問題としては，医療費や診療，社会活動に伴う交通費が本人と家族の2人分かかったり，収入が下がったり，支出が増えて収入が減ったりすることである．したがって，蓄えができず，あるいは乏しくなり，年金だけでは暮らしていけなくなるのではないかと将来への不安を感じている．特に働き盛りの男性が失語症になり，妻が介護と家計を支えるという二重の負担に苦しむことになる．コミュニケーションの問題としては，本人と家族の意思疎通が困難であること，さらに介護の時間的負担のために介護者の個人的・社会的生活を行う時間が制限されることである．失語症者だけでなく，失語症者を抱える家族も社会的に孤立することになる．精神的な問題としては，失語症者が感情的に不安定で家族に怒りを向けたり，無気力になったりする．このような問題を示す失語症者は，脳損傷が重度なため，失語症状も重度であり，失語症者も家族に愛情を示すことができず，そのような失語症者に対して家族も愛情を維持することが困難になる．このような諸問題は，すべての失語症者に生じるわけではないが，一部の失語症者の家族では複合的に生じてくる．

コミュニケーションの問題や精神的な問題については，失語症友の会に参加して交流する機会を拡大するとともに，ピア・カウンセリングとして心理的サポートを受けることができる．

6 訓練計画

1 リハビリテーション・プログラム 立案の考え方

失語症状自体の改善を目指した治療では，まずは全般的な刺激を行う．これは通常その高次神経活動を行うための神経過程を刺激することを意味する．刺激によって元来の神経過程を促通することを目指すが，ただ単に目標活動を行うことを意味するわけではない．

失語症者に対する訓練介入の方法を考えるにあたって，大きくは次の3つの観点がある．第1に，障害された機能に関係した課題を反復的に行い，課題の難易度を体系的に変化させる方法である．課題遂行に対する手掛かりを順次変えていく．第2に，障害を受けた神経系と残存した神経系の機能レベルの差に注目して，ある課題を遂行する時の異なったやり方（モダリティ．例：行為であれば言語命令と模倣，記憶であれば視覚記憶と言語記憶など）の間の成績の違いから治療を考える．より良好なモダリティに情報を提示し，不良なモダリティでの成績を改善させる（刺激・促進法）．障害された部分の迂回を図る（機能再編成法）．これらのモダリティによる成績の相違は，神経系の部分的損傷に基づいている．第3に，能力障害レベルにおいて基本障害は改善しなくても，障害を代償する，もしくは補う方法を考える．さらに，高次脳機能障害者の適応を進めるために社会的環境に対する働きかけを行う．

高次脳機能，言語機能，コミュニケーション能力などの検査結果を得た後は，リハビリテーション・プログラムの立案にあたって，さらに下記の点を考慮する．

1) 社会的情報の収集とリハビリテーションへのニーズの把握

失語症者の現在おかれている社会的状況，すなわち生活史，職業，家族状況，経済的状況，職場や家庭での役割などについて情報を集める．また今後のリハビリテーションや回復について失語症者，家族がどのように考え，何を望んでいるのかをできるだけ把握する．病前の生活との相違を推定する．

2) 全体のリハビリテーションの中で現在なすべきことの決定

ある程度の予後の推定をしたうえで，現時点で何が必要であるかを考えて，行うべきことを決定する．それらを考えずに失語症検査の成績のみに基づいて言語機能訓練を実施すると，うつ状態を引き起こすなど，その後の回復を阻害することがある．しばしば自らの社会適応の困難はすべて失語症に起因すると考え，言語訓練にのめりこみ，難しい課題を要求するが，その課題を達成することができないと落ち込んでしまう．

3) 患者同士，患者と家族，家族同士の相互作用

障害，さらに失語症という共通の問題を有することから，他者と自分を比べることを通じて自己の状態を客観化する．これは，リハビリテーション専門施設，さらに失語症友の会の重要な意義である．

4) 脳機能の全般的な向上を図るために非言語的な課題を中心に，楽しく生き生きとする場面の提供

失語症者ではしばしば麻雀，碁，将棋などの能力は失われない．オセロは新規に始めても上達する．これには作業療法士や家族の協力が有効である．

2 ｜ 一般原則

1）訓練実施上の注意

①発症前まで社会の第一線で活躍していた失語症者にとって，言語訓練の場面が屈辱的であり，悲しく辛いと感じることがある．したがって失語症者の尊厳を傷つけるようなセラピストの態度やことばづかい，状況の設定があってはならない．訓練室へ行き，セラピストとコミュニケーションをとることが楽しいと感じる状況で，はじめて訓練の成果が上がり，再び立ち上がる気力をもたらすことができる．「言語訓練室へ行けば，自分のことを理解し，支えてくれる人に会える」と失語症者が考えられるよう，あくまでも失語症者の立場になって，検査や訓練を展開する．

②コミュニケーションが成立した体験を多くもつことが，失語症者のコミュニケーション意欲を支える．訓練では設定された課題を行う他に，必ず日常的なコミュニケーションを成立する場面を取り入れる．

③教材は失語症者が興味をもち，伝えたいという意欲のあるものから，個々の症例に合わせて用意する．

④教材選定には障害のレベル，メカニズム，注意の持続などを考慮する．そのために以下の点をチェックする．

刺激の大きさ，強さ，質（文字の大きさ，音の大きさ，図版の質など）：聴覚的理解障害でははっきり明瞭な音を提示する．視覚認知障害では線画が認知可能かどうか確認する．

一回に提示する量：理解可能な長さ，文法的構成の言語刺激を与える．

同時に提示する言語モダリティ：聴覚と視覚を同時に与えることで理解を促進する．

提示の間隔，反復回数：聴覚的理解障害では刺激間の間隔をあける．理解されない場合には反復することが有用である．

提示のスピード（音声，画面）と提示の長さ：ゆっくり提示することで理解が促進されるが，意味のある単位で区切りながら与える．

光の状態，音や視覚的なノイズ：視覚刺激はコントラストをつける．雑音，視覚的ノイズは避ける．

失語症者の注意集中状態とタイミング：失語症者の注意を引き付けてから音声刺激を与える．

⑤訓練が失語症者に与える負担を十分に考慮し，体調などその日に合わせて臨機応変に実施する．訴えのある時はそれを聞くことを優先する．

⑥訓練は導入部，中心的課題，やややさしい達成感のある課題で終わるなどの流れを作る．

⑦定期的に訓練の効果を検査し，訓練法選択の適否を判断する．

⑧グループワーク，自習，レクリエーションなどを個人訓練と併用し，活気のあるリハビリテーション・プログラムとなるよう配慮する．

3 ｜ 適応と予後の予測

1）失語症言語機能の改善と予後

失語症の機能回復についての研究は数多い．失語症の言語訓練が広く行われるようになったのは第二次世界大戦後で，わが国には 1960 年代に導入された．その当初から訓練効果の研究が行われており，「失語症は良くなるのか」「失語症の言語訓練は有効か」が問題とされた．当初は標準的な失語症検査が開発されておらず，言語症状が改善したか否かの評価法が開発され，言語訓練の効果を認める例と認めない例があることが報告された．Darley[93]は，1964 年にそれまでの失語症言語訓練研究を総覧し，失語症の言語訓練効果には明確な訓練効果が認められないと結論付けた．どのような失語症者にも訓練効果がみられるわけではないことが明らかにされ，言語訓練効果研究は改善にかかわる要因の研究に焦点が移った．それらの研究の結果，要因として病巣，年齢，訓練課題などが明らかになった．

以上のような改善要因の研究とはやや異なった

視点から失語症状の改善が長期に持続することが
知られるようになった．通常失語症の言語訓練は
発症から１年以内に終了するが，わが国の健康
保険制度上，脳血管障害者に対する医療は発症か
ら６か月に制限されるようになった．失語症の
言語機能改善は発症後３か月ないし６か月まで
は特に系統的な言語訓練を受けなくても改善する
ことが知られ，特定の言語訓練法の効果を検討す
るためには，発症後６か月以上経過した失語症
者を対象とすることが多い．この点は麻痺などの
神経症状と神経心理症状との相違点で，失語症の
言語訓練を含めた高次脳機能のリハビリテーショ
ンは，発症６か月間の限定から除外されている．
そのため，失語症の機能回復はどのくらいまで持
続するのかが問題とされた．

佐野[79]は，発症後３年以上経過した失語症者
72名にSLTAを実施し，到達レベルの検査成績
について，CT所見で確認した病巣部位と発症年
齢の観点から検討した．SLTA総合評価尺度は，
０〜10点の11段階で失語症の重症度を表す．
その結果，20歳未満例は全員８〜10点に分布
し，その平均値は9.6点と極めて高いことがわ
かった．また，20歳代発症例の平均値は8.3点，
30歳代発症例では7.9点であり，分布はあまり
変わらず，広範損傷例でも軽度への移行が少なく
なかった．しかし，40歳代以降発症例では重度
から軽度まで広く分布し，40歳未満発症例と40
歳以降発症例でも平均値に有意な差があった．次
に，SLTAの各項目の改善を病巣部位と発症年齢
別にみると，広範損傷例ではほとんどの項目で発
症年齢に有意な差があり，後方損傷例でも難易度
の高い項目や喚語の障害が主として関与する項目
で有意差がある．それに比べ前方損傷例では発症
年齢での有意差はない．しかしながら，若年発症
例であっても発語失行症状は全例残存し，自然経
過によって発語失行が消失しないことがわかっ
た．基底核損傷例では病巣の基底核外への進展状
況が予後を左右する．被殻内にとどまる損傷例で
は失語症はほぼ残らない．

このように発症年齢と病巣部位は，それぞれ予

後に影響し，年齢が若ければ広範損傷であっても
大きな改善を示し，40歳を超えると病巣に従っ
た言語症状が残存する．その他の脳損傷の状況
（多発性病巣，脳室拡大，脳萎縮などの合併）や
発症からの経過なども，予後に大きく関与する．
損傷後に適正なリハビリテーションが実施されな
いため，改善するはずの機能が改善されない危険
性の存在も含めて，「もうこれ以上治らない」と
いうことを，失語症者や家族に不用意に伝えるべ
きではない．以上に示したように，若年齢では長
い経過の中で驚くほどの改善をみる場合のあるこ
とを忘れてはならない．

さらに発症から数年の言語訓練を経て，それま
で継続していた言語訓練を終了し，１年経過後の
言語機能をフォローアップしたデータがある[94]．
その結果では，言語訓練終了後に失語症検査の成
績が低下し，その低下した項目は言語訓練によっ
て改善した内容に合致していた．

種村ら[95]は言語症状，特に言語モダリティ成
績パターンによる改善を検討した．対象者は失語
症255例で，入院時と退院時のSLTA成績を解
析した．改善を記述する尺度はSLTA総合評価
尺度を用いた．改善は言語理解，発話，書字の順
に進んでいった．言語理解が満点に至らない重度
例では改善が小さく，３尺度とも満点に近い軽度
例でも改善が小さかった．このような改善の一般
的順序性は訓練計画を立てるうえで念頭におく必
要がある．

4 ｜ 目標設定と訓練プログラム作成

目標設定は，エビデンスに基づいた言語機能の
予後予測と，対象者のニーズの調査が基礎とな
る．目標は，言語機能，コミュニケーションレベ
ル，参加の３段階について設定する．そして設
定した目標に応じた訓練プログラムを作成する．

言語機能の改善は，言語理解，発話，書字の順
に進むという一般的傾向についてはすでに述べ
た．個々の対象者における個別の言語機能の改善
を予測することと，その時点で行うべき言語訓練

課題は一致する．遮断除去法では，同じ単語や文を用いた場合，良好な言語機能で正答した後では，不良な言語機能で正答可能となる．例えば，ある単語の音読が可能で，呼称が困難であった場合，単に呼称のみを行うのではなく，事前に音読を行うと，その後に呼称が可能になる．この手続きで促進可能な言語機能は，その後改善を示す．また，SLTA の個々の反応において，不完全正答（段階4）とヒント正答（段階3）は正答に近い反応であり，刺激により正答可能になり，その後改善を示す[96,97]．このように言語機能のうえでいずれの機能が改善を示すかを予測する．

訓練では急性期から回復期にかけて，目標となる言語機能を含めて言語機能全般を刺激し，全般的改善を目指す．その後，残された障害を再構成するための学習的な訓練を行う．困難度の高い課題を忌避する対象者や，生活期になり大きな改善が得られなくなってきた対象者については，同一言語処理水準で単語レベルでの語彙数や文型にあてはめる語彙数を増やすことで，コミュニケーションの実用性を増す訓練を行う．

また，言語機能の改善に基づき，コミュニケーションレベルの目標も設定する．コミュニケーションレベルは，コミュニケーションの自立度，あるいは援助の必要度の観点で表す．理解が不可能であれば，言語的コミュニケーションは不可能であり，代替コミュニケーション手段を考える必要がある．理解が可能であれば，「はい・いいえ応答」か，会話の相手に選択肢を示してもらって回答するコミュニケーション方法を練習する．単語・短文などの表出可能な水準に応じて対象者のニーズに合った会話を行う．

参加レベルの目標は，就労，地域活動，家庭内の活動について，ニーズを調査する．就労は職務内容と現在可能な機能とのマッチングを行い，不足する機能の訓練を行う．知人に会う，買い物をする，歌唱するなど，ニーズに応じた活動のリハーサルを行う．また，その活動の基礎となる言語機能についても訓練を行う．

7 各期の訓練・援助

1 | 急性期の訓練・援助

患者の生命の危機が去ったならば，できる限り早期に言語聴覚士の参加のもと，より良いケア方法の模索とリハビリテーション開始の準備を行う．急性期においては，①患者の不安の軽減，②正しい症状の把握，③コミュニケーション・ルートの探索または確保，④本格的言語治療を行うにあたっての情報収集などが特に重要である．

失語症者は通過症候群（脳損傷発症後，軽い意識障害が遷延し，注意の障害，情意の障害などを示す）の各種症状を合併し，言語症状が明確にはとらえにくい．また，どのような事態が自分自身に起こったのか理解できず，家族や医療スタッフが一生懸命話しかけるが，何を言っているか意味がわからず，自分は正しく話しているはずなのに，相手が理解してくれないと考えていることが多い．このため不安感がつのり，ついつい興奮してしまう．

これらの状況に対しては，何とか患者の理解できそうなコミュニケーション・ルートを探す一方で，じっとそばに座って手を握ってあげる，患者の訴えを根気よく聞いてあげるなど，ケアの基本である TLC（tender loving care）によるニーズの把握と不安の軽減が最も大切である．言い換えれば，失語症者に限らないケアの基本をきちんと遂行することが，最も有効な対策となる．あまりの興奮のため，二次的に疾患を誘発するおそれのある時は薬物による鎮静も避けられないが，できる限りケアの工夫によって心理的に落ち着かせることが大切である．

笹沼[98]は，発症直後の急性期は症状が不安定であるだけでなく，突如起こった障害に患者も家族も強い不安を抱いているので，患者に対する負

担や障害に対する不安をもたらすことを避けるべきであると述べている．患者とのコミュニケーションができる限り支障なく行われるように配慮すべきである．ベッドサイドでの患者とのことばのやりとりから言語症状，精神症状をとらえる．そして，患者や家族に説明して，効果的なコミュニケーションのとり方を指導する．患者の発症で衝撃を受けている家族に対して，失語症についてのガイダンスを行い，患者の尊厳を傷つけない，落ち着いた対応などの接し方を指導し，混乱が大きくなることを防がなければならない．そして家族との接触の中で，訓練計画の立案に必要な病前の生活史，性格，趣味，言語活動，現在おかれている家庭や職場の環境などの情報収集を行う．

2 ｜ 回復期の訓練・援助

　脳血管障害のリハビリテーションでは，回復期を発症後半年以内とみなすことが多い．これは医療保険が適用される時期からきており，社会制度を反映している．すでに述べたように失語症者における言語機能回復は発症後3年程度持続する．そのため，失語症を含む高次脳機能障害については，発症6か月間に限り医療を受けるという制限から除外されている．しかし実際には，言語療法のみで外来訓練を継続することは少なく，地域で介護保険などのサービスを受けることが多い．失語症者向けの地域活動支援センターや就労継続支援，さらにデイサービスなど，障害者福祉および介護保険サービスでの失語症者への支援施設が生まれてきているが，発症半年を過ぎた時期において失語症者に対して言語療法を提供することが求められる．したがって，本稿では回復期リハビリテーション病棟入院の時期と，その後の外来通院時期を想定した失語症者への訓練・援助の基本的なあり方について，佐野[85]の記載に基づいて述べる．

1) 回復期の状況

　「医学的には症状が安定してくる」[85]．原因疾患の医学的治療がなされ，意識や血圧などの病状が安定する．言語訓練もベッドサイドで行ってきたのが，訓練室で60分までの集中的言語訓練が可能になる．意識は回復しているが，通過症候群が残存し，徐々に回復する．重度な全般的な認知機能障害，すなわち慢性的な認知症なのか通過症候群なのかを鑑別し，経過を観察する必要がある．

　「失語症の機能回復訓練を最も効果的に展開しやすい時期である」[85]．回復期には精神活動も言語機能も大きく改善する．精神状態が安定することによって自発的な言語訓練がなされ，宿題などで訓練量を増やすことができる．当初は全般的に言語機能を刺激し，言語モダリティ間の促進を行う．刺激・促進法による訓練効果がみられなくなった段階，あるいは発症後半年を過ぎた時期には，障害の性質に応じたコミュニケーション代替手段の利用を含めた機能再建を目指す言語訓練を行う．

　「障害の詳細について，失語症者や家族の理解が進む」[85]．失語症者自身は発話の困難を自覚しやすい．自ら強く言語障害を意識して，熱心に言語訓練に取り組む．一方，流暢型では言語障害が理解できず，何の問題もないと述べることがある．しかし，精神活動の改善とともに自覚が生まれ，言語訓練に積極的に取り組むようになる．家族は，当初は運動障害性構音障害との違いを理解しないことが多く，50音表などを用意したりすることがある．一方，認知機能については自立を進める過程で理解していくことが多い．最終的に病前のレベルに戻ると考えている家族も多い．言語聴覚士は，当事者ごとに障害のメカニズムと適切な対応方法について，具体的な情報を提供して説明する必要がある．

　「障害への気付きに従い，うつ状態などの精神心理的問題が顕在化する」[85]．非流暢型では，しばしばうつ状態を指摘される．発話困難を自ら強く意識し，無力感を感じることが関連している．また，うつ的な感情を表に出さず，言語訓練に積極的に取り組んでいるが，その言語訓練で失敗に直面すると破局的な反応を示すことがある．流暢

型では，自らの言語障害を理解せず，家人が失語症者の誤りの多い発話が理解できないと，相手を非難し，攻撃的になることがある．

「社会的問題，家族内の問題も顕在化する」[85]．失語症者が離婚することがある．失語症者自身の共感性が低下することがあり，夫婦関係が不安定になる．また，家族は失語症が良くなり，復職可能であると思っていることがあり，それが実現せずに生活上の問題に対処できなくなる場合がある．

2) 回復期における対応

「リハビリテーションに没頭できる環境を作る．言語訓練は毎日実施することが推奨されている」[85]．集中的な言語訓練により発症後1年以内では大きな改善が認められる．訓練回数を増やし，外来では宿題で訓練量を増やすなど工夫する．

「症状の分析に基づく適正な言語訓練を立案し，経過を精査しつつ，症状の変化に応じた訓練を行う」[85]．障害の性質を同定する．失語症検査で3割から7割の成績を示す課題，音韻性錯語や意味性錯語など正答に近い反応を示す課題，またヒントを与えることで正答できる課題が訓練によって改善しやすい．訓練課題で正答できるようにさせる前刺激は，発話であれば復唱や斉唱，書字であれば写字など，目標反応に近いものからだんだん難易度の高い前刺激に変えていく．最終的に単語レベルであれば発話では呼称，書字では書称，文レベルでは発話あるいは書字での動作説明が可能となるように進めていく．

「少なくとも3か月ごとに症状改善状況をチェックし，訓練方法を再検討，その後のリハビリテーションプランを練る」[85]．再検査を行い，その検査結果に応じて適切な訓練課題に変更する．先に述べた前刺激に基づく言語モダリティ間促進訓練において，目標の言語機能が改善しない場合には，学習的な訓練が必要になる．具体的には，音韻処理や意味処理の障害が明らかな場合には，音韻的訓練，意味的訓練が必要になる．

「個人対応の訓練の他に，他の失語症者との接触を徐々に増やし，障害の受容促進と，コミュニケーションの応用訓練を行う」[85]．機能訓練の成果をコミュニケーション場面に結び付ける必要があるが，失語症者同士で臆することなくコミュニケーション活動が行える集団訓練は有効である．集団訓練を通して病棟でも会話したり，談話室でゲームなどで交流したりできる環境設定が望ましい．

「趣味やその他の興味をもてる内容を教材に取り入れる，新聞などを利用して社会的な情報への関心を増やしていくなど，興味の拡大を図るとともに，訓練内容が興味深いものであるよう工夫する」[85]．自由会話で個人活動，社会活動の情報を聞き取りながら，訓練を展開していく．会話で出てきた内容を書き留めて，会話内容を確認しつつ，本人に使いやすい語彙，表現のデータベースを作成する．また会話内容を取材して呼称，音読，動作説明などの課題を展開する．

「心理的な諸問題に対しては，リハビリテーションスタッフ全体で連携して対応し，全人的な支援を心掛ける．状況によっては精神科医などの専門的な援助を得る」[85]．回復期リハビリテーション病棟でのコミュニケーション活動を促す目的で，担当の医師，看護師などへの伝言，失語症者自身の意思を関係者に伝えることを宿題にすることがある．回復期リハビリテーション病棟は生活の場であり，家庭復帰への準備を行うが，失語症者にとっては実用的なコミュニケーションの回復が中心課題になる．言語聴覚療法の個人訓練は，言語機能の回復のみならず，失語症者本人のその時点における課題について語り，解決方法を検討する場にもなる．このようなコミュニケーションは言語機能回復訓練の時間を削減することになると考えるべきではなく，解決に向けての方法を検討し，実現に向けて関係者への働きかけを促す場として活用することができる．

「退院後，できる社会活動，社会参加，できる趣味の獲得や再開をスモールステップで促す」[85]．退院に向けては社会参加の道筋を付けることが必要である．退院後，数年内にうつ，その他の不適応が出現する者が多いことが知られている．社会活動の継続が必要であり，特に職業復帰が困難な

層には入院時点からその配慮が必要である．

「社会的問題や家族の問題について常に情報収集を図り，カウンセリングや解決のための社会資源に関する情報提供などを行う．早すぎる職場復帰は避けるようにする」[85]．医療から福祉への移行の援助を行う．介護保険サービス，障害者福祉サービスの地域資源を把握し，地域の関係スタッフと連携する．その際，個々の対象者に応じて，障害の性質について地域の担当者によく理解してもらう．退院後にデイケア，デイサービスを利用する失語症者が多い．そのような場では集団対応のために失語症者が，そのコミュニケーション障害の結果として集団活動に適応できないことがある．地域担当者とのケース検討会などを通じて個々の失語症者との対応方法を伝達する．

「この時期に十分な訓練を行ったという実感が，障害受容促進には不可欠である」[85]．途切れのないリハビリテーションの体制を整え，当事者のモチベーションを支える必要がある．集中的言語訓練の意義の一つにリハビリテーションの次の段階へ進む意思決定を促すことがある．不全感が残るとさらなるリハビリテーションを求めることにもなる．

3 ｜ 生活期（維持期）の訓練・援助，地域リハビリテーション

脳損傷後の機能回復の機制については，数多くの現象が観察されている．Powell[99]は，それら様々な機制が発症後の経過に従って，その有効性に相違があることを指摘した．神経細胞の再生・側芽や diaschisis（機能乖離，脳損傷部位のみならず，脳損傷部位と神経連絡のある部位の機能が一時的に低下すること）からの回復に至る生理的修復の諸機制は，主に発症後早期の効果が大きいと考えられる．その後，Luria[13]のいう機能再編成が進み，最終的には新規の学習が主な改善機制となる．

このような改善機制の違いは，生活期における改善の内容にも影響を与えるはずである．従来，生活期では改善が減少してくることが問題とされ

たが，改善の質的相違にも注目する必要があると考えられる．従来の失語症検査では，単語なり短文なり同程度の言語学的複雑さをもつ言語素材について，言語モダリティ間の成績を比較することに焦点があてられていた．一定の言語課題が可能になってくると，その項目は満点となってしまい，それ以上の改善は測定されないこともあった．しかしながら，生活期における言語情報処理能力の改善には，限定された範囲で処理可能な音韻，語彙，統語などの知識を獲得することが目標となる．そうすることがその改善の機制のうえから合理的であるとすれば，こうした観点に立つ適切な評価法が開発されるべきであると考えられる．

佐々木ら[100]は，発症後１年以上経過し，さらに６か月以上言語訓練を受けた失語症者43名を対象として，生活期における言語訓練の可能性について検討した．SLTA の平均プロフィールでは大きな変化はみられなかった．訓練課題では単語の呼称，漢字単語の書称・書き取りがよく伸びていた．逆に単語・短文の復唱は改善がみられなかった．実用度の改善について評定を行うとモダリティによって改善率は異なるが，5 ～ 16％の症例で改善が認められた．全般的な言語機能の実用性は，タイプではブローカ失語と混合型失語，重症度では軽度でよく改善した．生活期においては，確かに亜急性期よりも改善が大きいとはいえないが，一定の言語機能の水準で改善し，それが実用性に結び付いている．生活期以前の時期に比べていわゆる自然回復は小さいが，訓練した課題についての学習が行われ，それが実用性の改善に結び付いていた．

一方で，生活期失語症患者に対する短期集中的リハビリテーションの効果も確認されている．訓練は毎日 40 分×２回，10 日間個別に実施し，個人訓練，PACE などで，病棟スタッフとのコミュニケーション課題も設定した．介入後，SLTA に有意な改善を認め，３か月後の持続効果も確認された[108]．

近年，失語症特化型デイサービスが開設され，PACE の技法に基づいて集団訓練を中心に生活場

面に応じたコミュニケーション活動を展開している．その効果研究では SLTA や実用コミュニケーション能力検査（CADL）で改善が認められている[92]．

　餅田ら[101]は，失語症者に対する社会的支援体制をまとめている．行政的な支援体制は，介護保険と障害者総合支援法によるサービスである．介護保険制度では要介護認定を受ける．要介護度は大きく要介護と要支援に分かれ，要介護と認定されると介護保険サービス，要支援では介護予防・日常生活支援総合事業のサービスを受けることができる．介護保険では，デイサービスなどの通所サービス，訪問介護などの在宅サービス，介護老人保健施設などの入所介護，車椅子・補助具などの貸与，住宅改善の費用給付などのサービスを受けることができる．介護予防・生活支援総合事業では，訪問（掃除，洗濯など），通所（機能訓練，集いの場など），生活支援サービス（配食，一人暮らしの高齢者の見守りなど）を利用できる．介護予防・生活支援総合事業に地域リハビリテーション活動支援事業が追加され，言語聴覚士を含むリハビリテーション専門職が通所，訪問，地域ケア会議，住民運営の集いの場などに定期的にかかわり，助言などを行う．65 歳未満で障害福祉サービスを利用する場合には，障害認定を受ける．身体障害者福祉法において，失語症は「音声言語，言語機能又はそしゃく機能」の障害の一つに規定されている．言語の「喪失」は 3 級，「著しい障害」は 4 級が交付される．片麻痺などの身体障害を合併している際には，併せて等級認定が行われる．居宅介護，障害者支援施設介護，短期入所（ショートステイ），施設入所支援，自立訓練（機能訓練），就労移行支援，就労継続支援 A 型（雇用型），就労継続支援 B 型（非雇用型），共同生活援助（グループホーム）といったサービスを利用することができる．実際の失語症者の社会的支援サービスの利用状況をみると，デイサービスや介護老人保健施設などの介護保険サービスを利用していることが多く，障害福祉サービスでは就労継続支援 B 型が利用されている[102]．

文献

1) Eadie TL, et al : Measuring communicative participation: A Review of self-report instruments in speech-language pathology. *Am J Speech Lang Pathol*, 15：307-320, 2006.

2) 本多留美，綿森淑子：参加の視点．よくわかる失語症セラピーと認知リハビリテーション（鹿島晴雄・他編）．永井書店，2008, pp157-165.

3) 佐野洋子：失語症者の求める援助とは．音声言語医学，31（4），412-425，1990.

4) 田村由美，石川雄一：特集 IPE　専門職連携教育の最前線　神戸大学医学部方式 IPW 教育プログラム　IPW を意識した IPE の取り組み．看護展望，34：761-767，2009.

5) Howar D, Hatfield FM: Aphasia Therapy Historical and Contemporary Issues. Lawrence Erlbaum Associates, Hove, 1987.

6) 濱中淑彦：失語症の言語治療について　歴史と現況．精神医学，15：120-143，1973.

7) Broca P:Remarques sur la siege de la faculte du langage articule. *Bulletin de la Societe d'Anthropologie de Paris*, 6：330-357, 1865.

8) Kussmaul A : Die Stoerungen der Sprache. 4 th edition edited by .Gutzman, Leipzig:Vogel, 1910.

9) Gutzmann H : Stimm-und Sprachstoerungen im Kriege und ihre Behandlung. *Berliner kinische Wochenschrift*, 53：154-158, 1916.

10) Froment J, Monad O : La reeducation des aphasiques moteurs, Lyon Medical, 1914, p122, 157-175, 211-231, 283-288, 327-342.

11) Weisenberg T, McBride K : Aphasia : A clinical and psychological study. The Commonwealth Fund, New York, 1935.

12) Luria AR:Restoration of Function After Brain Injury. Pergamon Press. 1963.

13) Luria AR:Traumatic aphasia, Mouton, The Hague, Paris, 1970.

14) Tikofsky R, Reynolds G:Further studies of non-verbal learning and aphasia. *J Speech Hear Res*, 17：393-396, 1963.

15) Goodkin R:Change in word production, sentence production and relevance in an aphasic through verbal conditioning. *Behavioral Res Therapy*, 7：93-99, 1969.

16) Lane H, Moore D:Reconditioning a consonant discrimination in an aphasic, an experimental case history. *J Speech Hear Disord*, 27, 232-241, 1962.

17) Holland AL:Case studies in aphasia rehabilitation using programmed instruction. *J Speech Hear Disord*, 35：377-390, 1970.

18) Holland AL, Sonderman JC:Effects of a program based on the Token Test for teaching comprehension skills to aphasics. *J Speech Hear Res*, 17：589-598, 1974.

19) La Pointe LL:Base-10 programmed stimulation, task specification scoring and plotting performance in aphasia therapy. *J Speech Hear Disord*, 42：90-105, 1977.

20) Baddeley AD, Wilson BA : When implicit learning fails: Amnesia and the problem of error elimination. *Neuropsychologia*, 32（1），53-68, 1994.

21) Wepman J : Recovery from aphasia. Ronald Press, New York, 1951.

22) Schuell HM, et al: Aphasia in adults, diagnosis, prog-

nosis and treatment. Harper & Row, New York, 1964.

23) Kreindler A, Fradis A:Performance in aphasia, A neurodynamical diagnostic and psychological study. Gaithier, Paris, 1968.

24) Weigl E:Neuropsychology and Neuropsychology. Selected Papers, Mouton, The Hague, 1981.

25) 柏木敏宏, 柏木あさ子:失語症の改善機序 機能再編成を中心に. 失語症研究, **8**:105-111, 1988.

26) Davis GA, Wilcox MJ:Adult aphasia rehabilitation, applied pragmatics.Colledge-Hill Press, San Diego,1985.

27) Garret KL, Beukelman DR: Augmentative communication approaches for persons with severe aphasia. Augmentative communication in the medical setting, Yorkston KM, Tucson,1992 (伊藤元信監訳:重度失語症患者への拡大コミュニケーション・アプローチ 拡大・代替コミュニケーション入門. 協同医書出版社, 1996, pp235-325).

28) 吉畑博代:拡大・代替コミュニケーション よくわかる失語症セラピーと認知リハビリテーション (鹿島晴雄・他編). 永井書店, 2008, pp331-342.

29) 種村 純・他:標準失語症検査の構造と失語症臨床評価との関連について 因子分析による検討. 失語症研究, **4**:629-639, 1984.

30) Tanemura, J:Sequence in language modalities seen in language facilitation and impruvement in aphasic patients, *Journal of Neurolinguistics*, **7**:147-163, 1992.

31) 種村 純:言語理解過程におけるモダリティ間の関連性 Deblocking 法による失語症患者の検討から. 神経心理学, **7**:234-241, 1991.

32) 種村 純:失語症の言語促進による発話過程の検討. 失語症研究, **11**:180-186, 1991.

33) 種村 純:失語症の言語促進による書字過程の検討. 失語症研究, **10**:272-280, 1990.

34) Shewan CM, Bandur DL:Treatment of Aphasia, A Language Oriented Approach, Taylor & Francis, London,1986.

35) Duffy JR:Schull's Stimuration Approach to Rehabilitation, In Chapey R (ed) Language Intervention Strategies in Adult Aphasia. Williams & Wilkins, London, 1981, pp105-139 (横山 巌・他監訳:失語症言語治療の理論と実際. 創造出版, 1984).

36) Shewan CM, Bandur DL:Tretment of Aphasia, A Language Oriented Approach. Taylor & Francis, London,1986.

37) 種村 純:言語モダリティ間相互作用に関する臨床神経心理学的研究 失語症の言語機能回復の検討. 風間書房, 1995.

38) 後藤圭乃, 種村 純:語彙・意味の訓練 言語聴覚療法臨床マニュアル 第2版 (平野哲雄・他編). 協同医書出版社, 2004, pp206-209.

39) Nickels L: Semantics and therapy in aphasics.In W.Best, K. Bryan, J. Maxim (eds), Whurr, London, 2000, pp108-124.

40) Raymer AM, Rothi LJG: Cognitive Approaches to Impairements of Word Comprehension and Production, In Chapy R (ed) Language Intervention Strategies in Adult Aphasia, 4 th Ed, Williams&Wilkins, London, 2001, pp524-549.

41) 宇野 彰:各モダリティー別反応促進法 言語聴覚療法臨床マニュアル (日本言語療法士協会編). 協同医書出版社,

1992, pp56-57.

42) Anne Whitworth, et al : A cognitive neuropsychological approach to assessment and intervention in aphasia: A clinician's guide. Hove, UK: Psychology Press, 2005 (長塚紀子・他訳:失語症臨床の認知神経心理学的アプローチ, 協同医書出版社, 2015)

43) Martin N, et al: Treatment of word retrieval deficits with contextual priming. *Aphasiology*, **18**:457-471, 2004.

44) 種村 純・他:超皮質性感覚失語例における呼称訓練 言語聴覚士のための失語症訓練ガイダンス (日本言語療法士協会学術支援局専門委員会失語症系編). 医学書院, 2000, pp47-53.

45) 勝木由紀子, 種村 純:音韻の訓練 言語聴覚療法臨床マニュアル 第2版 (平野哲雄・他編). 協同医書出版社, 2004, pp206-209.

46) Hickin J, et al :Phonological therapy for word-finding difficulties: A re-evaluation. *Aphasiology*, **16**, 981-999, 2002.

47) 吉村貴子・他:伝導失語の錯語減少への訓練について. 神経心理学, **16**:135-144, 2001.

48) Robinson J : Phonological naming therapy in jargon aphasia: positive but paradoxical effects. *J Intern Neuro Soc*, **4**:675-686, 1998.

49) Darley FL, et al:Motor Speech Disorders. W.B.Saunders, Philadelphia,1975 (柴田貞雄訳:運動性構音障害. 医歯薬出版, 1982).

50) 田口恒夫編:新訂 言語治療用ハンドブック. 日本文化科学社, 1996.

51) 西尾正輝:スピーチ・リハビリテーション 構音訓練編. インテルナ出版, 2000.

52) Sparks RW:Melodic Intonation Therapy, In Chapey R (ed) Language Intervation Strategies in Adult Aphasia, Williams & Wilkins, Baltimore,1981 (横山 巌, 河内十郎監訳:失語症言 語治療の理論と実際. 創造出版, 1984, pp279-296).

53) 関 啓子, 杉下守弘:メロディックイントネーション療法によって改善の見られた Broca 失語の一例. 脳と神経, **35**:1031-1037, 1983.

54) 吉野眞理子・他:純粋失読のリハビリテーション 単語全体読み促進を目ざしたフラッシュカード訓練と MOR 法による検討. 失語症研究, **19**:136-145, 1999.

55) 田中彰子・種村 純:失読・失書の治療, 失読, 失書. 言語聴覚療法臨床マニュアル 改訂第2版 (平野哲雄・他編). 協同医書出版社, 2004, pp218-221.

56) 森 加代子, 中村 光:音韻性失読の1症例 読字過程と障害基盤の検討. 高次脳機能研究, **23**:149-159, 2003.

57) 浅野紀美子・他:Deep Dyslexia の症状を呈した1症例についての検討. 神経心理, **3**:200-215, 1987.

58) 伊澤幸洋・他:漢字の失読症状に対する訓練法 漢字一文字に対して熟語をキーワードとして用いる方法. 音声言語医学, **40**:217-226, 1999.

59) 宇野 彰・他:訓練モダリティ別呼称改善のメカニズム (I) 書字を用いた呼称 訓練と復唱的呼称訓練. 失語症研究, **5**:893-902, 1985.

60) 物井寿子:失語症患者の構音障害と仮名の障害 ブローカ失語症にみる (笹沼澄子編) 失語症とその治療. 大修館書店, 1979, pp53-78.

61) Beeson PM, Henry ML: Comprehension and Production of Written Words, Chapey R (ed), Language Intervention Strategies in Aphasia and Related Neuro-

logic Communication Disorders, 5 thEd, Lippincott Williams & Wilkins, 2008, pp654-677.

62) 東山雄一, 田中章景：前頭葉病変による読み書き障害. 神経心理学, **32**：278-289, 2016.

63) 井堀奈美：頭頂葉病変による読み書き障害. 神経心理学, **32**：290-300, 2016.

64) 藤田郁代：失語症患者の構文の産生力の回復メカニズム. 失語症研究, **9**：237-244, 1989.

65) 石坂郁代：よくわかる失語症と高次脳機能障害（鹿島晴雄・他編）. 永井書店, 2003, pp203-210.

66) 金子真人, 種村 純：失語症者の副詞および擬音擬態語による動詞発話の促進. 失語症研究, **9**：213-218, 1989.

67) 藤田郁代・他：失語症者における構文の理解の構造. 聴覚言語障害, **6**：151-161, 1977.

68) 藤田郁代, 三宅孝子：失語症者の統語処理能力 助詞の理解と産生. 失語症研究, **6**：1137-1145, 1986.

69) 藤田郁代：失語症患者の構文の産生力の回復メカニズム. 失語症研究, **9**：237-244, 1989.

70) 藤田郁代：日本語の失文法と錯文法の特性と回復パタン. 失語症研究, **11**：96-103, 1991.

71) 藤田郁代：失語症患者の構文の理解障害に対する情報処理的アプローチ. 失語症研究, **13**：165-173, 1993.

72) 藤岡真砂美, 種村 純：統語の訓練(1), (2) 言語聴覚療法臨床マニュアル 第2版（平野哲雄・他編）. 協同医書出版社, 2004, pp214-217.

73) Linebarger MC, Schwartz MF, Saffran EM: Sensitivity to grammatical structure in so-called agrammatic aphasics. *Cognition*, **13**：361-392, 1983.

74) 滝沢 透：失文法患者に対する動詞の訓練. 失語症研究, **20**(3)：202-210, 2000.

75) 土橋三枝子：シリーズ言語臨床事例集(4) 失語症（竹内愛子・他編）. 学苑社, 2002, pp25-47.

76) 言語障害者の社会参加を支援するパートナーの会・和音（編）：改訂 失語症の人と話そう. 中央法規出版, 2008.

77) Promoting Aphasic's Communication Effectiveness, PACE, Davis, Wilcox,1985.

78) 鈴木 勉・他：失語症のグループ訓練 基礎と122の課題. 三輪書店, 1994.

79) 佐野洋子：失語症者の求める援助とは. 音声言語医学, **31**：412-425, 1990.

80) 種村 純：言語コミュニケーション障害者への医療福祉. 川崎医療福祉学会誌, **21**(Suppl1)：409-417, 2012.

81) 日本失語症協議会：失語症の人の生活のしづらさに関する調査. 日本失語症協議会HP, 2013.

82) 高次脳機能障害全国実態調査委員会：高次脳機能障害全国実態調査報告. 高次脳機能研究, **26**：209-218, 2006.

83) 立石雅子：失語症者の社会参加 よくわかる失語症セラピーと認知リハビリテーション（鹿島晴雄・他編）. 永井書店, 2008, pp343-350.

84) Simmons-Mackie N: Social Approaches to Aphasia Intervention, In R.Chapey (ed) Language Intervention Strategies in Aphasia and Related Neurologenic Communication Disorders, New York, Lippincott Williams & Wilkins, 2001.

85) 佐野洋子：失語症のリハビリテーション, 各ステージに応じた対応. よくわかる失語症セラピーと認知リハビリテーション（鹿島晴雄編）, 永井書店, pp175-184, 2008.

86) 山本晴美：失語症患者とともに生きる. 婦人公論, **5**：314-321, 1989.

87) Robinson RG, et al: Two-year longitudinal study of poststroke mood disorders: comparison of acute-onset with delayed onset depression. *Am J Psych*, **143**：1238-1244, 1986.

88) 種村 純：高次脳機能障害者の地域生活支援の推進に関する研究, 失語症者の社会参加. 厚生労働科学研究費補助金（こころの健康科学研究事業）研究報告書, 2011.

89) NPO法人日本失語症協議会：https://japc.info/. （2019年9月閲覧）

90) NPO法人言語障害者の社会参加を支援するパートナーの会和音：https://npowaon.jp/. （2019年9月閲覧）

91) 大田仁史：芯から支える. 荘道社, 1994.

92) 阪野雄一, 中村 光：失語症デイサービスのアウトカム評価. コミュニケーション障害学, **28**：159-165, 2011.

93) Darley FL : The efficacy of language rehabilitation in aphasia. *Journal of Speech and Hearing Disorders*, **37**：3-21, 1972.

94) 中川良尚・他：失語症の超長期的経過 失語症の機能低下について. 高次脳機能研究, **31**：373-383, 2011.

95) 種村 純, 長谷川恒雄：失語症言語治療例の改善パターン SLTA総合評価尺度による検討. 失語症研究, **5**：709-716, 1985.

96) 岩田まな・他：SLTA段階評価3（ヒント正答）, 4（不完全正答）の検討, CADLとの比較. 失語症研究, **18**：309-314, 1998.

97) 岩田まな・他：SLTA段階評価3と4の相違 呼称と動作説明の成績から. 音声言語医学, **4**：23-29, 2003.

98) 笹沼澄子：言語障害の治療 失語症のリハビリテーション. *Clin Neuroscience*, **13**：217-220, 1995.

99) Powell GE:Brain Function Therapy. Gower, Hants, 1981.

100) 佐々木浩三・他：慢性期失語症言語訓練例の一定言語遂行水準における量的改善, 第15回日本失語症学会発表, 1991.

101) 餅田亜希子, 中島八十一：失語症と高次脳機能障害に対する社会支援体制. よくわかる失語症セラピーと認知リハビリテーション（鹿島晴雄・他編）. 永井書店, 2008, pp615-620.

102) 後藤祐之：就労支援. よくわかる失語症セラピーと認知リハビリテーション（鹿島晴雄・他編）. 永井書店, 2008, pp628-631.

103) 小嶋知幸：失語症の障害メカニズムと訓練法, 新興医学出版社, 2005.

104) 藤田郁代, 三宅孝子：STA新版失語症構文検査, 千葉テストセンター, 2016.

105) 伏見貴夫：認知神経心理学. よくわかる失語症セラピーと認知リハビリテーション（鹿島晴雄, 大東祥孝, 種村 純編）, 永井書店, pp60-83, 2008.

106) Whitworth A, Webster J, Howard D : A Cognitive Neuropsychological Approach to Assessment and Intervention in Aphasia, A Clinician's Guide, 2 nd Ed, Psychology Press, 2014（長塚紀子監訳, 荻野 恵, 山澤秀子, 吉田 敬訳, 協同図書出版社, 2015, pp296-300.

107) 唐澤健太, 春原則子, 森田秋子：音韻失読例の訓練経過 文字を使用しない音韻操作課題, 順序情報処理課題の効果. 高次脳機能研究, **35**(2)：242-249, 2015.

108) 草野みゆき・他：慢性期失語症患者に対する短期集中的リハビリテーションの効果. 高次脳機能研究, **32**：601-608, 2012.

（種村 純）

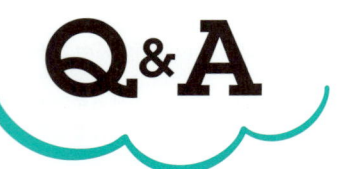

$$[\ 問題\ ]$$

1. 以下の失語症セラピーの理論では，どのように言語機能・コミュニケーション機能の改善に結び付けているか答えなさい.
   ①行動変容法：
   ②刺激・促進法：
   ③機能再編成法：
   ④語用論的アプローチ：
   ⑤認知神経心理学的アプローチ：
   ⑥心理・社会的アプローチ：
   ⑦拡大・代替コミュニケーション（AAC）：

2. 以下の時期にはどのように対応したら良いか答えなさい.
   ①急性期：
   ②回復期：
   ③生活期：

3. 以下の言語機能別にどのような言語課題を行うか答えなさい.
   ①聴覚的理解：
   ②発話：
   ③読字：
   ④書字：
   ⑤統語：

4. 以下の失語症の重症度に応じて，どのような言語訓練を行うか答えなさい.
   ①重度：
   ②中度ウェルニッケ失語：
   ③中度ブローカ失語：
   ④軽度：

5. 失語症者のコミュニケーションの困難に対して，周囲の人はどのように対応したら良いか答えなさい.

6. 失語症者の心理・社会的問題として，どのような困難があるか答えなさい.

7. 失語症者への社会的支援には，どのようなものがあるか答えなさい.

解答

1. ①失語症の反応特徴に合わせてプログラムを作成する．失語症者に対してはより細かいステップ，より多くの反復をさせ，体系的に構成する．
   ②失語症の言語知識は失われたわけではなく，感覚刺激，動機付け，関連言語知識によって言語行動を促進する．
   ③音声言語と文字言語の成績差など，言語機能間および関連認知機能間の乖離を活用し，保たれている機能を利用して特定の言語機能を成立させる．
   ④多くの失語症者は言語機能に障害があっても，うまくコミュニケートできる．非言語的コミュニケーション能力を活用する．
   ⑤言語情報処理過程における障害部位を同定することにより，適切な言語知識を訓練する．
   ⑥失語症者の言語障害に応じたコミュニケーション活動，社会的支援を失語症者の周囲の人々，社会の側が提供する．
   ⑦言語機能以外のジェスチャー，文字，シンボル，表情，描画，動作，語用論的能力を生かしてAACを活用し，生活活動に積極的に参加する能力を高める．
2. ①失語症者の不安を軽減する．正しく症状を把握する．コミュニケーション・ルートを探索し，確保する．また，本格的な言語治療に向かって情報を収集する．
   ②言語機能回復訓練やコミュニケーション訓練を行うとともに，心理的問題に対応する．
   ③言語機能訓練，コミュニケーション訓練，地域生活への援助を行う．
3. ①語音認知課題として，音・文字マッチング，語音弁別，単語・絵マッチングを行う．意味理解課題として，単語・絵マッチング，絵の意味についてはい・いいえ応答，odd one out課題，絵・単語のカテゴリー分類などを行う．
   ②発話の音韻的側面の訓練には仮名音読，復唱，音節数や語頭音の判断，音の合成，漢字単語の仮名ふりなどを行う．意味的側面に対する訓練として，意味課題を行った後に呼称を行う．発語失行に対しては発話活動の開始，発声，構音運動の順に発話表出を促す．
   ③絵・文字マッチング，類義語判断，キーワード法による仮名訓練などを行う．
   ④絵・文字マッチング，キーワード法による仮名訓練，音読による書字の促進などを行う．
   ⑤構文訓練，マッピング・セラピーを行う．課題として文章完成，文の書き換え，整序課題を行い，さらに質問に答え，作文を行う．
4. ①聴覚的理解を訓練し，はい・いいえ応答や指さし反応を可能にする．
   ②理解障害への対策，会話のコントロール，喚語困難への対応を行う．
   ③文章完成問題の文法的複雑性を高めていく．会話では失語症者がうまく言えない部分を補い，発話の代償手段も用いる．
   ④残された言語機能上の問題に対応する．高度な言語課題を行い，課題も自ら選択する．コミュニケーションの補助手段も利用し，社会復帰への準備をする．
5. ゆっくりはっきりと話す，「はい・いいえ」で答えられる質問をする，いろいろな手段や道具を活用する，失語症者の表出がはっきりしない時に確認する．
6. 職業復帰の困難，会話の困難，家事などの個人生活の困難が生じ，その結果としてうつ状態や社会的孤立が生じる．
7. 失語症友の会，失語症会話パートナー，失語症デイサービスなどがある．

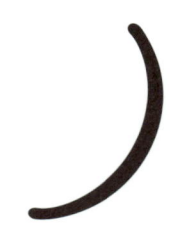

第5章 小児失語

1 定義, 症候

1 | 定義

　小児失語とは,「言語発達期もしくは言語獲得期の脳損傷により, 失語症を生じた状態」である. すなわち,「言語発達期もしくは言語獲得期における脳損傷により, いったん獲得された言語が損なわれ, 話す, 聞く, 読む, 書くなどの全言語様式 (全言語モダリティ) が障害された言語障害」である.

　したがって, 脳損傷後に発話が少なくなったことが明確に判断できないため, 一定量の発話が認められない小児の場合には, 診断・評価が難しい. 多くは, 安定した発話が観察される2歳頃から小児失語と判定可能である. しかし, 何歳までの発症例を小児失語と呼ぶのかという問題が残る. それは, 言語発達期や言語獲得期はいつまでなのかという問題と連結する. 言語発達期について, 東京都老人総合科学研究所の調査があり, 20歳の若年者と65歳以上の前期高齢者, 75歳以上の後期高齢者の語彙力を調査したところ, 若年者よりも高齢者の方が, 約1.2倍語彙力が高いという結果であった[1]. すなわち, 高齢者の方が15,000語以上も語彙力が高いということは, 高齢者になるまで言語は発達途上であるといえるかもしれない. また, 言語性知能のピークは60歳

前後という報告もある[2]. 以上のことから, 少なくとも60歳までは言語が発達していることになる. しかし, 小児失語 (acquired childhood aphasia, aphasia in a child, aphasia in children) の文献を検索すると, 報告例のうちで発症年齢が最も高かった症例は, 17歳であった[3]. 一方, 現代に近い2000年以降に出版された原著論文では14歳が最高齢であり, 13歳は複数報告されていた[4]. したがって, 現実的には13, 14歳ぐらいまでに発症した失語症を小児失語と呼ぶのがふさわしいのではないかと考える.

2 | 鑑別

　小児失語は, 基本的には成人における失語症の鑑別・評価と同様の考え方で運動障害性構音障害 (dysarthria) や他の言語障害などとの鑑別・評価を行う.

1) 構音障害や知的障害との鑑別

　小児失語では全言語様式に障害がみられるが, 構音障害がある場合には構音のみに問題が生じる.

　小児失語では言語障害のみに問題があり, 非言語的な知能 (記憶力, 判断力, 推論力) には問題がない. 一方, 知的障害がある場合には, 言語面だけでなく, 非言語的な側面にも問題が生じる.

2) 特異的言語発達障害との鑑別

　先天性と考えられ, 発達期に明らかになる特異的言語発達障害 (specific language impairment:

SLI）は，かつては先天性失語と呼ばれたこともあるように，症状が類似している．基本的には音声言語（話す，聞く）の障害が中心である．読み書きに関しては，基本的には平仮名や片仮名一文字を問題なく習得でき，音読が可能であるが，読解できない症状がみられる．同様に，復唱できても聴覚的に理解できない症状もある[5]．このように超皮質性感覚失語に近い病態の特異的言語発達障害の報告もある．小児失語の場合には，後天性の脳損傷が放射線学的に確認され，エピソードもあるが，特異的言語発達障害の場合には，脳損傷を認めない．

3）発達性読み書き障害との鑑別

発達性読み書き障害は，読み書きだけに問題があり，小児失語は，発話や聴覚的理解力にも問題があるという症状の違いがみられる．さらに，発達性読み書き障害では脳損傷が認められないという相違点がある．しかし，後天性の失読失書と発達性読み書き障害は，症状が類似しているため，脳損傷の既往の有無がポイントになる．

総じて，脳損傷のある子どもは，脳機能障害があると想定される発達性の障害児に比べ，障害の程度が重い傾向にある．その傾向は，脳損傷のある小児失語症例の方が発達性読み書き障害や特異的言語発達障害に比べて，SPECT（single photon emission computed tomography）での局所脳血流量の低下の程度に大きな違いがあることからも明らかである．

■後天性の脳損傷のある発達性読み書き障害の症例

小学1年生時に交通事故にて脳挫傷の経験があり，小学2年生で平仮名の習得が困難な症例の評価と訓練を，筆者は依頼されたことがある．皆さんは，どのように判断するだろうか．

頭部 MRI（magnetic resonance imaging）では，明確な損傷部位は見出されなかった．頭部外傷の場合，損傷部位が明確でない場合がある．SPECT では，血流量低下部位はあるものの脳損傷で認められる明確な局所脳血流量低下部位は認められなかった．近年の研究にて，文字習得に関連する能力が判明している．この症例は，自動化能力には問題が認められなかったが，音韻認識能力と視覚認知能力の双方に障害がみられた．この認知障害の組み合わせは，発達性読み書き障害でよくみられるパターンであった[6]．大脳の損傷の不明確さ，局所脳血流量の不明確な低下，発達性読み書き障害の背景となる認知障害の種類と組み合わせなどから鑑みると，確定することはできないが，発達性読み書き障害がある子どもが交通事故にて脳損傷を受けた可能性が高いのではないかと判断した．

その後，発達性読み書き障害児に有効な訓練方法にて，ほぼ完全に平仮名を習得したことからも，その判断は正しかったのではないかと考えている．なお，全体的に処理速度が遅いという症状がみられた．これは典型的な発達性読み書き障害では認められないことから，脳損傷の影響と解釈できるのではないかと考えている．

このような症例に会う可能性を考えた時，小児失語をはじめとする障害種をよく理解していることが，的確な評価を行い，適切な訓練を行うことにつながるのではないかと思われる．

3 ｜ 原因疾患，病巣，タイプ分類，改善

1）原因疾患

進藤のアンケート調査[7]において，小児失語では頭部外傷が原因疾患である場合が40%と最も多く，次に脳梗塞（30%），脳炎（21%），脳出血（9%）の順であった．頭部外傷では男児が女児よりも2倍強多かった．成人失語では脳血管障害

が90.7% と最も多く，頭部外傷が3.5% と少なかった結果[8]と対照的である.

小児失語に関する伝統的な臨床像として，1970 年代まで唱えられていた説としては，発話は非流暢で，電文体も少なくない．聴覚的理解は比較的よく保たれている．改善は大きく，完全に回復することも少なくない．左半球損傷であっても右半球で代償できると理解されていた[9].

2）病巣

失語症状と大脳の病巣との関連においては，本来は群研究での検討が行われるべきではあるが，小児失語の出現頻度は成人例に比べて低いため，症状と病巣とを厳密に比較できる研究は稀であった．伝統的な見解として，例えば，Benson は小児失語では病巣がどこであっても非流暢型失語が生じるとした[10]．Kozuka は VLSM（voxel based lesion symptom mapping）や SPECT を用いて調べた結果，成人失語における症状と病巣の関係性が，小児失語でも認められたことを報告している[11]．現代では，構造的にも機能的にも成人失語と小児失語の病巣による症状の違いは，そう大きくないと思われる．

3）タイプ分類

前述のように伝統的な臨床像においては，非流暢型失語が損傷部位にかかわらず多いと考えられていたが，1978 年に Woods らが流暢型失語をはじめて報告した[12]．それ以来，成人で認められる様々な失語症タイプが報告されるようになり，現代では成人で報告されている古典分類におけるブローカ失語はもとより，ウェルニッケ失語，伝導失語，健忘失語（失名辞失語），超皮質性失語など，ほぼすべての下位分類が報告されている[4,9,13-16]．症状としても，ジャルゴンを呈する症例の報告もある[12]．わが国の小児失語研究においても，伝導失語[17,18]，錯語のある流暢型失語[19]，超皮質性感覚失語[20,21]などが報告されている．

4）改善

①発症年齢と改善

Lenneberg は，発症時の年齢が10 歳未満だと完全に回復し，それ以降だと失語症状が残存すると報告した[22]が，現代の研究結果からは臨界点は明確ではないと思われる．Martins は，50 人の小児失語症例を対象として1 年5 か月から15 年にわたって追跡した．その結果，発症後2 年以上改善しなかった症例の割合は，成人失語症例で報告されている割合よりも少なく，先天的に脳損傷がある症例と比べると多かったと報告している[15]．宇野らの報告では，病巣の場所や大きさがほぼ同様の失語症例について，小児失語症例は，40 歳以上に発症した症例と比べて早期に改善到達度が高くなっていた[23,24,39]．以上の報告は，成人発症例よりも小児発症例の方が改善が良好であることを示していると思われる．しかし，完全に回復しているのかどうかについては不明であり，むしろ成人になるまで失語症が継続しているという報告が散見される．発症年齢と改善の関係に関しては一致した見解はまだ得られていない．

②原因疾患と改善

原因疾患では，一般的に頭部外傷や脳血管障害は，感染症や新生物などに比べて良好であるとの報告が多い．わが国でも同様の結果であった[24]．

③脳機能と改善

小児失語の回復が右半球で代償されているという仮説について，明確な結論は出ていない．しかし，Anderson らは，8 ～ 18 歳の先天性脳損傷例もしくは後天性脳損傷例を対象に fMRI を用いた実験を行い，右半球への言語機能の移行は左半球前頭葉の言語皮質における限局病巣と関連があったと報告している[25]．Kojima らは，9 歳の小児失語症例を対象として，SPECT を用いて脳血流量の変化を発症後2 か月から16 か月までの間，4 回にわたって調べ，SLTA と脳血流量の関連を検討した．その結果，初期の改善には左の中心傍領域と側頭－頭頂領域が大きな役割を担って

いることを報告している[40]．一方，長期の改善には両半球が関与していることを報告している[26]．Kozuka は，2 例を対象に SPECT での局所脳血流量の変化を測定した結果，大脳半球では左右の半球ともに病巣近接領域や神経線維が連絡している一部の部位間で，強い相関関係が認められていた．一方，左右の半球間では，対応する両半球の部位間の一部で強い相関関係が認められた．長期の回復過程には，左右両半球が関与していることが示唆されている[27]．以上の報告から，小児失語症例においても損傷部位の左半球だけでなく，右半球も改善に何らかの形で関与しているのではないかと思われる．

2 臨床像

1 言語症状

症状は，成人失語と同様であると考えてよいが，言語発達途上である点が異なる．すなわち，音声言語においても文字言語においても習得していない可能性について考慮する必要がある．そのためにも，後述の習得度検査が必要である．

2 非言語面の症状

もともとの意図的動作の巧緻性，注意力，社会性などを情報収集しておく．全体的脳機能の低下，前頭葉症状，失行や失認など，成人で認められる症状は，すべて把握しておく必要があるだろう．

3 評価・診断

1 言語機能の検査

音声言語の習得度に関しては，成人用の検査である標準失語症検査（Standard Language Test of Aphasia：SLTA）が有用である．気を付けるべき項目を下記に記す．「口頭命令に従う」では，"万年筆"を知らない子どもが多い．したがって，検査前にどの物品が万年筆かを知らせておく．そうすると，万年筆で迷う小学生はいなかった．「呼称」では，"門松""ふすま""鳥居"の名称をもともと知らない子どもが多いため，この 3 項目については呼称が困難であっても考慮する．「短文の音読」では，刺激文の漢字にルビがふってあるため，小学 1 年生以上であれば音読可能である．SLTA の小学 2 年生や小学 4 年生の平均得点は，Kozuka[27]を参考にされたい（図 1）．総じて，SLTA に記載されている成人の平均値よりも得点が高い．SLTA のノーマルデータは，健常成人 50 名，左半球損傷非失語症例 50 名，右半球損傷非失語症例 50 名，合計 150 名のデータをもとに平均値が作成されているため，通常の健常成人だけでなく，小学 2 年生や小学 4 年生の得点も SLTA のノーマルデータよりも高くなる．

文字言語の検査に関しては，標準読み書きスクリーニング検査（STRAW-R）[28]が有用である．平仮名，片仮名，漢字の 3 種類の表記に関して，音読と書字を各学年別に調べることができるほか，読みのスピード（音読速度）についても小学 1 年生から高校 3 年生まで調べることが可能である．これらの検査は，習得度は評価できるが，もともとの能力に関する評価は困難である．

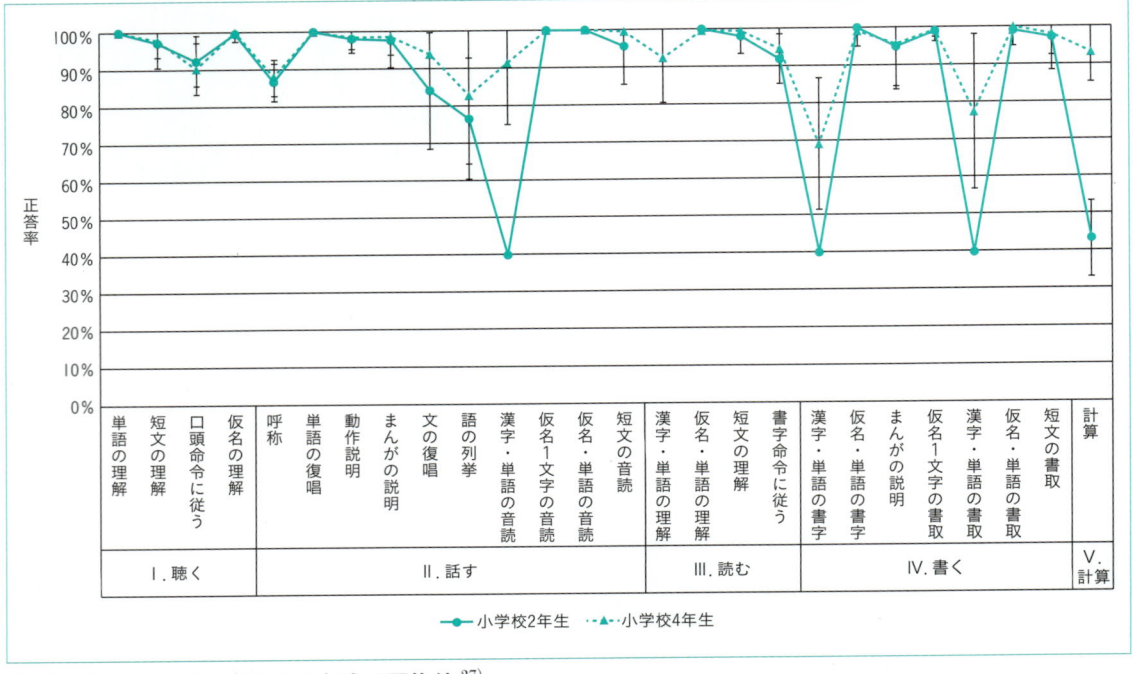

[図1] SLTA の小学 2 年生と 4 年生の平均値[27]

2 ｜ 認知能力の検査

レーヴン色彩マトリックス検査（RCPM）[29]は，成人失語を対象とした簡便な知能検査として用いられている．小児に関してもデータが収集され，小学 1 年生から標準値が作成されているため，小児失語にも適応が可能である[30]．

Rey-Ostherrieth 複雑図形検査（Rey-Osterrieth Complex Figure Test：ROCFT）は，視覚記憶検査として用いられることが多く，集団式のデータを基にした小学 2 年生からの標準値が作成されている[31]．

WAVES（Wide-range Assessment of Vison-related Essential Skills）[32]は，日本人の小学 1 年生から 6 年生までを対象として標準化されている，子ども向けの数少ない本格的な視覚認知検査である．

音韻能力の検査としては，読み書き困難児のための音読・音韻処理能力簡易スクリーニング検査（Easy Literacy Check：ELC）のデータが参考に

なる[33]．小学 2 ～ 3 年生のデータが記載されている．

自動化能力の検査としては，STRAW-R に含まれている RAN（Rapid Automatized Naming）を使用できる．対象年齢は小学 1 年生から高校 3 年生までである．

聴覚的理解力課題と視覚的理解力課題としては標準抽象語理解力検査（SCTAW）[34]，聴覚的理解力課題としては絵画語い発達検査（PVT-R）[35]やK-ABC Ⅱ[36]の「理解語彙」などが使用可能である．SCTAW は小学 1 年生から老人まで，PVT-R は小学生，K-ABC Ⅱは 17 歳までが対象である．

呼称検査としては，K-ABC Ⅱの「表現語彙」「なぞなぞ」，WISC-Ⅳの単語問題が使用可能である．WISC-Ⅳは 5 歳から 16 歳 11 か月までが対象である．

失行，失認検査としては，標準値が記載された検査はまだ出版されていない．

3 | 鑑別診断

　基本的には，同年齢の標準値と比べて判断する．研究などで評価するためには，厳密には変形t検定などを用いて，標準値と症例の成績を比較する．そうすることで，標準値と比べて統計的に有意な得点の低下を示すことができる．なぜなら，同年齢標準値と比べて有意に得点が低ければ，何らかの問題があると考えられるからである．失語症かどうかの判断は，定義に沿って，すべての言語様式に障害があるかどうかを，全体的な脳機能との関係や，すでに習得した語彙や文字なのかを考慮して判断する．

　また，ランドウ・クレフナー（Landau-Kleffner）症候群と呼ばれている失語症状を呈する症候群が報告されている[37]．てんかん発作に伴って生じる言語症状が失語症状であることから注目されたが，この失語症状は回復するため，ある意味一過性の失語である．そのため，いわゆる小児失語とは区別されるべきかとは思うが，知っておく必要がある．症状としては，短期的にウェルニッケ失語，全失語，聴覚失認，語聾へと変化し回復する．数年の単位で言語症状や聴覚的理解障害は改善する[38]．

4 言語訓練，学習指導

1 | 言語訓練

　小児失語では，成人失語と異なり，訓練目標以外の言語モダリティが改善する場合がある．おそらく，大脳の可塑性が高いことに起因する改善ではないか思われるが，想定される訓練効果以外の作用もあることを考慮すべきだと思われる．極端な場合，十分な考慮なく計算課題を徹底的に実施した結果，言語能力が向上することもあり得る．

急性期を過ぎても急性期の状態に近い臨床像である．おそらく大脳機能全体の活性化の結果であると思われる．しかし，基本的には成人例での緻密な言語訓練計画と同様に計画を作成し実施することをお勧めする．その結果，目標以外の言語モダリティも改善したのであれば，それは小児失語特有の改善と解釈していただきたい．また，小児失語では長期にわたり改善することが知られている．左側頭−頭頂領域に限局した病巣の小児失語と成人失語のSLTA総合評価尺度による成績を比較した研究では，発症初期から成人発症例よりも軽度であり，改善到達度が高かった（図2）．

　小児失語では，小児であるための習得度を考慮する．平仮名に関しては，小学1年生の3学期には拗音，促音以外は完璧に習得されている．漢字に関しては，学年配当に考慮する．子どもにおいて，漢字音読力を予測する大きな因子は語彙力であることが報告されている[31]．聴覚的に理解していない単語については，漢字を習得させても活用できないため，聴覚的に理解している語，すなわち語彙として身に付いている単語に関して漢字音読の練習をし，次に必要な場合には書字を行う．成人同様，漢字音読と呼称における共通の処理過程を活用し，漢字音読訓練が呼称を促進することも可能である．同様に，漢字音読が良好な症例では，漢字書字を用いた呼称訓練（漢字書字→漢字音読・呼称）も可能である．

　成人失語では，その個人の社会的背景や興味，趣味などを考慮して訓練教材を作成する．小児失語でも，子どもによっては好みのキャラクター，まんがやアニメの主人公を活用することにより，訓練への意欲が高まることがある．例えば，怪獣の名称は片仮名表記であるため，怪獣カードを用いることにより，意欲的に片仮名の音読・書字訓練ができた経験がある．また，カードは呼称訓練にも活用できる点で有用である．

2 | 学習上の問題への対応

　失語症があると，一般的には通常の授業を理解

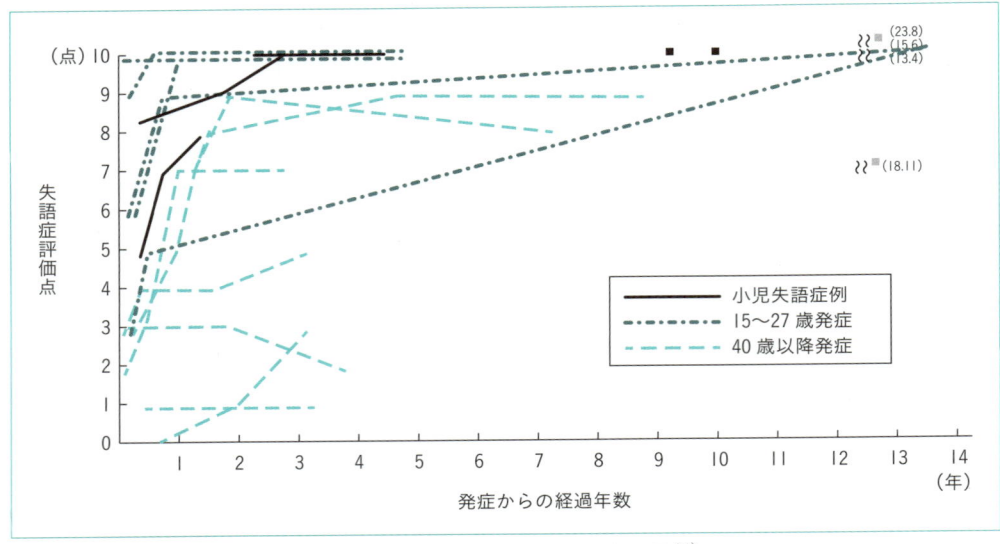

［図2］ 小児失語と成人失語のSLTA総合評価尺度による改善経過 [24]

し，記憶学習し，表出することに困難さを生じる．したがって，特別支援教育の対象になることが少なくない．進藤らの調査では，小学校に通学している小児失語症例の50%はことばの教室へ通級しており，21%は特別支援学校や特別支援学級に在籍していた[7]．つまり，約30%の小児失語症例のみが通常学級で生活していることになる．通常学級の中でも合理的配慮を受けている可能性もあることから，多くの小児失語症例にとっては何らかの特別支援教育が必要な状態と考えられる．

2016年4月に障害者差別解消法が施行され，国公立の学校や職場ではこの法律を守る義務が生じたことにより，症状に合わせた支援を本人や保護者が要望しやすい環境となった．症状に合わせた支援を要望する．合理的配慮の例を以下に示す．

①試験時間の延長：読むスピードが遅い場合．

②試験問題の漢字部分へのルビふり：漢字の音読障害がある場合．

③試験問題の読み上げ：読み全体に障害がある場合．

④国語以外の試験において漢字で答えを書かず，別の表記で正しく書いた場合に減点しない：漢字の書字障害がある場合．

⑤答えを口頭でも書字でもどちらでも良しとする：書字力と発語力に大きな差がある場合．

ICT（information and communication technology）の活用も，症状によっては有用である．発達性ディスレクシアのある子どもの支援に役立つ機能は，読み書きに困難のある小児失語のある子どもにも役に立つ可能性がある．例えば，小学生用ではあるが，国語辞典の漢字にすべてルビがふってある辞書をタブレット端末にダウンロードする．それによって，同音異義語の漢字の選択に役立つだけでなく，漢字が複雑な形態である場合に拡大して書き写すことができる．さらに，タブレット上で漢字を長押しすることにより，漢字の読みが示されるのも，読み書きに関しては支援につながる．また，音声化機能も症状によっては有用である．しかし，読み書きだけが困難な発達性ディスレクシアや失読失書に比べると，小児失語では音声言語の障害も認められるため，現在までに開発されているICTだけでは十分ではないと思われる．症状に対応したICT機器の活用が望まれる．

2018年5月に学校教育法等の一部が改正され，次期学習指導要領でのデジタル教科書の導入を見据えた枠組みが開始された．公教育でのデジタル機器の活用が通常になるまで，まだ個人所有の機

器使用での模索が必要のように思われる.

3 | 環境調整

　成人失語症例にとっての職場に相当する場所は，小児失語症例においては学校（幼稚園，保育園）になる．成人失語症例にとっての家族は，小児失語症例においては両親になる．すなわち，両親だけでなく，担任教師への言語症状や心理状態の説明が必要であると思われる．また，高校生では就職に向けた支援を受けることも大切である．

文献

1) 伊集院睦雄，伏見貴夫，佐久間尚子・他：語彙数の加齢変化，第22回日本失語症学会，大宮，1999.

2) 辰巳　格：言語能力の加齢変化と脳．人工知能学会誌，**21**（4）：490-498，2006.

3) Cranberg LD, Filley CM, Hart EJ, et al.：Acquired aphasia in childhood: Clinical and CT investigations. *Journal of Neurology*, **37**：1165-1172, 1987.

4) Van Dongen HR, Paquier PF, Creten WL, et al.：Clinical evaluation of Conventional Speech Fluency in the Acute Phase of Acquired Childhood Aphasia: Does a Fluency/Nonfluency Dichotomy Exist? L. *Child Neurol*, **16**：345-351, 2001.

5) Uno A, Wydell TN, Kato M, et al.: Cognitive Neuropsychological and Regional Cerebral Blood Flow Study of a Japanese-English Bilingual Girl with Specific Language Impairment (SLI). *CORTEX*, **45**：154-163, 2009.

6) 宇野　彰，春原則子，金子真人・他：発達性ディスレクシア（発達性読み書き障害）の背景となる認知障害―年齢対応対照群との比較―．高次脳機能研究，**38**（3）：3-6，2018.

7) 進藤美津子：小児失語症の言語・認知評価法の開発と言語指導・教育に関する研究，平成14-17年度科学研究費補助金（基盤研究C）研究成果報告書，2006，p7.

8) 朝倉哲彦，浜田博文，種村　純・他：失語症全国実態調査報告，失語症研究，**22**：241-56，2002.

9) Paquier PF, Van Dongen HR：Review of research on the clinical presentation of acquired childhood aphasia. *Acta Neuro Scand*, **93**, 428-436, 1996.

10) Benson DF：Language disturbances of childhood. *Clin Proc Children's Hosp Natl Med Ctr*, **28**：93-100, 1972.

11) Kozuka J：Characteristics and the recovery process in children with acquired aphasia. 筑波大学大学院人間総合科学研究科感性認知脳科学専攻，博士論文.

12) Woods BT, Teuber HL：Changing patterns of childhood aphasia, *Ann Neurol*, **3**：273-280, 1978.

13) Van Dongen HR, Loonen MCB：Factors Related to Prognosis of Acquired Aphasia in Children. *CORTEX*, **13**（2）：131-136, 1977.

14) Klein SK, Masur D, Farber K, et al.：Fluent aphasia in children：Definition and natural history. *Journal of Child Neurol*, **7**：50-59, 1992.

15) Martins, Isabel P：Persistent acquired childhood aphasia. Neurogenic language disorders in children, ed. by Franco Fabro, Amsterdam：Elsevier, Mayberry, 2004, pp231-251.

16) Van Hout A, Evrard PH, Lyon G：On the positive semiology of acquired aphasia in children. *Journal of Dev Med Child Neurol*, **27**：231-241, 1985.

17) Tanabe H, Ikeda M, Murasawa A, et al.：A case of acquired conduction aphasia in a child. *Acta Neurol Scand*, **80**：314-331, 1980.

18) 狐塚順子，宇野　彰，北　義子：字性錯語の自己修正が特徴的な小児失語の1例．言語聴覚研究，**2**：141-147，2005.

19) 狐塚順子，宇野　彰，北　義子：新造語と錯語を呈した小児失語1例の経過．音声言語医学，**44**：131-137，2003.

20) Ikeda M, Tanabe H, Yamada K, et al.：A case of acquired childhood aphasia with evolution of global aphasia into transcortical sensory aphasia. *Aphasiology*, **7**：497-502, 1993.

21) 狐塚順子，宇野　彰，前田知佳子：会話時に質問文を復唱的に用いて答える行動が特徴的な小児失語の1例．音声言語医学，**50**：183-189，2009.

22) Lennenberg EH：Biological foundations of language. New York, John Wiley & Sons, 1967.

23) 宇野　彰，新貝尚子，狐塚順子・他：大脳可塑性と側性化の時期―小児失語症からの検討―．音声言語医学，**43**：207-212，2002.

24) 宇野　彰，狐塚順子，豊島義哉・他：小児失語症における回復の経過―SLTA総合評価尺度による分析―．高次脳機能研究，**24**：303-313，2004.

25) Anderson DP, Harvey AS, Saling MM, et al.：fMRI lateralization of expressive language in children with cerebral lesions. *Epilepsia*, **47**：998-1008, 2006.

26) Kojima T, Mimura M, Auchi K, et al.：Early recovery from acquired child aphasia and changes of cerebral blood flow. *Journal of Neurolinguistics*, **22**：451-464, 2009.

27) Kozuka J, Uno A, Matsuda H, et al.：Relationship between the change of language symptoms and the change of regional cerebral blood flow in the recovery process of two children with acquired aphasia. *Brain & Development*, **39**：493-505, 2017.

28) 宇野　彰，春原則子，金子真人・他：標準読み書きスクリーニング検査（STRAW-R），インテルナ出版，2017.

29) 杉下守弘，山崎久美子：レーベン色彩マトリックス検査（Raven's Coloured Progressive Matrices），日本文化科学社，1993.

30) 宇野　彰，新家尚子，春原則子・他：健常児におけるレーヴン色彩マトリックス検査：学習障害児や小児失語症児のスクリーニングのために．音声言語医学，**46**（3）：185-189，2005.

31) Uno A, Wydell TN, Haruhara N, et al.：Relationship between Reading/Writing Skills and Cognitive Abilities among Japanese Primary-School Children：

Normal Readers versus Poor Readers (dyslexics). *Reading and Writing*, **22**：755-789, 2009.

32) 奥村 智人，三浦 朋子：『見る力』を育てるビジョン・アセスメント 「ＷＡＶＥＳ」(竹田契一監修)，学研，2014.

33) 加藤醇子，安藤壽子，原 惠子・他：ELC：Easy Literacy Check，図書文化，2016.

34) 春原則子，金子真人：標準抽象語理解力検査（SCTAW）(宇野 彰監修)，インテルナ出版，2002.

35) 上野一彦，名越 斉子，小貫 悟：PVT-R 絵画語い発達検査，日本文化科学社，2008.

36) 藤田和弘，石隈利紀，青山真二・他：K-ABCⅡ心理・教育アセスメントバッテリー (Alan S Kaufman, Nadeen L. Kaufman：Kaufman Assessment Battery for Children Second Edition, NCS Pearson, Inc.)，丸善株式会社出版，2014.

37) Landau, WM, Kleffner FR：Syndrome of acquired aphasia with convulsive disorder in children. *Neurology*, **7**：523-530, 1957.

38) 加我牧子：Landau Kleffner 症候群．発達障害研究，**12**：25-35，1990.

39) 宇野 彰，春原則子，金子真人・他：小児失語と言語発達の臨界点．神経研究の進歩，**47**（5）：694-700，2003.

40) Kojima T, Mimura M, Auch K, et al.：Long-term recovery from acquired childhood aphasia and changes of cerebral blood flow. *Journal of Neurolinguistics*, **24**：96-112, 2011.

本稿作成にあたり，博士論文の資料を提供してくださいました武蔵野大学教授狐塚順子博士に深謝します。

（宇野 彰）

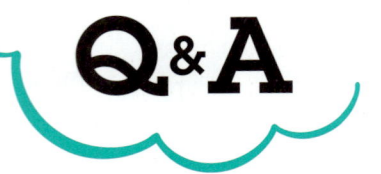

［問題］

1．小児失語の定義について答えなさい．

2．成人失語と小児失語の違いについて，年齢要因以外に関して2点挙げなさい．

3．小児失語の伝統的な臨床像と現代の臨床像の違いについて答えなさい．

［解答］

1．小児失語とは，言語発達期もしくは言語獲得期における大脳の損傷により，いったん獲得された言語が損なわれ，話す，聞く，読む，書くなどの全言語様式（全言語モダリティ）が障害された言語障害をいう．

2．最も多い原因疾患に関して，成人では脳血管障害，小児では頭部外傷である点と，改善に関して，小児失語の方が成人失語よりも良い点が相違点である．

3．伝統的な臨床像では，病巣にかかわらず小児失語は非流暢型失語が多く，完全にまで改善するという報告があったが，現代ではほぼすべてのタイプ分類が小児失語で報告されている．完全に回復したかどうかは不明であり，多くは障害が残存し，特別支援教育が必要な症例も少なくない．

索　引

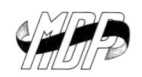

失語症 臨床標準テキスト　　　　　　ISBN978-4-263-26610-6

2019 年 12 月 10 日　　第 1 版第 1 刷発行

編 者　種 村　　　純

発行者　白 石 泰 夫

発行所　**医歯薬出版株式会社**

〒113-8612　東京都文京区本駒込 1-7-10
TEL.　(03)5395-7628(編集)・7616(販売)
FAX.　(03)5395-7609(編集)・8563(販売)
https://www.ishiyaku.co.jp/
郵便振替番号 00190-5-13816

乱丁，落丁の際はお取り替えいたします　　　印刷・あづま堂印刷／製本・愛千製本所